略語一覧

略語	英語	日本語
LVH	left ventricular hypertrophy	
MI	myocardial infarction	
MR	mitral regurgitation	閉鎖不全
MS	mitral stenosis	僧帽弁狭窄症
MVP	mitral vulve prolapse	僧帽弁逸脱
NSR	normal sinus rhythm	正常洞調律
OMI	old myocardial infarction	陳旧性心筋梗塞
PAC	premature atrial contraction	心房性期外収縮
Paf	paroxysmal atrial fibrillation	発作性心房細動
PAT	paroxysmal atrial tachycardia	発作性心房頻拍
PCI	percutaneous coronary intervention	経皮的冠動脈インターベンション
PCPS	percutaneous cardiopulmonary support	経皮的心肺補助
PDA	patent ductus arteriosus	動脈管開存症
PEA	pulseless electrical activity	無脈性電気活動
PMI	pacemaker implantation	ペースメーカー植込み術
POBA	percutaneous old balloon angioplasty	冠動脈バルーン形成術
PRWP	poor R wave progression	R 波増高不良
PSVT	paroxysmal supraventricular tachycardia	発作性上室性頻拍
PTCA	percutaneous transluminal coronary angioplasty	経皮的冠動脈形成術
PTE	pulmonary thromboembolism	肺血栓塞栓症
PVC	premature ventricular contraction	心室性期外収縮
RAD	right axis deviation	右軸偏位
RCA	right coronary artery	右冠動脈
RRWP	reversed R wave progression	
RVH	right ventricular hypertrophy	右室肥大
RVP	right ventricular pressure	右室圧
SAM	systolic anterior motion	収縮期前方運動
STEMI	ST elevation myocardial infarction	ST 上昇型心筋梗塞
SVPC	supraventricular premature contraction	上室性期外収縮
TdP	torsade de pointes	トルサード・ド・ポアント
TEE	transesophageal echocardiography	経食道心エコー
TIA	transient ischemic attack	一過性脳虚血発作
TR	tricuspid regurgitation	三尖弁逆流症
TVD	triple vessel disease	3 枝病変
Vf	ventricular fibrillation	心室細動
VSD	ventricular septal defect	心室中隔欠損
VSP	ventricular septal perforation	心室中隔穿孔
VT	ventricular tachycardia	心室頻拍
WPW	Wolff-Parkinson-White syndrome	WPW 症候群

上級医がやっている

危ない心電図の見分け方

健和会大手町病院副院長
築島直紀 著

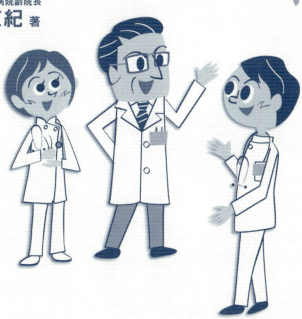

日本医事新報社

はじめに

こんにちは。
心電図がうまく読めなくて、この本を手にとってくれたあなたに、ご挨拶です。
この本のターゲットは、心電図の基礎はもうわかってるんだけど、いざ12誘導心電図を目の前にしたら、わからなくて呆然としてしまう、そんな研修医の方々です。

「心電図を教えて下さいな」
総合診療部の後期研修医の女医さんが言ってくれた言葉が、心電図ブログを始めるきっかけでした。お互いに多忙な実臨床の場で、のんびり心電図を語っている時間は少ない。皆を集めて心電図講義をしても、打ち上げ花火で終わりがち。

そうだ、ブログで、日々経験する心電図を記録してしまおう。iMacでネットに掲載して、研修医にはiPadなどで体験して貰う。レントゲンや心エコー動画も載せられる。その気になれば、webでいつでもどこでも心電図レクチャーを始められる！

そう考えて、2012年6月から、【Cardio 2012のECGブログ】を始めました。症例は、当院の蔵出し心電図のみ。コラムとして、心電図にまつわる話題やTipsを語らせてもらいました。

幸いなことに、毎日ブログには訪問者があります。気に入ってくれて、連続で症例を見て下さる方々もいます。自院の研修医を対象としていたのに、嬉しい誤算でした。

そんな中、日本医事新報社の編集部から、「本にしてみませんか？」とのお誘いを受けました。びっくりしつつも、打ち合わせをしました。日々の回診・カンファレンスで、心電図で悩んでいる研修医に、適確なアドバイスを送る。そんな本にしましょう、と勇気づけられました。

さあ、この本で心電図診断のダイナミズムを感じ取って下さい。耳を傾ければ、心電図はきっと患者さんに有用な情報を教えてくれますよ。

最後に、貴重な助言を頂いた岩國治先生、田場正直先生、生理機能室の技師さん達、応援してくれた研修医のみんな、そして妻に感謝します。ありがとう。

築島直紀

CONTENTS

Case No.	症例	ページ
Case 001	10代男性、動悸発作でERへ	1
Case 002	50代男性、外来での心電図	4
Case 003	50代女性、胸部不快感でERへ	6
Case 004	60代女性、安定状況の外来患者	9
Case 005	70代女性、心不全発作で入院歴あり	11
Case 006	90代女性、ERで記録した心電図	13
Case 007	30代女性、健診での心電図	16
Case 008	70代男性、胸部不快感と全身倦怠感	19
Case 009	60代男性、心房リズムの変化	21
Case 010	60代女性、動悸・血圧低下で救急搬入	24
Case 011	60代男性、動悸発作でERへ	27
Case 012	50代男性、心肺蘇生しながらERへ	30
Case 013	70代男性、冷汗と胸部不快感で受診	32
Case 014	70代男性、心不全増悪のため入院	35
Case 015	60代男性、Q波の数が増減する心電図	39
Case 016	70代男性、安定状況の外来患者	42
Case 017	70代女性、頻拍発作で脳外科より紹介	44
Case 018	60代女性、よくわからない呼吸不全	47
Case 019	70代男性、透析患者さんの失神	51
Case 020	外来管理中の70代男性	55
Case 021	50代女性、モニター心電図の異常	57
Case 022	40代女性、体重25kgで紹介入院	59
Case 023	80代男性、CABG歴あり	61
Case 024	40代男性、たまたま記録した心電図で発見されたwide QRS頻拍	63
Case 025	80代男性、頻拍発作	66
Case 026	80代女性、wide QRS頻拍	69
Case 027	90代女性、動悸発作でERへ	72
Case 028	40代男性、multiple riskを持った患者さん	74
Case 029	70代男性、徐々に下腿浮腫と呼吸苦が出現	78
Case 030	70代男性、安定状況の外来患者	81
Case 031	70代女性、脳梗塞後遺症で通院中	83
Case 032	30代女性、くも膜下出血術後の心電図	85

Case No.	症 例	ページ
Case 033	70代男性、安定状況の外来患者	87
Case 034	60代女性、駆出性収縮期雑音	89
Case 035	70代男性、安定状況の外来患者	91
Case 036	80代女性、慢性心不全	94
Case 037	無症状の小学生	96
Case 038	40代男性、突然の心窩部痛・冷汗	98
Case 039	50代男性、労作時の呼吸苦	101
Case 040	70代女性、動悸発作	103
Case 041	80代男性、ICD植え込み患者	105
Case 042	無症状の70代女性	108
Case 043	80代男性、収縮期雑音	112
Case 044	70代女性、徐脈	114
Case 045	60代男性、ホルター心電図の異常	116
Case 046	80代女性、入院中に突然の失神	118
Case 047	50代男性、胸部不快発作	122
Case 048	70代男性、早朝の胸部不快感	125
Case 049	70代女性、変な心電図	128
Case 050	80代男性、慢性透析患者の胸痛	130
Case 051	50代男性、動悸	132
Case 052	30代男性、胸痛発作	134
Case 053	80代女性、突然の意識障害	136
Case 054	80代男性、突然の胸痛発作	138
Case 055	40代女性、外来患者	141
Case 056	50代男性、労作時胸痛への負荷心電図	143
Case 057	80代女性、突然の心肺停止	145
Case 058	Pacing spikeの形について	147
Case 059	70代男性、胃癌の手術前	150
Case 060	VVIペースメーカーの作動について	153
Case 061	60代男性、突然の心肺停止	156
Case 062	30代女性、労作性の呼吸苦	158
Case 063	60代男性、慢性心不全	160
Case 064	80代女性、一発診断して下さい	162

Case No.	症例	ページ
Case 065	30代男性、突然の失神・呼吸苦	165
Case 066	80代男性、虚血心でない証明は？	170
Case 067	意識障害で搬入された3症例	172
Case 068	80代男性、心室性期外収縮	176
Case 069	40代女性、労作時の呼吸苦	178
Case 070	80代女性、TIA症状で来院	180
Case 071	60代女性、ショック状態でERへ	183
Case 072	20代女性、suicide by hanging	186
Case 073	20代男性、突然の心肺停止	188
Case 074	ASD術後の30代男性	191
Case 075	70代女性、大腿骨頸部骨折で入院	196
Case 076	50代男性、透析患者の心停止	199
Case 077	60代男性、上腹部痛でERへ	202
Case 078	50代男性のおかしな心電図波形	204
Case 079	40代男性、突然の動悸でERへ	206
Case 080	70代男性、外来での定期心電図	209
Case 081	Multiple risk 患者の胸痛発作	212
Case 082	70代女性、安定状況の患者	214
Case 083	50代男性、胸部不快感でERへ	216
	（前問に続く） 1週間後の出来事	219
Case 084	70代男性、胸痛発作	221
Case 085	60代女性、前日からの咽頭痛と心窩部痛	223
Case 086	40代男性、ぼんやりとした胸部不快感	226
Case 087	20代男性、突然の胸痛で受診	229
Case 088	80代男性、糖尿病性腎症で嘔吐・脱力	232
Case 089	ピルジカイニド中毒、その後	236
Case 090	60代男性、入院時の心電図	239
Case 091	70代女性、呼吸状態が急速に悪化	241
Case 092	60代男性、労作性の呼吸苦で入院	244
Case 093	入院患者さんの夜間の胸痛	248
Case 094	80代男性、偶然記録された不整脈	251
Case 095	90代男性、心窩部痛でERへ	253

Case No.	症例	ページ
Case 096	60代男性、昨夜からの胸部不快感	255
Case 097	80代女性、どういう状況を考えますか？	257
Case 098	70代女性、意識障害で緊急搬入	259
Case 099	60代男性、呼吸苦で来院	262
Case 100	80代男女、同じ病態の心電図	265
Case 101	60代女性、定期受診時の心電図	268
Case 102	70代女性、発熱と呼吸苦で入院	271
Case 103	60代男性、陳旧性心筋梗塞	274
Case 104	80代女性、脳梗塞後の徐脈	276
Case 105	（前問の続き）徐脈から失神発作に！	279
Case 106	60代男性、心雑音あり	282
Case 107	70代男性、心房細動で通院中	285
Case 108	50代女性、胸部不快発作	287
Case 109	50代女性、数ヵ月で進行する呼吸苦と体重増加	290
Case 110	80代女性、突然の胸痛発作	293
Case 111	90代女性、徐脈を指摘されて入院	296
Case 112	50代男性、強烈な胸痛と冷汗でERへ	299
Case 113	90代女性、肺炎で入院中のショック	302
Case 114	90代女性、めまいと気分不良でERへ	305
Case 115	80代男性、経過観察中の心電図	309
Case 116	50代女性、呼吸苦と著明な浮腫	312
Case 117	40代男性、持続する心窩部痛で来院	315
Case 118	60代男性、心肺停止	318
Case 119	60代男性、一旦帰宅後の胸痛発作	321
Case 120	80代女性、胸部不快発作の翌日に受診	326
Case 121	70代男性、深夜の胸部不快発作	329
Case 122	90代女性、心不全の終末期	333
Case 123	80代男性、浮腫・息切れ・動悸で内科外来へ	335
Case 124	70代男性、けいれん発作	338
Case 125	80代男性、動脈瘤患者の失神発作	342
Case 126	80代女性、労作時の胸痛	344
Case 127	50代男性、深夜安静時の胸痛発作	346

Column

12誘導心電図で左室肥大を認知できるか？	15
正常心電図とは？	18
Q波とq波のお話	38
P波の意義をどこまで考えるのか？	50
V_1でR波が高いとき、後壁梗塞の除外は？	93
Brugada型心電図に出会ってしまったら…	111
虚血の心電図を感じ取る	121
RCAとLCX責任病変をどう見分けるか？	140
肺血栓塞栓症を心電図で診断できるのか？	168
「右心系はへたれ」の法則	169
高Ca血症でQT/QTc短縮となるロジックとその限界	175
心房粗動ののこぎり波	195
当直先で【頻拍発作】に出会ったら	208
不整脈の薬物治療：略伝	235
Low voltageを悩まない	247
僧帽弁逆流症は心電図で推定可能か？	284
心電図判読のTips	320
Vaughan Williams分類が役に立つとき	341

10代男性、動悸発作でERへ

Case 001

 10代男性。数時間続く動悸で、ERに徒歩来院しました。意識は清明です。来院時の心電図を診断して下さい。

来院時の心電図

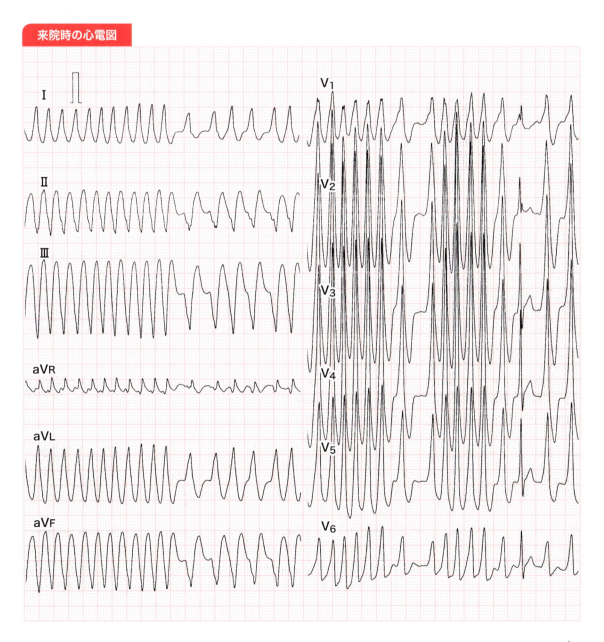

いわゆる pseudo VT です。wide QRS の頻脈にびっくりしますが、よく見ると RR 間隔は、絶対的不整です。QRS の wide さも、心拍毎に変わります。WPW 症候群が心房細動化したと考えると、素直に納得できます。ケント束を伝わった伝導は、でかいデルタ波みたいなものです。

もちろん、緊急事態です。血圧が安定していれば、Ⅰ群抗不整脈薬の静注投与を検討します。ショックならば、すぐに除細動を行います。ジギタリスとカルシウム拮抗薬は、もちろんダメね（副伝導路の伝導性を相対的に加速し、心室細動を誘発するリスクがあります）。

この症例は、DC 施行のための鎮静剤静注中に自然停止しました。発作停止時の心電図（洞調律化した後）でよく見ると、デルタ波が明らかです。

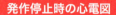
発作停止時の心電図

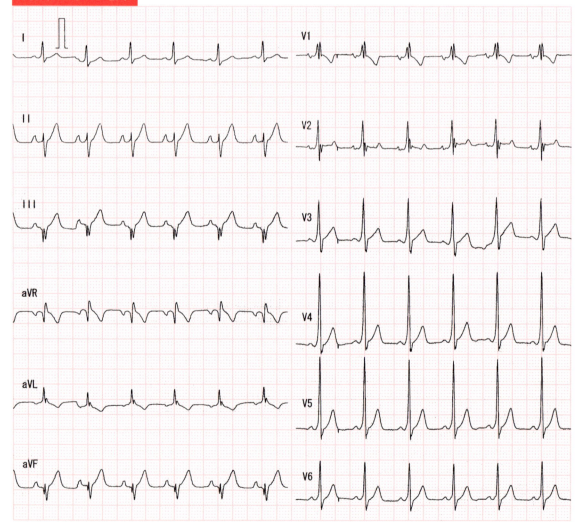

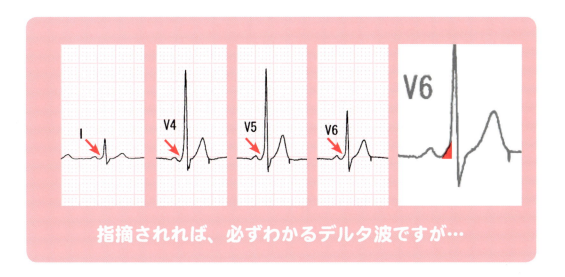

指摘されれば、必ずわかるデルタ波ですが…

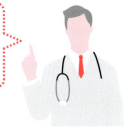

明らかなのに、簡単に見逃してしまうのが、デルタ波です。

その後の問診で…

「半年に1回ほど動悸を感じることがあったが、安静で改善するので様子をみていた。動悸の持続時間は、4〜24時間といろいろであった」とのことでした。若くて健康な人は、この発作によく耐えます。

pseudo VTを診ると、不整脈専門医は当然、カテーテルアブレーションを行います。積極的な治療によって生存率が上がったとのエビデンスは、日本でははっきりしないようですが、放置することはとてもできません。

NOTE **WPW症候群の短絡路（ケント束）**：この症例の洞調律時の胸部誘導では、PR時間短縮と、完全右脚ブロック様波形を呈しているのがわかる。これは、短絡路（ケント束）が左房・左室間にあるためで、WPW（A型）と呼ばれる。右房・右室間に短絡があると完全左脚ブロック様波形となり、WPW（B型）と呼ばれる。ただし、短絡路の位置はいろいろあり、波形もバリエーションが多い。

Case 002 50代男性、外来での心電図

 50代男性。最初の治療から10年以上経過して、安定状況の外来患者です。心電図から、隠れている心疾患を推定して下さい。

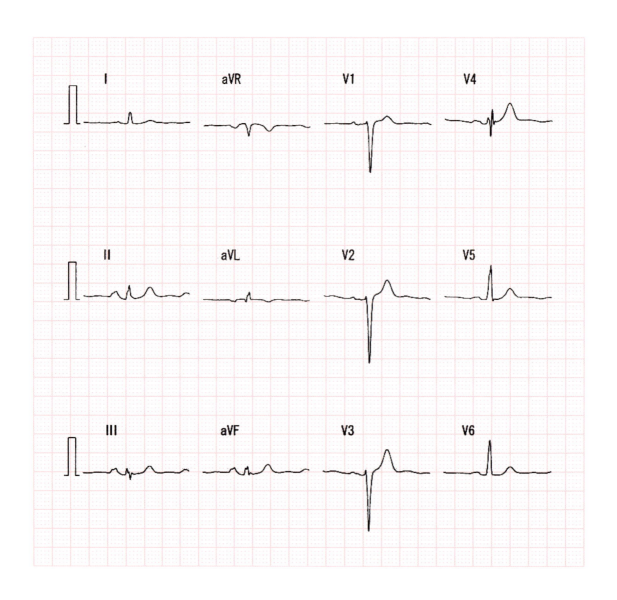

陳旧性心筋梗塞の患者さんで、10年来、外来へ通っています。前壁中隔梗塞で、LAD（左前下行枝）へのPCI（POBA）施行歴があります。発症後の再発作はなく、安定しています。心電図を判読してみましょう。

- PRWP（R波増高不良）であるが、ほかに高電位はありません。
- 左室肥大による電気軸の後方回転ではありません。
- V_4のQRSは複雑で、心筋障害を示唆しています。他の誘導にもnotchがあります。

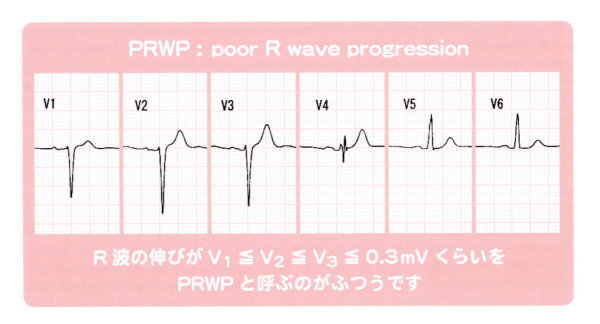

この心電図から、病歴聴取なしに陳旧性心筋梗塞を決定できなくてもいい。というか、やや無理筋。ただ、なんか変だな〜、前壁元気がないのかな〜と気づいて、聴診でIV音ないかな？　心エコーで壁運動を観てみようかな？　と思えれば十分でしょう。

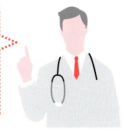

PRWPのみの場合、虚血は1割くらいしかない。他の心電図変化もあったら、虚血も想起する。

Case 003

50代女性、胸部不快感でERへ

 50代女性。胸部不快感があり、ERに徒歩来院しました。基礎に高血圧・脂質異常症を持ち、近医で投薬を受けています。

心電図で二段脈がみられますが、緊急性はなさそうだと判断しました。でもちょっと気になるので、経過観察入院としました。ERでのトロポニンIは0.03 ng/mℓ以下でした。

午前5時にERで記録された心電図です。あなたなら、どう対応しますか？

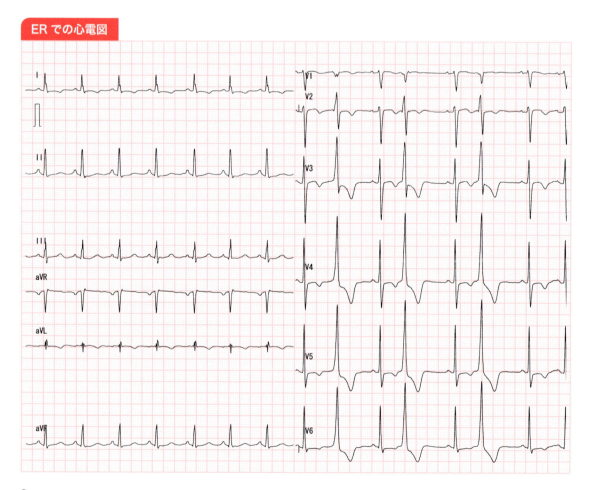

ERでの心電図

心電図を判読してみましょう。
- 洞調律です。
- 胸部誘導で、たまたま二段脈になっています。
- よく見ると、実はⅠ誘導とaVLで、T波の陰転化があります。
- 洞調律波形でのT波の陰転化が、V_2〜V_6まで明らかです（PVCが重なって見にくくなっており、ER担当医は迷ったようです）。

たまたま、胸部誘導はPVC（心室性期外収縮）による二段脈となっています。Rule of bigeminy（二段脈の法則）というのがあり、一旦起きると、しゃっくりみたいになかなか止まらない。でも、危険性は少ない。ただし、これはACS（急性冠症候群）やジギタリス中毒ではない場合のお話です。

入院後、胸部症状は消失し経過は良好でしたが、6時間後の心電図をみると、T波の陰転化が明らかです。この短時間でのT波の変化は、前下行枝領域のACSか、たこつぼ心筋症か、肺塞栓を示唆します。トロポニンⅠは0.03から0.08 ng/mℓに上昇を示しました。

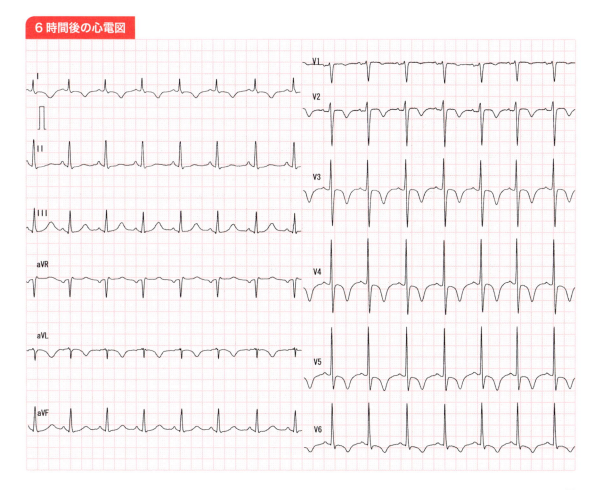

6時間後の心電図

結局、ACSとして緊急カテを行い、high lateralの病変でした。心エコーで壁運動障害を見つけるのは、虚血範囲が狭いと、なかなか難しいものです。

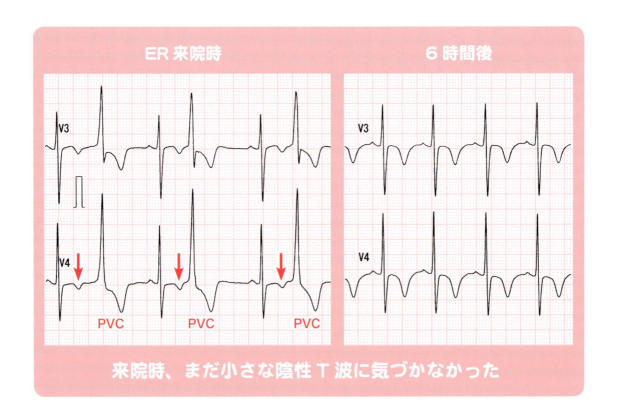

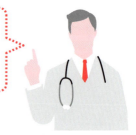

ACSを疑ったら、心電図は短時間で繰り返し評価する。

60代女性、安定状況の外来患者

 60代女性。安定状況で、外来通院中です。この方の心電図はいつも同じです。心電図を診断して下さい。

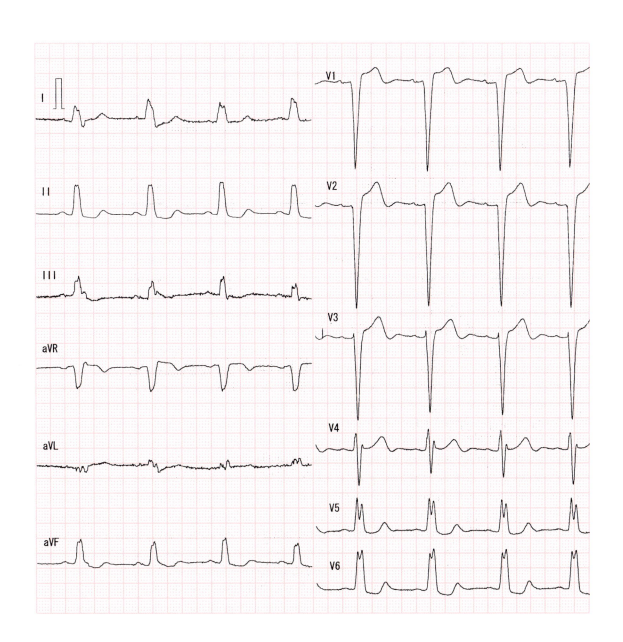

心電図を判読してみますと…
- 洞調律です。
- wide QRS です。ここに気付くことが大切!!
- 洞調律の wide QRS だとすれば、[完全右脚ブロック / 完全左脚ブロック / WPW 症候群 / 心室内変行伝導] の中から鑑別することになります。

答えは、完全左脚ブロック（CLBBB）の典型的心電図です。wide QRS であることに気付けば、OK です。

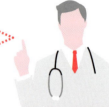

前壁中隔梗塞と間違えないでね。

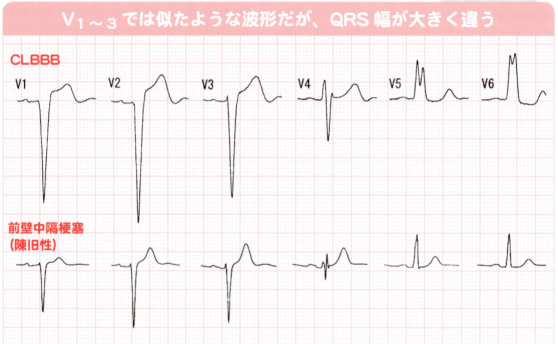

CLBBB 症例の多くは、何らかの器質的心疾患を抱えています。とりあえず、心エコーでの評価は行いたいですね。治療介入が必要か否かは、また別ですけど。

NOTE　**CLBBB の実用的な定義**：上室性調律でデルタ波のない心電図で、
　　　　a) QRS 幅が 0.12 秒以上（QRS 開始から V_5 の R 波ピークまで 0.06 秒以上）
　　　　b) I、aVL、$V_{5,6}$ に（septal）q 波がない。
　　　　c) I、aVL、$V_{5,6}$ の QRS は上向きで、幅広く結節を作りやすい。

70代女性、心不全発作で入院歴あり

  心不全の発作で何度も入退院を繰り返し、現在は外来管理中の70代女性。ADLは自立しています。

心電図を診断して下さい。

Case 005

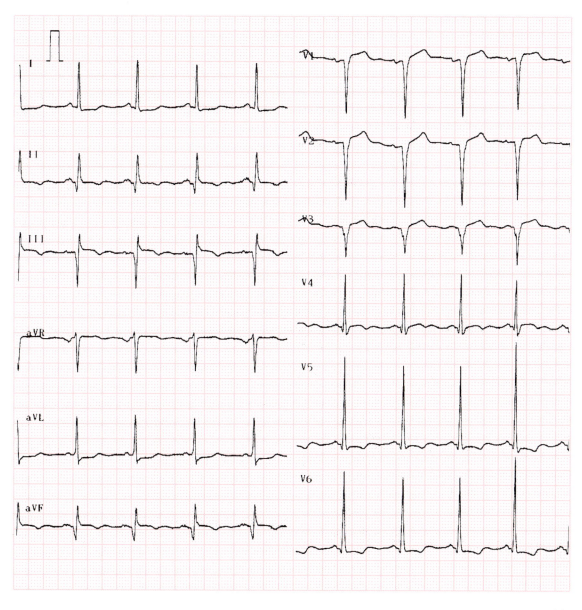

この患者さんは、怠薬と通院さぼりが原因で心不全を反復しています。ACSで頻回のPCIを施行され、ischemic DCM（拡張型心筋症）の状態でした。心電図を判読してみましょう。

- 洞調律です。
- V_1〜$_3$で明らかなQS波形とST上昇を示し、陳旧性の前壁梗塞を示唆します。
- Ⅱ、Ⅲ、aVFでの異常Q波とT波陰転化の存在は、同時に下壁梗塞の存在も示唆します。

3枝病変が基礎にあります。心エコーでは、後壁と心尖部に2つの心室瘤を形成していました。さらに、心尖部に巨大なボール様血栓を確認しています。

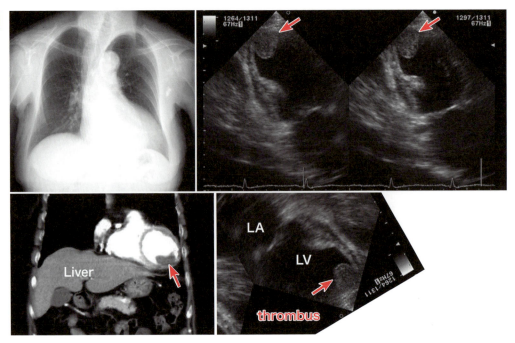

ただし、この心電図から心不全を読み取るのは、ちょっと無理。このような心電図でも、臨床的には元気な方もいますから。自覚症状・臨床症状・身体所見、ついでにBNP（脳性ナトリウム利尿ペプチド）の変動とも相談して下さい。

> **Q波が多いほど、左心機能はたぶん低下する。しかし心電図からは、真の心機能はわからない。**

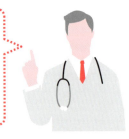

90代女性、ERで記録した心電図

90代女性。循環器とは関係のない、胃瘻の不調でERを受診されました。その問題は無事解決しましたが、脈の不整のために、心電図が記録されました。

この心電図を見た研修医は、解釈に困ってしまって、私がコンサルトを受けることになりました。素直に判読してみて下さい。

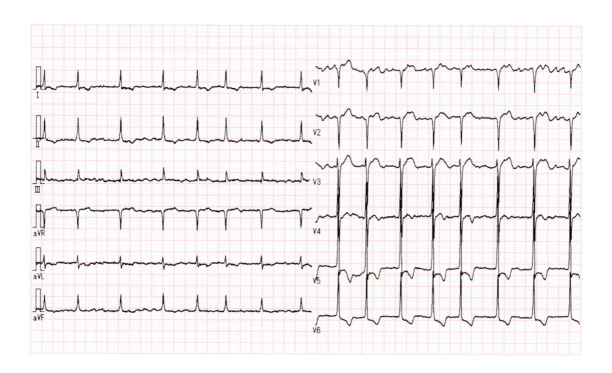

学生時代はパズル感覚で心電図判読を楽しんでいたのが、研修医になると、がぜん判読の責任が出てきます。ただのST低下や上昇が、「ACS（急性冠症候群）ではないのか？」の不安をあおります。特に少し勉強して、知識が頭に入っているだけのときが、一番怖いんですよね。

この患者さんを担当した研修医は、前壁中隔の急性心筋梗塞の可能性を心配したようです。

では、心電図を判読してみましょう。

- RR間隔は絶対性不整です。f波もしっかり存在します。
- 高電位を示しています。
- $V_{5,6}$のST低下は、いわゆるstrain patternです。
- $V_{1,2}$のSTは上昇しており、$V_{5,6}$のミラーイメージと思われます。

つまり、左室肥大が著明で、心房細動化しちゃっている心電図なんですね。本人が困っていなければ緊急性はなく、ただそうなった原因評価をすればよいのです。

この患者さんは胃瘻で全介助であり、困っているかどうかの判断は困難でした。聴診で、Erb領域を中心に駆出性収縮期雑音を認めました。頸動脈と右鎖骨部位で、その伝播が聞こえます。心エコーで、大動脈弁狭窄と左室肥大を確認しました。

慣れると、左室肥大を伴う心房細動でACSは考えないのですが、私も研修医のときはこのような心電図に大いに悩みました。

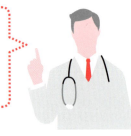

高齢者の左室肥大を伴う心房細動では、ACSを第一に考えなくてよい。

Column

12誘導心電図で左室肥大を認知できるか？

左室肥大を認知する方法は、いくつあるでしょうか？
- ご遺体の剖検時
- 心筋シンチ
- MRI
- 心エコー
- 心電図

左室肥大の心電図診断基準は、いくつかあります。あっ、覚えなくていいですよ。むしろ覚えないほうがいいんです。

心エコーのなかった頃は、剖検で見つかる左室肥大と生前の心電図を比較して、診断基準が作られました。それしか手段がなかったんですね。R波の高さを物差しにしていたんです。

心筋シンチは、アバウトに心肥大を表示しますが、著明なものしかわかりません。そのことを知るためだけに行うのは、馬鹿げています。

MRIは、かなり精緻に心筋肥大の分布を表示します。

でも、大半は心エコーでわかりますし、
- 左室肥大の有無、その分布
- 壁運動の性状
- 合併する障害評価（弁膜異常）

と、広範な情報を得ることができます。

そもそも、心電図から左室肥大の何を知ることができるのでしょうか？

起電力（R波高）は、心筋の元気さの表現です。どれだけ電気的興奮を起こせるのかを見ています。ただし、必要以上に頑張っていることもあるし、体型や胸水・肺気腫の影響も大きいです。

ST-T変化は、心筋のへたばり具合を見ています。strain patternがその典型例です。

普通の体型で高電位とST-T変化を認めたら、左室肥大を強く示唆します。でも、数値で割り切ると、いろいろと支障が出てきます。

――血圧が正常で、理学所見も正常で、左室肥大を起こす基礎疾患の存在はあまり考えられません。このような例にQRS波の高電圧のみから「左室肥大」と診断することは厳に慎むべき事です。我が国の心電図教科書に、心電図的左室肥大診断基準としてSokolow-Lyon基準（$RV_{5(6)} + SV_1 ≧ 35mm$）を用いるように薦めている書物がかなり多く（注：当時）ありますが、これは明らかに誤っています。単に誤っているだけでなく、「正常」な人を「左室肥大」と誤って診断し、「心電図性心臓病」患者を作るという犯罪を犯しているとも言えます――（森博愛先生のウェブサイトより引用）

すでに、医学教育の場でも左室肥大の心電図診断基準はあまり教えないと聞いております。

しかし、です。

私たちは、12誘導心電図によって左室肥大を想起するんです。さらに、異常心音（S_4, S_3）まであると、心エコーをしたくなります。私たちの感度を鈍くしても、見逃せない高電位 or/and ST-T変化のとき、左室肥大を疑います。

左室肥大の典型例は、それなりに癖のある心電図を呈します。でも、元気のない心筋はR波高を出せないこともあります。高血圧、大動脈弁狭窄・閉鎖不全、（閉塞性）肥大型心筋症は、最低でも基礎疾患の鑑別に載せて下さい。

$RV_{5(6)} + SV_1 ≧ 40mm$（30歳以下の男性では50mm）は、森先生が徳島大学第二内科で推奨されていたvoltage criteria（日本人向け）ですが、今でも通用すると思います。ただ、これだけで左室肥大と決めつけないで、ともおっしゃっています。

森博愛先生のウェブサイト

Case 007 30代女性、健診での心電図

 30代女性の健診での心電図です。もちろん、症状はありません。
心電図診断して下さい。

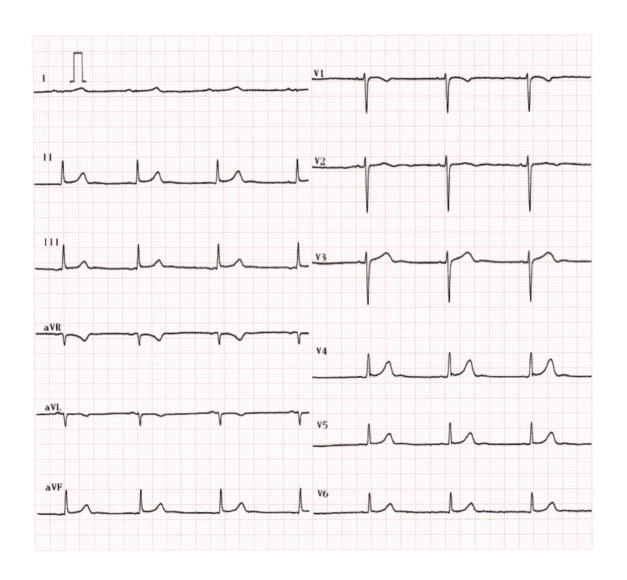

細身の女性に多い、立位心の心電図です。
電気軸が真下を向いているので、Ⅰ誘導の R 波がほとんどありません。代わりに、Ⅱ、Ⅲ、aVF の R 波が立派です。aVR＝aVL も、電気軸 90°の所見ですね。

胸部誘導の振れ幅は、$V_{2,3}$ が最大で、次第に小さくなります。滴状心で、胸壁との距離が次第に大きくなるためですね。

細身の女性によく見られる、健康な（＝正常な）心電図です。病気として扱わないで下さい。

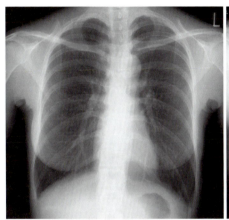
本例の滴状心

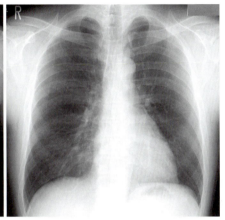
通常の心胸郭比

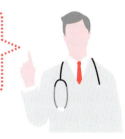
滴状心では電気軸が真下を向く。

Column

正常心電図とは？

当院は年間約6千台の救急車が来ますので、症例のバラエティーには事欠きません。逆に、正常な心電図を探すのはなかなか大変なんです。

疾患の定義や、異常らしさの判断基準はあります。でも、正常そのものを定義するのは困難です。おんなじ美人でも、いろんなお顔があるように。

下に示したのは、20代の健康な女性の心電図です。

- 電気軸もさほどおかしくなく、
- R波の高さもほどほど、
- P波の形もまずまずで、
- T波もまずまず元気、
- ST部分も異常な動きを示していない。

全体的に見て、20代女性なら「ハイ！ 正常」とスタンプを押せる… てなことを瞬時に判断し、健診ならば数秒で判読終わりにすると思います。
でも、ケチをつけるところは、なくはありません。

- 電気軸は、ほとんど立位心（aVR＝aVL）
- 胸部誘導の移行帯はV_2（立位心による回転か）
- スラーが$V_{2,3}$にある
- $V_{1,2}$のT波が陰転化している（女性ではよくあることです）
- P波が、Ⅱ、Ⅲ、aVFで二峰性（so what？）

スケート競技の減点法みたいですね。でも、この方のV_6の波形は実に美しいと感じます。P/QRS/T波のバランスがいいんですね。なかなかいませんよ。

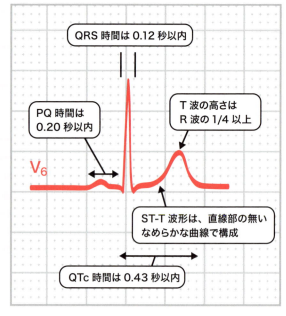

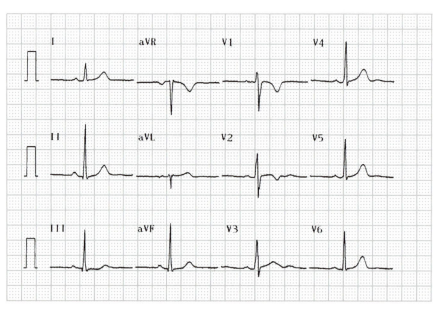

18

70代男性、胸部不快感と全身倦怠感

Case 008

 70代男性。胸部不快感と全身倦怠感で、ERで対応した患者さんです。多発性脳梗塞・狭心症・高血圧・認知症があり、multiple risk です。心エコー上は DCM-like の状態でした。

緊急対応が必要な症例です。心電図診断して下さい。

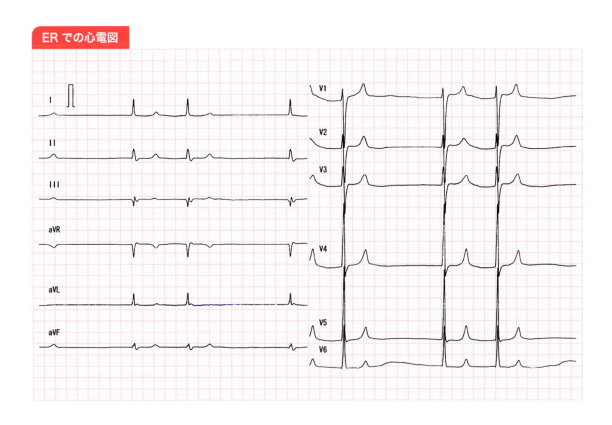

ERでの心電図

ERでの心電図は、P波を認めない徐脈を呈しています。T波はさほど高くありませんが、陽性に尖っています。**【ハンカチの真ん中を指でつまんで持ち上げた感じ】**と、私は表現しますが、わかって頂けますか？　K＝6.3mEq/ℓでした。

よくいわれるように、この場合の治療は、（血清K値を治すのではなく）心電図を治します。治療によりK＝4.4mEq/ℓに戻った後の心電図を見ると、P波も戻っています。

推論ですが、この心電図ではT波の陰性もあります。そこから陽性T波に（高K血症のために）なったので、思ったより高くない尖りT波だったかもしれません。教科書の典型例では、とんでもなく高いT波が載っていますが、現実にはいろんなケースがあるんですね。

なお、血清K値と心電図波形はあまり相関しません。同じ6.3mEq/ℓでも、全然変化しない症例もあります。心電図が乱れていない高K血症は、あわてずに原因を治せばいいんです。

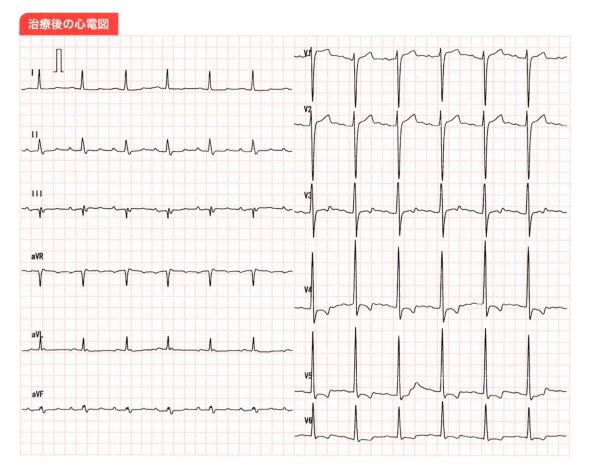

治療後の心電図

60代男性、心房リズムの変化

Case 009

 60代男性の心電図です。リズムと心房の波形に注目して下さい。

来院時の心電図

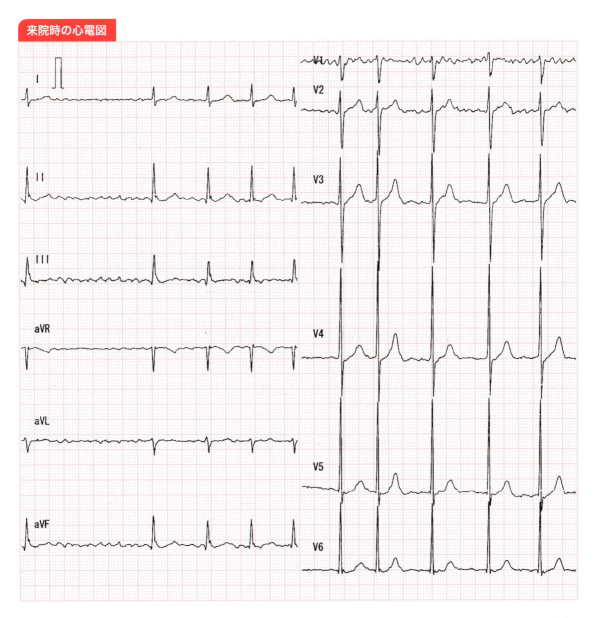

来院時の心電図で、素直に心房細動と読んで下さい。絶対的不整とＰ波の欠如という必要条件に加え、ｆ波の存在という十分条件を満たしています（もちろん、完全房室ブロック時はRR整です。ジギタリス中毒で、ときに認めますね）。

ところが、その7日後の心電図では、なんだかｆ波が粗大になってきています。

さらに5週間後の心電図では、心房粗動化してしまいました。4：1伝導です。

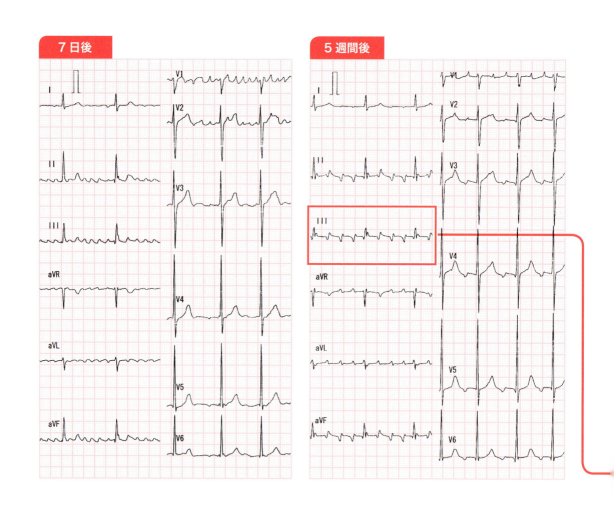

心房細動は、常に心房細動とは限りません。洞調律化もあります。Paf（発作性心房細動）のことですね。

特に、Ic群の抗不整脈薬を使用したりすると、心房粗動で固定されることがあり、Ic flutterと呼ばれます。心房細動より心房粗動の方が、交感神経興奮時に1:1伝導→Vfのリスクがあります。Paf治療時に保険として、β遮断薬やベラパミル、ジルチアゼムを併用する考え方もあります。利益と不利益をよく考えてチョイスして下さい。

> NSR ⇄ AFL ⇄ Afib と、リズムは揺らぐことがあります。

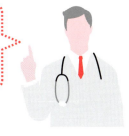

心房細動がflutter化したら、どうするか？ カテーテルアブレーションで治療すればいいんです。不整脈専門医はきちんと治療して下さいますよ。

細動波なのか粗動波なのか、悩んでしまう波形に出会うことがあります。そのときは「**心房粗細動**」と理解して下さい。心房細動と心房粗動をきれいに分けられないことは、12誘導心電図ではあります。心房粗動と心房頻拍も分類上、区別がわからないこともよくあります。

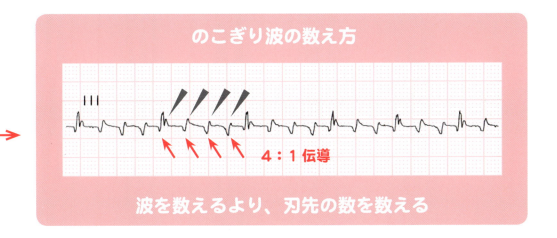

のこぎり波の数え方
4：1伝導
波を数えるより、刃先の数を数える

Case 010

60代女性、動悸・血圧低下で救急搬入

  60代女性。動悸・ふらつき・めまいで、じっとしていても治らないので、救急車で搬入となりました。仰臥位では意識も清明で、頻呼吸も幸いなく、酸素投与も不要です。収縮期血圧80mmHgと低下していました。

心電図診断を行い、次の処置を考えて下さい。

ER にて

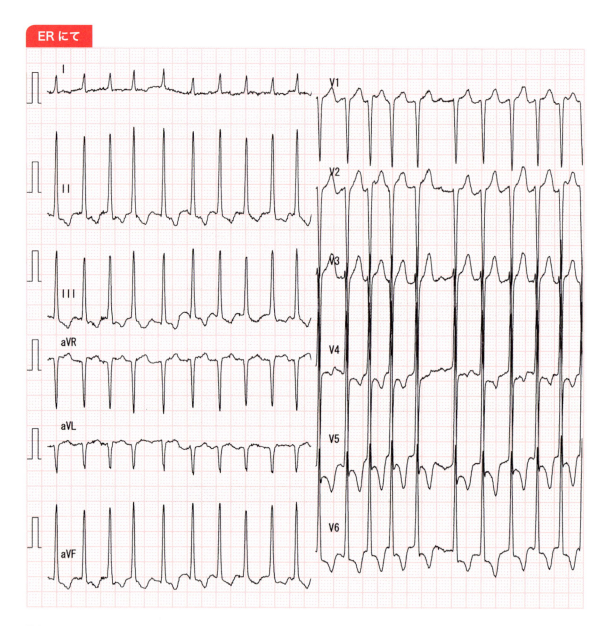

頻拍性の心房細動であることは明白ですね。ただし頻拍時のPaf（発作性心房細動）は、PSVT（発作性上室性頻拍）に思えることもあります。RR間隔が、本当に整か不整か、じっくりと観察しましょう。じっとモニターを見続けるか、長めに12誘導心電図を記録します。ゆっくりと観察できるのは、意識が清明＝血行動態が安定しているからです。

さらに、著明な左室肥大が背景にあることに気付いて下さい。肥大型心筋症ベースなんですね。この方はCOPDが基礎にあるので、アミオダロンが使いにくいんです（主治医がびびっているだけかも）。結局、DC 200J一発で、洞調律化させました。除細動後の心電図をみると、すさまじい高電位と、派手なST-T変化です。High voltageで、かつgiant negative T（びっくりT波）があり、（閉塞性）肥大型心筋症以外は考えにくいです。

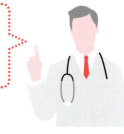

心房細動の背景に何があるのか考えながら、判読する。

 除細動後

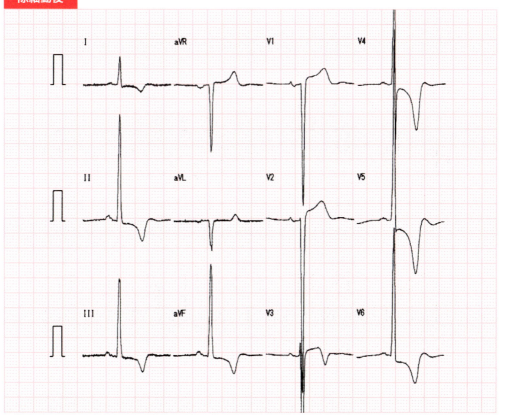

心エコーで著明な心室中隔の肥厚がわかります。短軸像ではMaron Ⅲ型を呈していました。

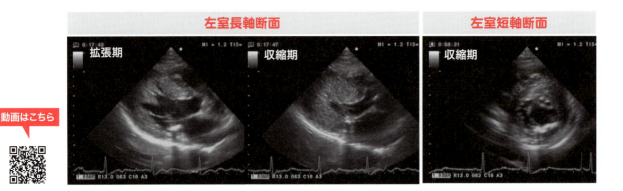

Maron分類の本質は、【肥大型心筋症は、局在性の（asymmetricalな）心筋肥大を呈する】ということです。何型かは、本質ではありません。

一般的にⅢ型が多いですね。日本人ではⅤ型（心尖部肥大型）も多いのが特徴です。閉塞型か否かは、また別の問題です。

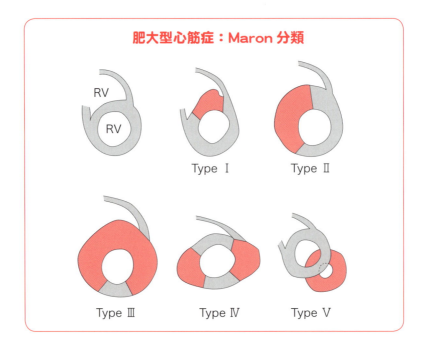

60代男性、動悸発作でERへ

Case 011

 60代男性。動悸・血圧低下でERを受診しました。意識は清明です。
心電図診断を、注意深く行って下さい。

ERにて

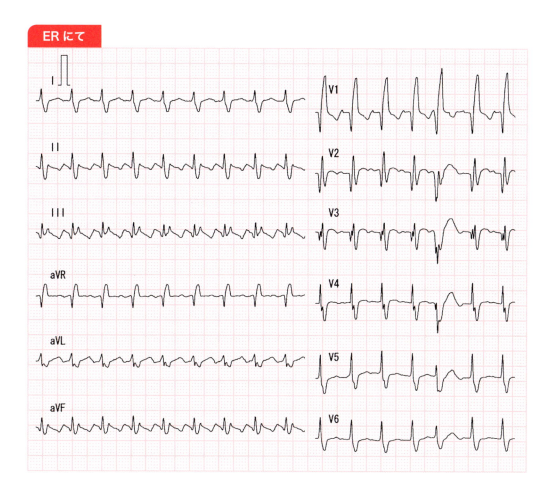

ちょっとクラクラする心電図かもしれません。沢山のファクターが入り乱れていますから。少し冷静になって整理すると…

- wide QRS。でも、あぶない感じはしません（あくまでも feeling で）。
- 頻拍（150/min くらい）。でも、regular rhythm です。
- P 波があるような、ないような。
- なお、胸部誘導 5 拍目は変行伝導です。心室性期外収縮と読まないでね。

これらを、ひとつずつ理解していきましょう。

- wide QRS は、よく見ると完全右脚ブロックのパターンです。だからあぶなく見えなかった。
- 脚ブロックの頻脈とすると、正常洞調律、心房細動、それとも心房粗動？
- その気で見ると、Ⅱ、Ⅲ、aVF は、のこぎり波だと理解できます。
- さらによく見ると、完全右脚ブロックの rSR' の r 波がない。前壁の虚血か？

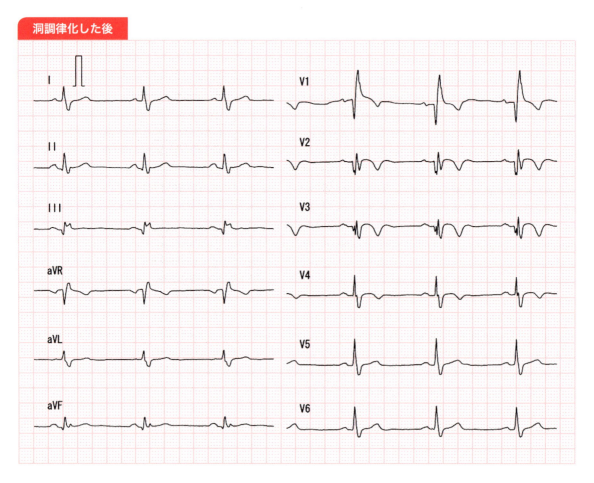

洞調律化した後

以上から、(陳旧性) 前壁中隔梗塞で完全右脚ブロックの患者さんが、2：1伝導の心房粗動を起こしていると、理解できます。洞調律化した後の心電図を比べてみて下さい。

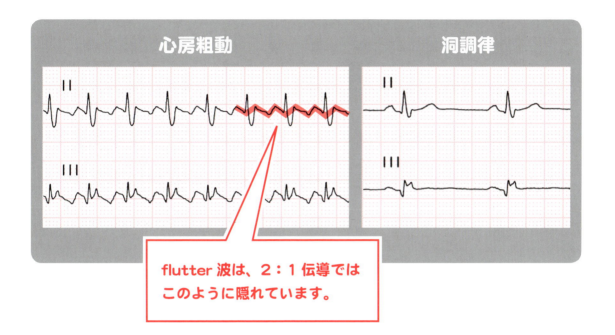

flutter波は、2：1伝導ではこのように隠れています。

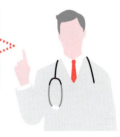

わかることの積み重ねで、全体が理解できることもありそう。

Case 012
50代男性、心肺蘇生しながらERへ

 50代男性。会議中に急に胸痛を訴え、のけぞって倒れました。救急隊現着時、心肺停止を確認。蘇生処置を行いつつ、心室細動の波形が見られたため救急車内でDCを2回施行、ERに搬入されました。すぐに12誘導心電図を記録しました。

取り急ぎ心電図診断を行って下さい。

ER搬入直後

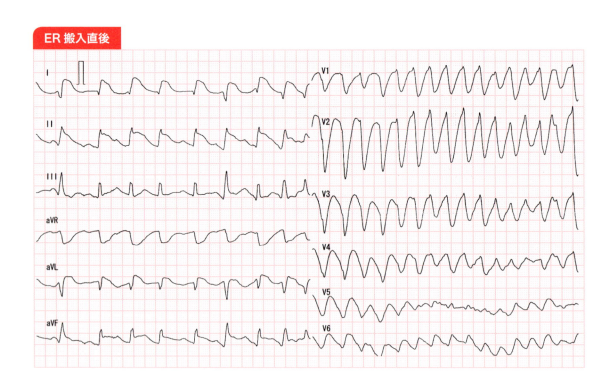

STの著明な上昇を、Ⅰ、Ⅱ、aVL、aVFで認めます。胸部誘導になったところで、もう心室頻拍になってしまいました。幅の広い、波高も不安定な、今にも心室細動になって止まりそうな心室頻拍、またはすでに心室細動です。

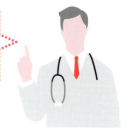

詳細に読むより、ぱっと見て、やばい!!と思えることが大事です。

この症例は蘇生しながら、PCPS・IABPを挿入して、PCIを行いました。LAD（左前下行枝）#6の完全閉塞でした。以後、カンジダ敗血症なんかも起こしながら、なんとか出身地の病院へ転院させるまでに到っております。

回復後の心電図では、$V_{1,2}$、Ⅱ、Ⅲ、aVFにわずかにR波があり、下後壁が少し生き残っているようです。Ⅰ誘導のQSパターンも、誘導の付け間違いではありません。この手の症例を見慣れないと、とても変な心電図です。

回復後の心電図

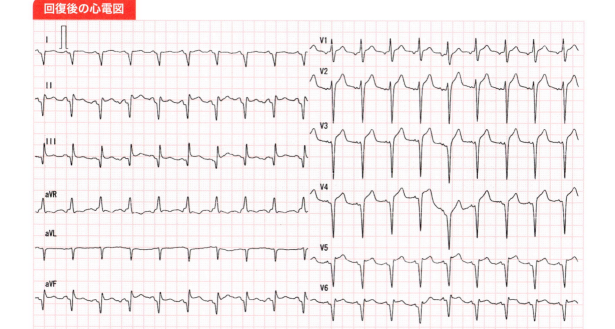

Case 013

70代男性、冷汗と胸部不快感で受診

 70代男性。一昨日から冷汗と胸部不快感があり、2日間がまんして、一般外来初診に来られました。見た目は安定しています。意識もバイタルサインも著変なし。

この心電図をどう読みますか？

初診外来での心電図

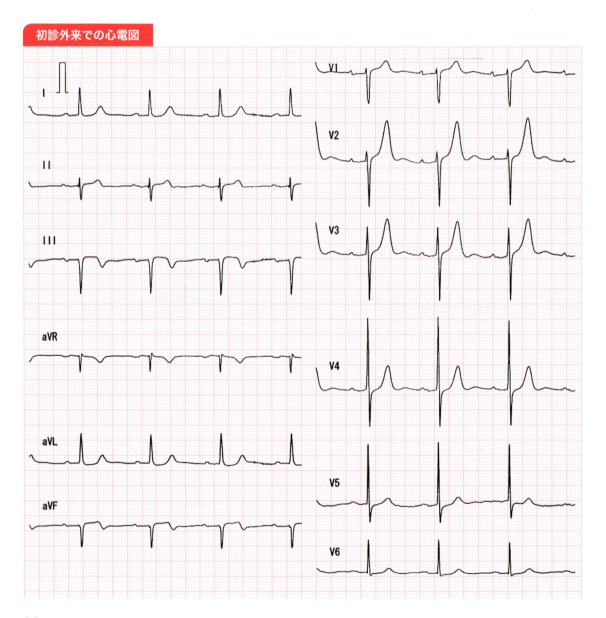

これが健診での心電図だったら、「念のため循環器科を受診して下さい」で済ませられるかもしれません。でも今回は、症状を伴っての来院です。当然ながら虚血発作を念頭において心電図を評価し、行動します。

- 洞調律で頻脈はなく、房室伝導も正常です。見た目も安定しており、まずはひと安心です。
- V₂〜₄の尖った陽性T波は、何を意味するのか？（後壁の冠性T波；ひっくり返しで見ている）
- Ⅲ、aVFで、QSパターンと二相性T、そしてややST上昇（下壁の梗塞）。

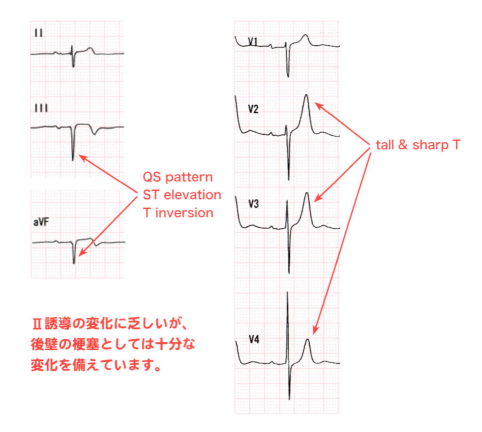

あまりフレッシュなイメージではないけれど（なにせ2日経過しているし）、臨床所見とリンクして考えましょう。Ⅳ音は、必ず聞こえます。

大至急、心エコーとトロポニンⅠ（or T）をオーダーし、迷わずERでのモニター監視下に切り替えましょう。

このときの外来担当医は、直感的に速やかな対応が必要と判断し、行動しました。上記のような理屈以前の判断です。結果が陳旧性の心筋梗塞でも、その空振りは許

されるのです。検査をオーダーしつつ、循環器科へコンサルト（というよりバトンタッチ）されました。

さて、研修医の先生方の場合、どう行動すべきでしょうか？　それは…

> **責任を一人でとらず、指導医とすぐに問題を分かち合い、行動する。**

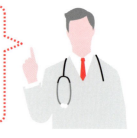

のんびり一人で考えていてはいけません。

検査結果は、CPK 1100U/ℓ、Tn-I 21.17ng/mℓ、BNP 105.8pg/mℓ でした。亜急性期の ACS（急性冠症候群）として、すぐに PCI となりました。

70代男性、心不全増悪のため入院

70代男性。心不全の増悪（NYHA Ⅲ〜Ⅳ）で入院となった患者さんです。2週間の治療で、BNPは8058から1702pg/mℓへと改善しています。安定後に、心カテを行いました。

心電図診断して下さい。

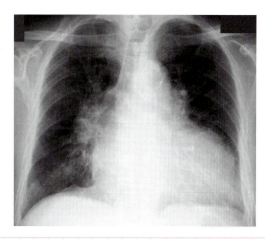

Case 014

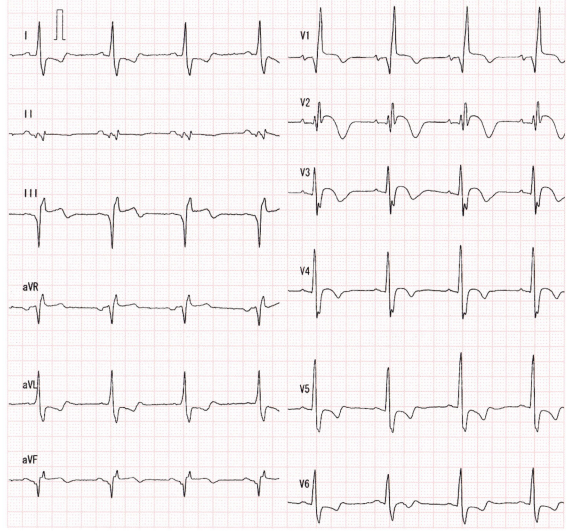

NYHA Ⅲ〜Ⅳで入院となった患者さんです。3枝病変で、心不全を呈しています。ぱっと見で、イヤな心電図だな〜、と思ってくれたらOKです。
心電図をくわしく見ていきましょう。

- 洞調律です。P波あり。左房負荷とか、読み過ぎない。
- 完全右脚ブロックです。まずこれを理解して下さい。派手に見える理由です。
- Ⅱ、Ⅲ、aVFにST上昇とQ波があります。R波との比率で明らかに異常Q波です。下壁梗塞あり。
- $V_{1〜3}$はST上昇あり。Ⅰ、aVLはST低下あり。なんか変ですね。
- $V_{2〜6}$のTの陰性化は、完全右脚ブロックでは説明しきれません。V_2なんか冠性T風に見えるし。

深読みすると、虚血で左心機能の著明な低下があるかな〜、なんて思うけど、それは心エコーにお任せした方がいいんですね。この症例では、RCA totalの病変に対して、PCIが施行されています。

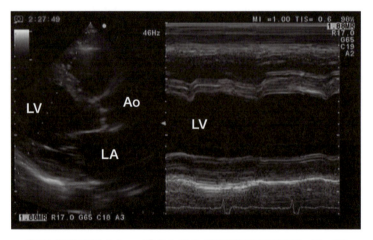

左室内腔は拡大し、びまん性に壁運動低下を示している

上記のように分析してもいいけど、機能障害はあくまで推論です。「なんか大変だな、この左心室は」とさえ思えれば、総合診療（研修医）的には合格水準です。あとは循環器屋さんにお任せです。

丸投げも、大切な決断です。

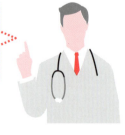

完全右脚ブロック合併の LAD 領域の梗塞：心電図所見の考え方

- V_1 の rsR′ の r 波は、中隔部分の興奮である。（QRS の立ち上がりは、心室中隔の左室側から右室側への興奮で始まります）
- LAD（左前下行枝）領域の梗塞で中隔部が起電力を失い、r 波を失う。
- 右室のゆっくりした興奮の R′ 波は残る。
- よって、V_1 において QR′ 波となってしまう。

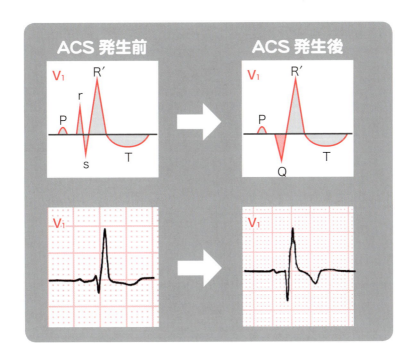

V_1 の QR 波形を、完全右脚ブロックの「頭が抜けている」と考えると、容易に理解できます。

Column

Q波とq波のお話

心電図の知識が増える頃、妙にQ波が気になりました。そのQ/q波が、異常を意味するのか、あんまり心配要らないのか？ ちょっとでもQ/q波があるとドキドキしたり。

$V_{5,6}$と、Ⅱ、Ⅲ、aVFには、正常でもq波があり得ます。心筋の興奮の最初は、水平面では心室中隔の左室側から右室側へ、垂直面では一旦上方へ興奮が向かいます。例外はいくらでもありますけどね。

また、異常Q波の存在は梗塞巣の大きさを表しており、貫壁性か非貫壁性（昔でいう心内膜下）梗塞かの違いではないことが、造影MRIの研究からわかってきています。

異常Q波の定義は…

- R波の1/4以上の深さ。
- 幅40msec以上（2.5cm紙送りで1.0mm以上）
- （絶対値で0.1mV以上の深さ）

などで、これらを満たさないのが、q波となります（たぶん）。

- 異常Q波の定義は、幅40msec以上で、深さは関係なし。

と言い切っている本もあります。

心電図の判読に慣れてくると、「Q波の定義なんか、まあどうでもいいか」と思えるようになります。その患者の状態（リスク・病歴・体型・症状 etc.）によって、Q波の解釈は異なっていいんだと思います。

そんなに定義を粗末にして良いのか?!といわれそうですが、モノサシに患者さんを合わせても、あんまりいいことはありません。モノサシは、健診などの集団を扱う時の選択基準や学会発表時に、とりあえず必要なんです。臨床では、しばしばモノサシから逸脱します。心エコーなどで補正するしかないんですよね。

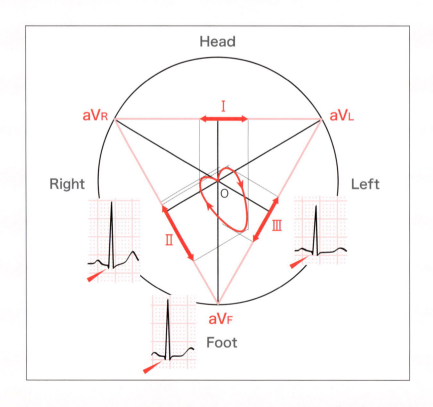

60代男性、Q波の数が増減する心電図

Case 015

 60代男性。LVEF（左室駆出率）55％。陳旧性心筋梗塞で、下後壁の壁運動のみが正常です。安定期と、さらに4週間後の頻脈時に心電図を記録しました。Q波の拡がりのゆらぎを、どう説明しましょうか？

安定期の心電図

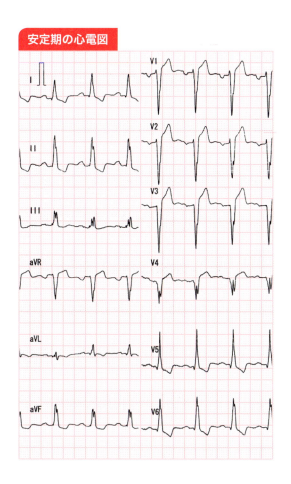

4週間後の心電図

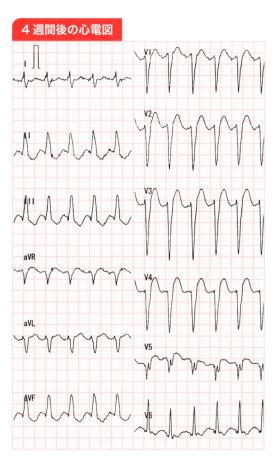

典型的な前壁中隔梗塞の症例です。V₁~₄ が QS パターンで、ST 上昇が残り、心室瘤を示唆する…のですが、これにつまずいている研修医もいるでしょう。

『QS っていうけど、V₁, ₂ に、r 波があるじゃん？？？』

お答えします。これは、**QS pattern ＋ small r wave** なんですね！

前下行枝の起始部に近いところが閉塞し、かなりの範囲が虚血壊死を起こしています。それで、V₁~₄ は QS パターンです。notch も認められ、正常心筋との境目でいざこざが起きております。しかし、小さな側枝・中隔枝で残存した心筋が起電力を持っており、これが r 波として乗っかってきます。こう考えると、素直に前壁中隔梗塞と受け入れられるでしょう。

この説明は、厳密には異論もあると思いますが、臨床的には矛盾なく便利ですので、私は使っております。

この現象を **RRWP**（reversed R wave progression）と呼びます。PRWP（poor R wave progression）よりはるかに強く虚血を示唆します。心エコーでは、広範囲の前壁運動障害を呈していました。

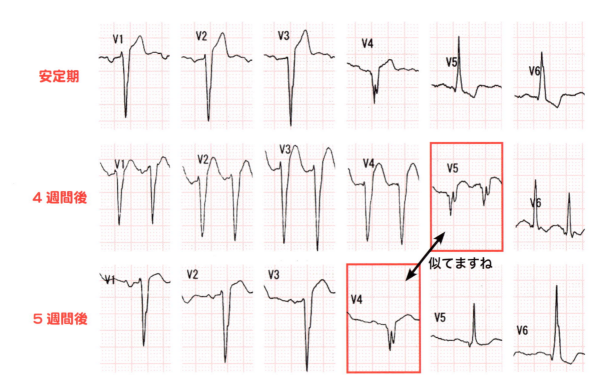

さて、4週間後の心電図ですが、

- 頻脈です。もしかすると心房粗動の2：1伝導なのでしょうが、いまは論じません。
- $V_1 \sim 5$ までQSパターンに近くなっています（small r 波はあります）。

虚血が拡がったのでしょうか？　それとも新たな心筋梗塞の出現でしょうか？

結果は、どうも違いました。5週間後の心電図をみると、Q波はまた $V_1 \sim 4$ に戻っています。

肢誘導は、手首でも肘関節でも、波形変動は起きません。胸部誘導は単極誘導であり、設置点が十数mmずれたり、1肋間上下にずれると、大きく波形が変わることがあります。特に、虚血部位と正常心筋との境目にある電極では、このような電位のずれが出やすいです。CCUなどでは、電極部位をマーキングしておいて、施行者ごとのずれを防いだりします。

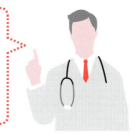

胸部誘導は、電極の貼り方（場所）が少しずれると波形が変わることがある！

こんなこともあるんだと、覚えておいて下さい。

Case 016 70代男性、安定状況の外来患者

Q 70代男性。心電図の見た目と異なり、外来では安定状況です。
心電図で一発診断できると思います。

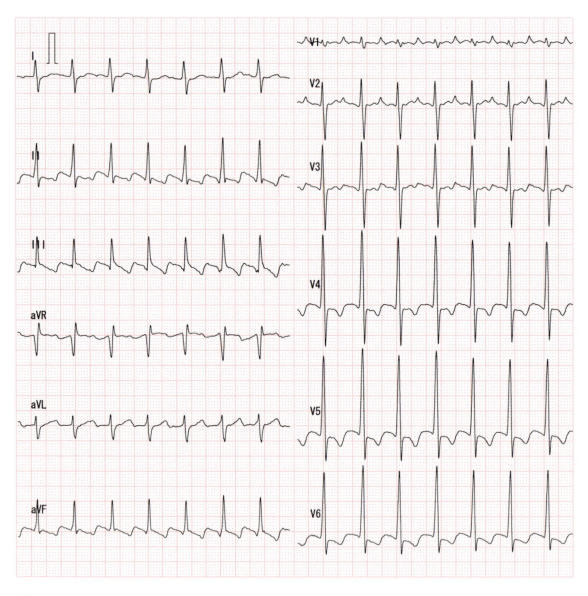

心房粗動の2：1伝導です。すぐにおわかりの方は、ここまでで終了です。

すぐにおわかりにならなかった方のために。これは、common type の心房粗動です。Ⅱ、Ⅲ、aVF に典型的なのこぎり波の F 波があります。QRS の中にひとつ隠れているので、RR に出ている F 波を、P 波と思いがちです。しかも、ST-T 部分ともかぶるわけですから。でも慣れると、これは F 波にしか見えません。

この心電図は長く記録しており、別の部分を下に提示します。慌てずにじっくりと波形を見ていると、このように 4：1 伝導などで F 波がはっきりしてくる場面に遭遇することがよくあります（奇数倍にはあんまりならない）。

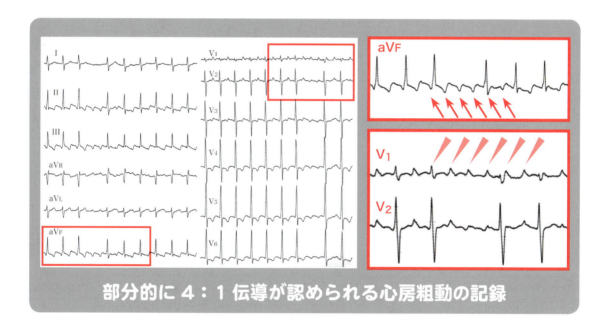

部分的に 4：1 伝導が認められる心房粗動の記録

心房粗動を疑ったら、数メートルくらい心電図を記録することをお勧めします。ATP 静注で、強制的に房室伝導を抑制しながら 12 誘導を記録するのも一法です。ただし、指導医の監督下で行って下さい。Full stomach で静注すると、嘔吐したときに大変ですよ。

> **長めに心電図を記録するのも、不整脈診断では大切なこと。**

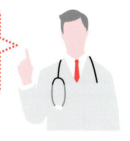

70代女性、頻拍発作で脳外科より紹介

 70代女性。くも膜下出血の術後に、脳外科よりコンサルトされました。術後の病棟モニター心電図で頻拍発作が認められたためです。本人は経鼻経管栄養中で、意思疎通不能でした。

安定時の12誘導心電図です。どんな頻拍発作出現を想像しますか？

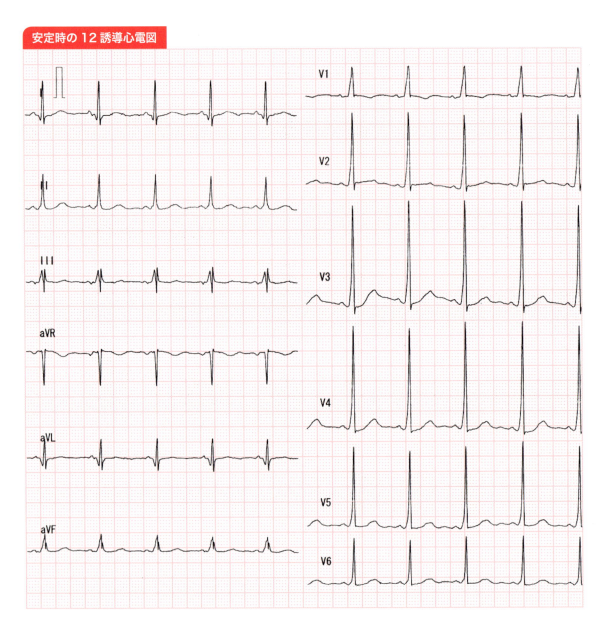

安定時の12誘導心電図

デルタ波が見えるA型のWPW症候群の心電図ですね。V_1のR波がやけに高いのも、納得です。デルタ波は、そう言われれば誰でもすぐに気付くし理解できますが、日々の診療の中では簡単に見落とします（3ページの図を参照して下さい）。

別の日の心電図を見ると、デルタ波が大きいです。デルタ波は、その大きさを変えるし、日によっては出ないこともあります。

この患者さんのPSVT（発作性上室性頻拍）は、残念ながら12誘導での記録がありませんが、ホルター心電図での記録があります。

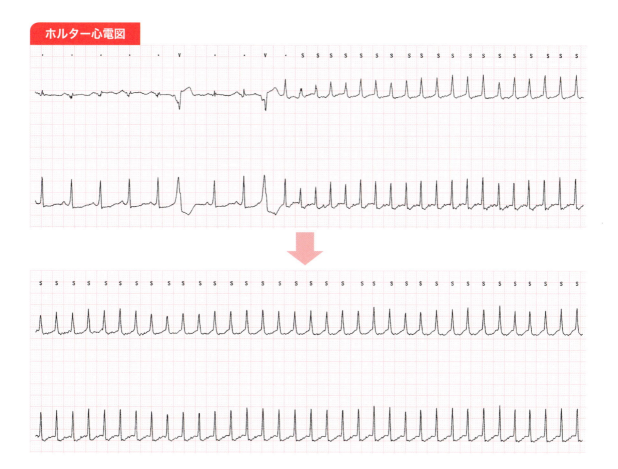

ホルター心電図

多くのWPW症候群では、PSVT時は、房室結節を刺激は心室方向へ下行し、ケント束を心室➡心房へと伝導します。よって、PSVTはnarrow QRSを保ちます。これを「**正方向性房室回帰性頻拍**」といいます。

この症例は、くも膜下出血術後（VPシャントあり）で全介助状態でもあり、カテーテルアブレーションではなく、とりあえず抗不整脈薬での治療を選択しました。アプリンジン（アスペノン®）40mg/dayです。

ありがちな肝障害も出現せず、頻拍発作もモニター上で観察されなくなり、ついでにデルタ波も消えてしまいました。それが下の心電図です。V_1のr波も低くなり、普通の心電図に戻りました。

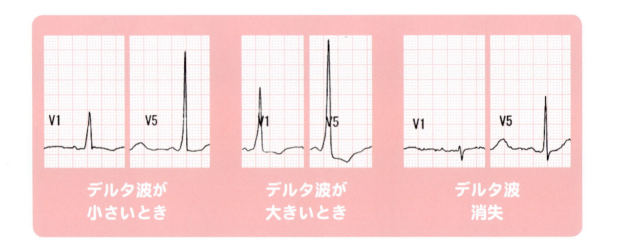

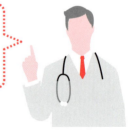

デルタ波の大きさは、日々変動することがある。

NOTE デルタ波は、投薬なしでも出たり、出なかったりする症例があります。そういう症例は、ケント束の伝導性がもともと悪い症例です。なかなか頻脈発作も出ませんので、pseudo VT（Paf）⇒致死的不整脈の発生も少ないのです。

60代女性、よくわからない呼吸不全

60代女性。よくわからない呼吸不全で、近医でなんとなく管理されていました。自立して生活する、小太りの楽天的な方です。今回、きっちりと精査してみました。

心電図からどのような病態を考えますか？

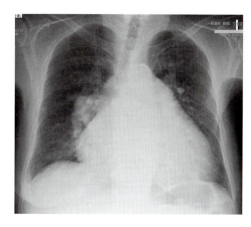

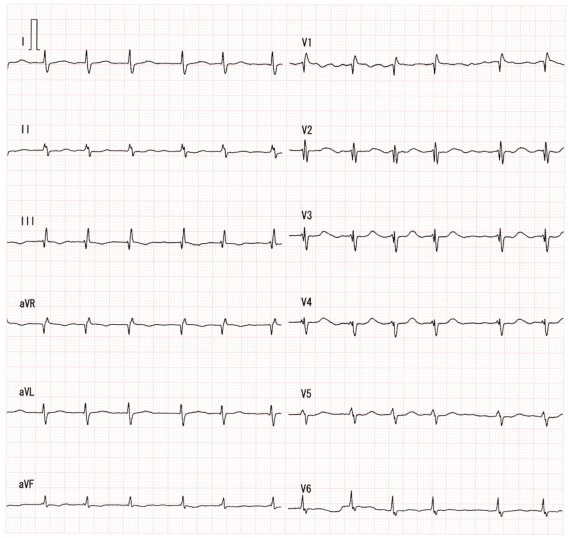

60代の呼吸不全の女性です。労作にあまり堪えないのですが、「小太りのおばちゃんだから」で済ましてしまいそうな快活な方です。でも、胸部レントゲンであまりにも心臓がでかいし、ときどきむくむとのこと。

で、この心電図です。

- **心房細動**：RRの絶対性不整。P波がない。f波は、あるかないかわからない。でも、ほかに診断はありませんね。
- **全部 low voltage**：普通、QRSの振幅全部で10mm（1.0mV）以下を、low voltage と慣習的に呼びます。太って心臓が横位になると、上下方向へのベクトル成分が減り、肢誘導の voltage が減ることがありますが…。胸部誘導の low voltage、う〜ん、よく説明できない。
- **右脚ブロックパターン**：でも完全右脚ブロックじゃなさそう。$V_{2,3}$ で notch が多い。心筋障害？
- 移行帯が V_5 になる。右心系の拡大か？ Ⅰ誘導のR＝Sも右心負荷のサインかも。

「なんか、右心系が変じゃない？」と思えたら、合格です。あとは、心エコーで右心系を探索しましょう。鍛えた耳なら、Ⅱ音の固定性分裂が聞こえるはずです。

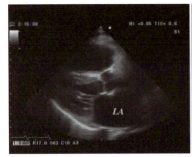
左室長軸断面：右室拡大。左房が大きい。右房➡左房短絡による。

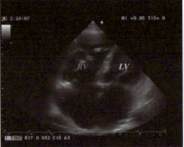
四腔断面：明らかに右心系が大きい。

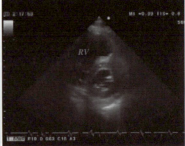
左室短軸断面：右室が拡大し、左室が背側に追いやられている（移行帯の後方回転の理由）。

動画はこちら

答えは、ASD（心房中隔欠損）の成人例でした。聴診所見と肺動脈拡大を含めた心拡大（胸部レントゲン）の所見を合わせれば、心エコー前にASDの検査前確率はかなり高いはずです。

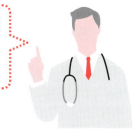

心電図は、右心系障害の出現にとっても敏感なんです！

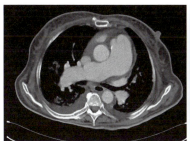 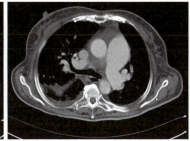 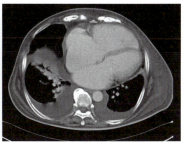

胸部CT：著明な肺動脈の拡大。血栓像はない。右房・右室の拡大と、左室の後方への偏位。

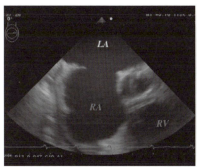 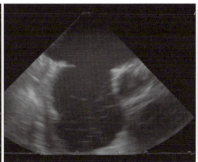 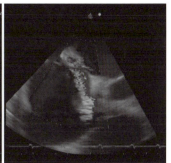

経食道心エコー：大きな欠損孔が心房中隔にある。

静脈より入れたコントラスト剤が、左右シャントで陰影欠損となる。

左房➡右房方向の短絡血流がカラードプラで認められる（動画参照）。

動画はこちら

P波の意義をどこまで考えるのか？

P波のことを、どこまで深く考えればよいのでしょうか？

P波を探せ！ —— *Cherchez le P*（フランス語で気取ってこう言います）

これは心電図読みの基本ですよね、一応。心電図は、リズムを知ることが大切な目的（使命）です。難しい心疾患を診断するより、まずはリズムの確認です。

P波がある＝心房調律である。NSR（正常洞調律）ならば、リズムはOKです。穏やかな一般診療では、心房細動か否かがチェックポイントです（高齢者では）。

RR間隔が等しく、P波がある

総合診療的には、P波の読みはここでおしまいです。あとはQRS、ST-Tの読みに安心して移って下さい。

よって、以下余談です。

- LA overloading（左房負荷）
- Pulmonary P（肺性P）

目に余る著明な変化以外は、P波の波形の判定はほどほどにしましょう。右房肥大と右房拡大をP波の形で分別することを提唱している考え方もあるようですが、無理筋だと思います。

RR間隔が乱れたとき

- P波とQRSが離れる ➡ I度房室ブロック？
- P波の後、QRSが抜ける ➡ II度房室ブロック？
- P波とQRSの関係性がでたらめ ➡ 完全房室ブロック？
- P波があるのに、RR間隔が乱れる ➡ P'波か、心房性期外収縮

P波がない

➡ 心房細動と、洞停止（洞房ブロックも）を考えます。
➡ 高カリウム血症もあり、ときに緊急です。

大きなP波と頻脈

➡ 心房粗動の2：1伝導かも。または心房頻拍。

P波自体を論じるよりも、その立ち位置が12誘導心電図内でどうなっているのかが問題だと思っております。

70代男性、透析患者さんの失神

70代男性の慢性透析患者さん。突然の失神でERに搬入されました。下は、その時の心電図です。心電図診断して下さい。なお、血清K値は5.1 mEq/ℓと、高カリウム血症はありません。

さらに翌日、一時ペーシングを止めて、心電図を記録しました。この心電図では、何が起きているのでしょうか？ 調べるべきことは、何でしょうか？

Case 019

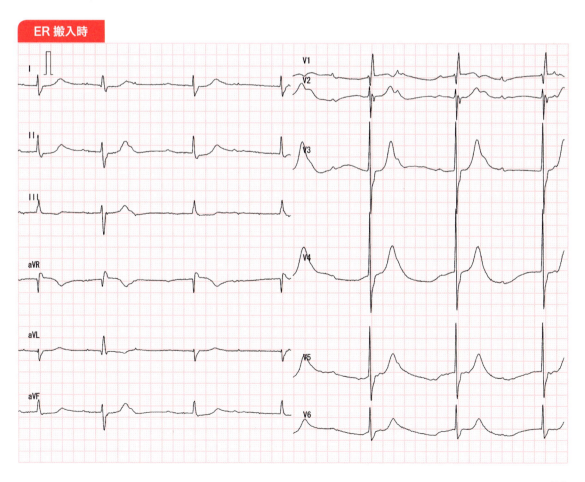

ER搬入時

まず、ER 搬入時の心電図を判読してみます。

- 完全房室ブロック
- 徐脈
- tall T wave
- P 波のレート自体も速くない
- QT 延長

まずは、ACS（急性冠症候群）の除外から入りましょう。心エコーをすると、ゲッ、下側壁の壁運動低下あり！　困った。すぐに第二の病歴＝既往歴をチェック。回旋枝への PCI 歴がありました。説明はつきます（以後の経過で、ACS は否定されています。CPK 上昇もありませんでした）。

次に、第三の病歴＝薬歴をチェック。ジルチアゼム（ヘルベッサー®）と抗ヒスタミン薬を内服していました。ジルチアゼムで房室ブロックは説明できます。普通、房室ブロックによる徐脈になると交感神経が興奮し、P 波のレートは速くなります。P 波レートが遅いのも、ジルチアゼムで説明できますね。両方とも中止しました。

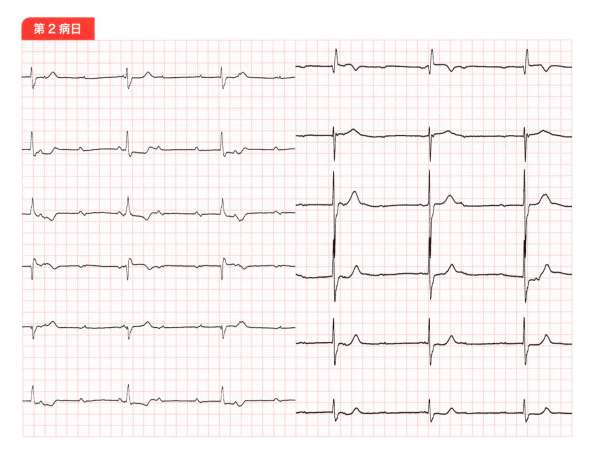

第 2 病日

薬剤性QT延長で有名なのは、抗ヒスタミン薬です。でも、誰でもQTが延びるわけではありません。おそらく遺伝的素因が基礎にあるのですが、QTが延びるかどうかは飲んでみないとわかりません。

第2病日の心電図では、QT延長もtall T waveも、だいぶ軽減しています。抗ヒスタミン薬の効果は消失しつつあるのでしょう。でも、完全房室ブロックは残っています。
とかいってるうちに、sepsisになりました。失神は単なる徐脈だけではなかったかもしれません。なお、QT延長時の失神は、心室頻拍が隠れている可能性があり、一般病棟での観察は勧められません。

第3病日に心房粗動となりました。まだ、完全房室ブロックです。
第8病日には房室ブロックは消失し、心房細動で、やや頻脈です。

最後に発症前の心電図をみてみましょう（次ページ）。完全右脚ブロックで、V₁, ₂のR波が高く、V₃あたりのT波が高いのは、後壁の陳旧性梗塞のためかもしれません。異所性心房調律（coronary sinus rhythm）ですね。

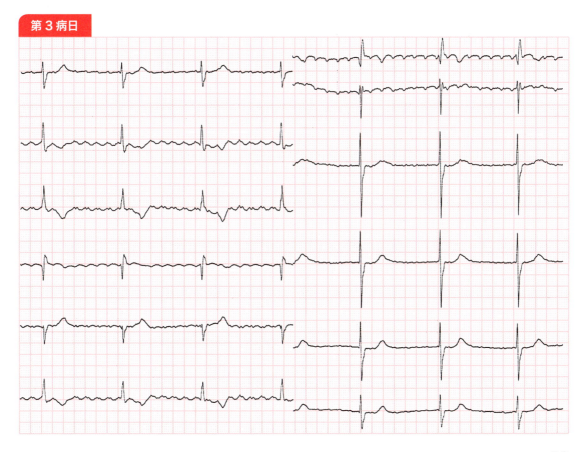

第3病日

第 8 病日

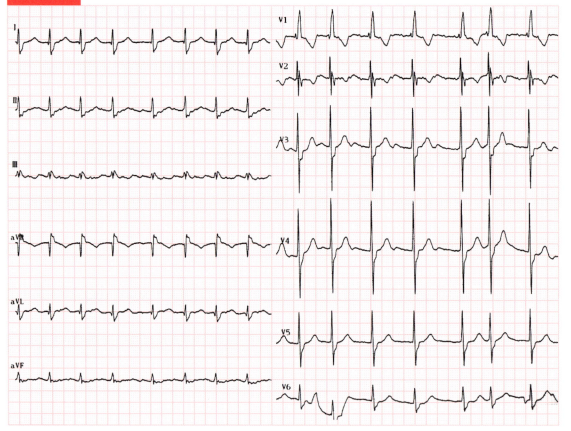

発症前

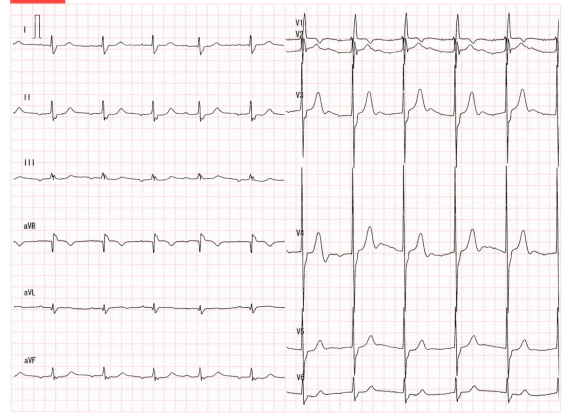

外来管理中の70代男性

Q 70代男性。現在は安定状況で、循環器科外来で管理中の患者さん。血圧110/58 mmHg。投薬はフロセミド10mg、エナラプリル10mg（朝食後）。

心電図から、どのような疾患を考えますか？

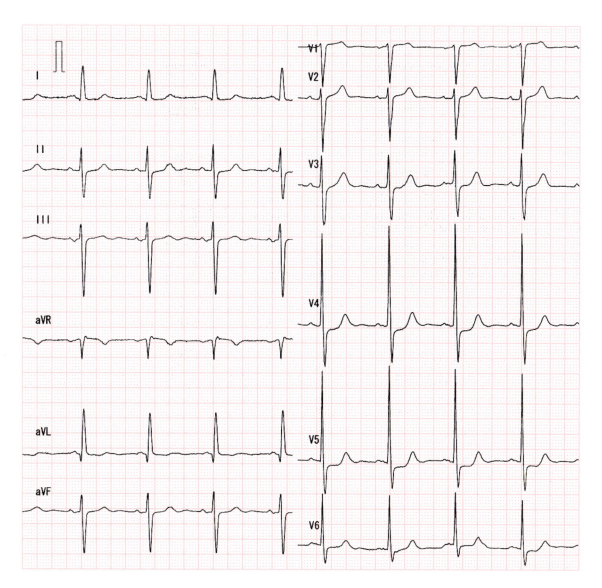

心電図所見をまとめてみます。
- 洞調律
- 高電位
- ST-T 変化（$V_{4～6}$ で水平型に近い ST 低下）と、やや T 波の平低化。
- 少し左軸偏位（あんまり気にしないで！）
- $V_{1,2}$ のわずかな ST 上昇は、$V_{4～6}$ の ST 低下のミラーイメージでしょう。

この心電図からは、左室肥大を起こしうる疾患を思い浮かべれば、それで OK です。あとは心エコーで確かめましょう。

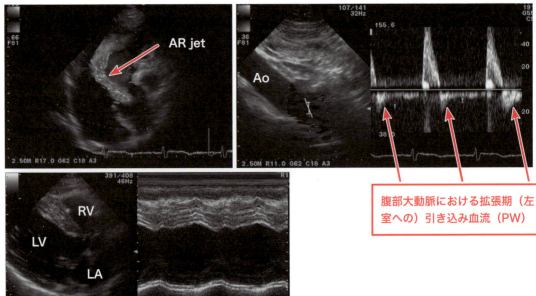

腹部大動脈における拡張期（左室への）引き込み血流（PW）

患者さんは重度の AR（大動脈弁逆流）で、大動脈弁置換術の適応ですが、本人が拒否でした。聴診で拡張期雑音（灌水様雑音）が聞こえます…と言いたいところですが、聞こえませんでした。不思議ですが、手術適応症例なのに心雑音を聴取できないことが現実にあります。逆流量が少なすぎて音量が小さい、あるいは多すぎて音がする時間が短くなる、などあり得ます。が、このようにほどよい逆流と思われるのに聞こえないこともあります。

> **説明のできない心電図上の左室肥大は、必ず心エコーをとる。**

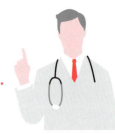

50代女性、モニター心電図の異常

 50代女性のモニター心電図波形です。
房室伝導について、どう思いますか？

Case 021

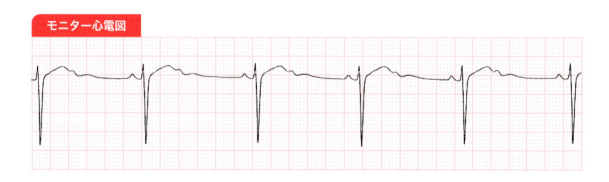

モニター心電図

この方の12誘導心電図をみてみましょう。

あたかもP'のように見えるんですね。ときどきあります。T波が二相性なのです。普通にみると、PAC with block（ブロックを伴う心房性期外収縮）と読みたくなります。

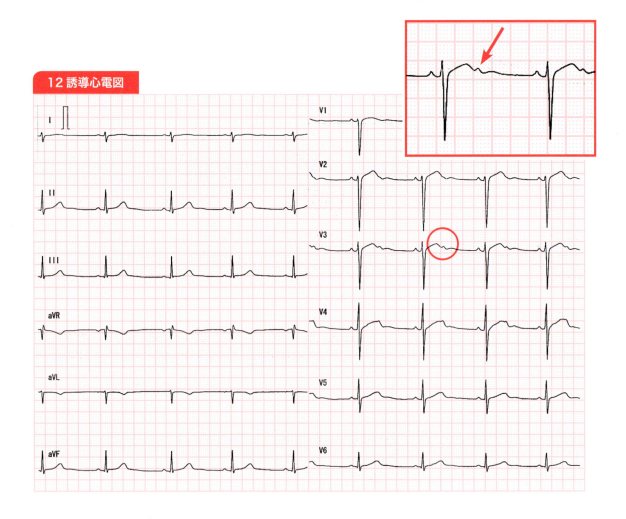

モニター心電図で何らかの問題を感じたら、12誘導心電図で必ず確認する習慣を身に付けて下さい。

モニター心電図での異常は、必ず12誘導心電図で再確認。

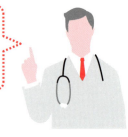

40代女性、体重 25kg で紹介入院

 40代女性。体重25kg。もともと anorexia nervosa で加療中でした。母親の死をきっかけに急激な体重減少を示し、かかりつけ医より紹介入院となりました。ACTH、コルチゾール値は正常範囲内。カルシウム、リンも正常値。アルブミン 4.0g/dℓ、血清K値は 2.8mEq/ℓ、Na は 146mEq/ℓ でした。
来院時の心電図を診断して下さい（ノイズは無視して下さい）。

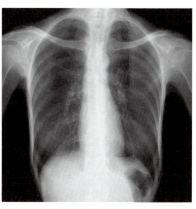

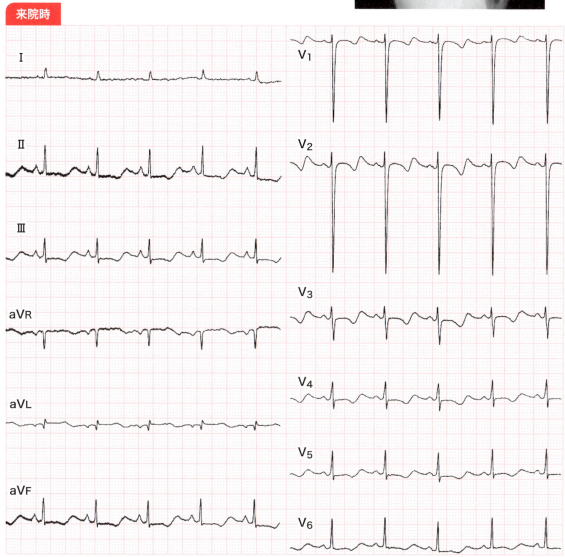

A 心電図を考えてみましょう。
- とても痩せているので、心臓と胸壁が $V_{1, 2}$ で近い。$V_{1, 2}$ の波高はかなり高いですが、これは物理的要因で、心肥大ではありません。
- 立位心のために、aVR ≒ aVL に近似し、Ⅰ誘導の R 波が低いです。
- 問題の ST-T ですが、ちょっと変です。二相性の T 波（陰性➡陽性）を示します。

通常の低カリウム血症ならば、T 波の平低化＋陽性 U 波の顕在化＝ QT 延長となります。びょ～んと T 波が延びるイメージなんですね。もともとの陰性 T 波に陽性 U 波が重なったのでしょうか？　体型による修飾があるのでしょうか？

ネット検索したところ、同様の ST-T 変化の低カリウム血症の心電図を結構拾うことができましたので、この変化は usual かもしれません（浅学ですいません）。

入院して、カリウムの補正を行いました。幸い入院後は食思も悪くなく、半分くらい摂取できました。4 日後の心電図で、ST-T 変化は改善を示しています。血清カリウム値は 4.5 mEq/ℓ となり、以後、心電図波形の変化はありませんでした。もともとの陰性 T 波は、ないようです。

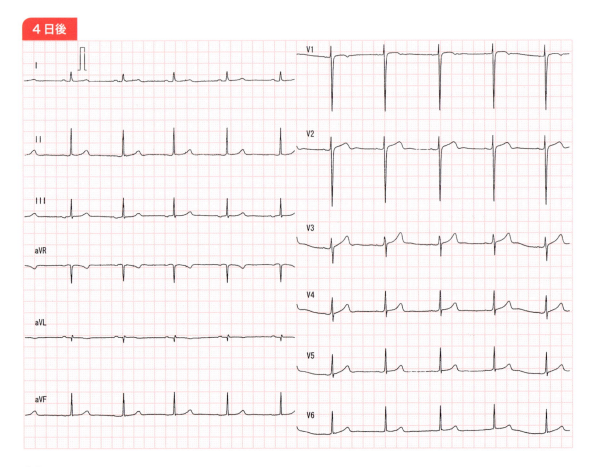

80代男性、CABG歴あり

80代男性。昔々にCABG歴があり、今は施設でのんびりされている認知症のある方です。ある夏に心電図を記録しました。特に理由はないのですが、「そういえば、この人昔CABGをしていたよね」くらいのノリだったようです。

その年の秋、再び心電図を記録しました。このときも、患者さんはのんびり過ごしています。夏と秋で何がどう変化したのでしょうか？

Case 023

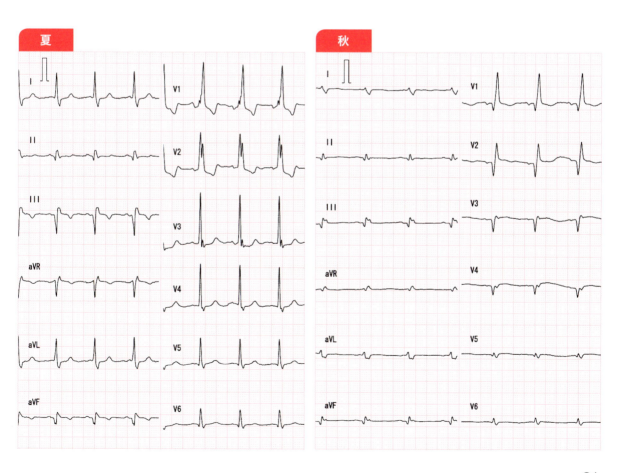

心電図の経時的変化をみてみましょう。

最初の心電図（夏）は、
- 完全右脚ブロック、正常洞調律。
- V_1 左房負荷？（あんまり深く捉えない、私は）
- Ⅱ、Ⅲ、aVF に明らかな異常 Q 波と ST 上昇と T 陰転。まとめれば、陳旧性下壁梗塞ですね。
- 胸部誘導では notch、slur が多発し、波形がきたない。心筋障害が多いような気がする。まあ、CABG 後ならば仕方ないかもしれません。

数ヶ月後の心電図（秋）では、
- 全誘導の振幅が減っている（心筋が電気的に元気が無くなっている）。
- $V_{1,2}$ の rR' の r 波が無くなり、$V_{3,4}$ は QS パターン化している。
  - ➡ 前壁中隔の大きな梗塞が発生している。
  - ➡ $V_{5,6}$ や側壁の起電力低下も合わせると、広範囲前壁梗塞とするべきか。するべきでしょう。
- Ⅱ、Ⅲ、aVF の Q 波が目立たなくなったのは、単に綱引きしていた前壁の起電力低下によるもの ➡ 下壁が元気になったわけではない。

もし認知症がなくて、活動性の高い患者さんならば、大変な騒ぎに（医療側が）なっていたはずです。この大嵐は、誰にも知られずに通りすぎたのでした。心エコーでは、左室の収縮能が著明に低下しています。

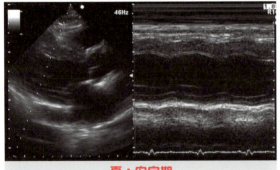
夏：安定期

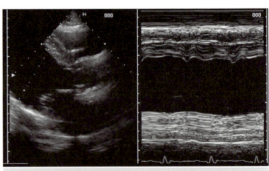
秋：再度の梗塞後（発症時期は不明）

心筋虚血発作は、静かに通り過ぎることもあります。

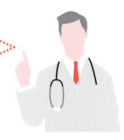

40代男性、たまたま記録した心電図で発見された wide QRS 頻拍

Case 024

 40代男性。たまたま記録した心電図で wide QRS tachycardia が見つかりました。もちろん、本人は何の症状もありません。

この wide QRS tachycardia をどう解釈し、どう対処しましょうか？

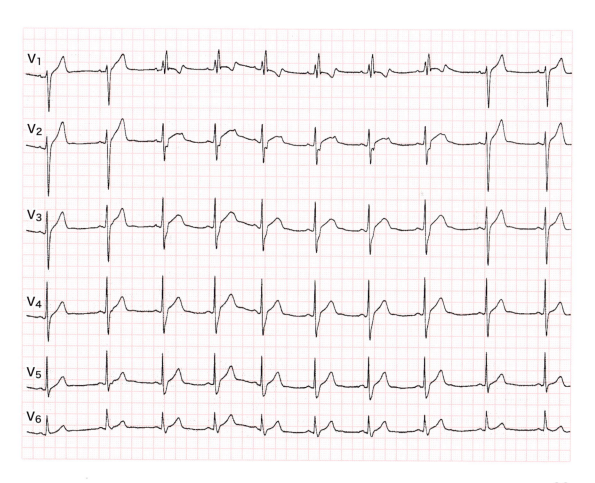

63

たまたま記録した心電図で、3拍目から wide QRS tachycardia です。
えっ、tachy？ ほんの少しだけですけど。

よく見ると、3拍目のP波は早めに出ています。RR間隔に色をつけてみました。少し速くなっているのがわかりますね。そして、9拍目でP波の出現が少し遅くなり、narrow QRS に戻りました。

心拍数に規定された一過性の完全右脚ブロックだったんですね。右脚は容易に（電気的に）切断されますので、このようなことが起きます。右脚ブロックは左心機能に関係しないため、特に問題は起きません。RR間隔が延びると（元に戻ると）、すぐに narrow QRS となります。

見つけちゃった以上、解釈しないといけないのですが、何の心配もしないで経過観察でOKです。

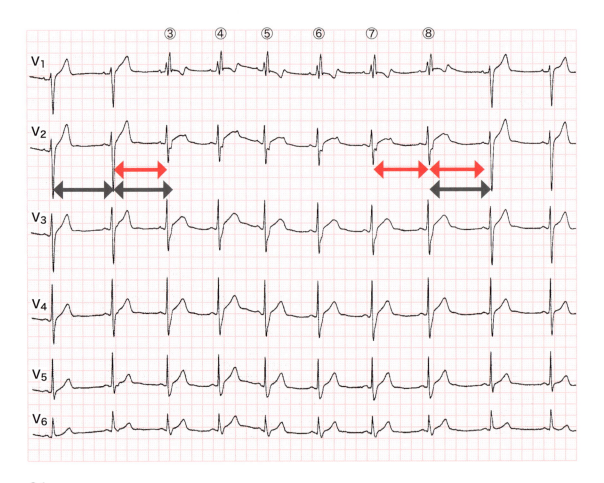

このときの肢誘導を下に示します。少し時相が違うので、7拍目から脚ブロックが無くなっています。

P波の形は、ほとんど同じです。洞結節内でのペースメーカーの場所がちょっと動いたのでしょうか？

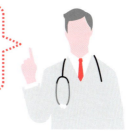

突然の wide QRS 頻拍は、P波の有無をきちんと見る。

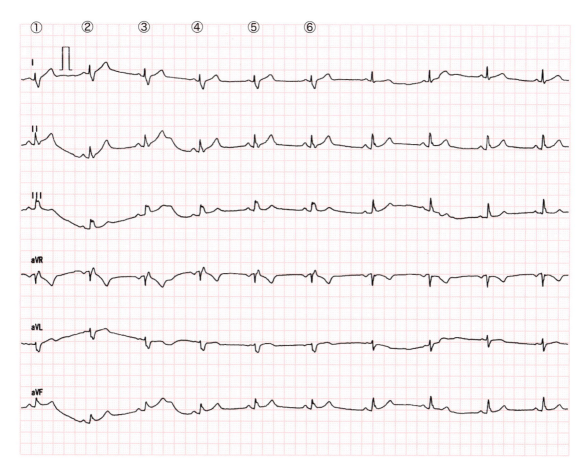

Case 025　80代男性、頻拍発作

Q 80代男性。頻拍発作でERに紹介されました。収縮期血圧80mmHg（触診法）。長らくベッド上生活で、自覚症状を訴えることができません。

心電図診断を、急いで行いましょう。

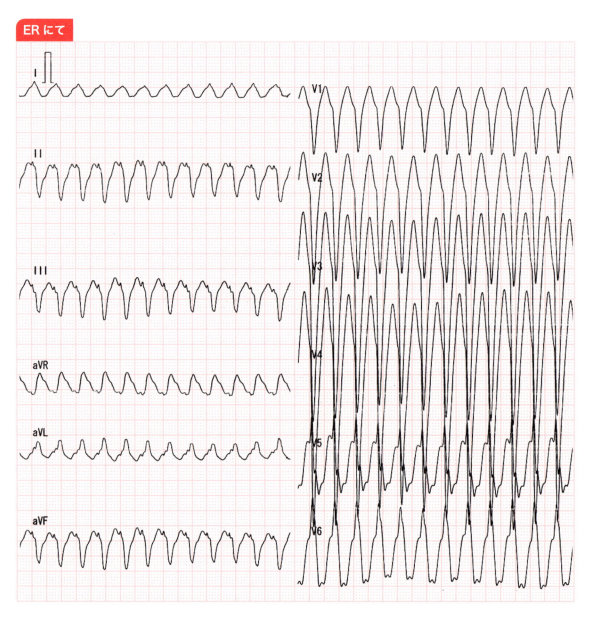

こんな心電図を見たら、誰でも慌てますよね。
頻拍発作そのものは、ベラパミル（ワソラン®）静注で、治ってしまいました。

- wide QRS tachycardia である。
- Ⅱ、Ⅲ、aVF で QRS 軸は下向き（左軸偏位）＝上方軸と呼ぶ。
- 基本的に完全左脚ブロックパターンである。
- Ⅰ誘導は、たぶん上向き。
- ベラパミルに反応し、頻脈は止まった。
- 起源は、左室下壁側の右室よりか、右室。明瞭には決められない（電気生理学的検査じゃないんだから）。

教科書的には、改訂 Brugada 基準に沿って考えますが、不整脈専門のあるドクターは「心室頻拍の起源は、12 誘導では半分くらいしか当たりませんね」と、大胆な本音をおっしゃっていました。

この症例は最初から DC もあり、かもしれません。なぜかというと…

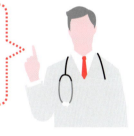

wide QRS 頻拍は、心室頻拍でないとわかるまで、心室頻拍として取り扱うべし。

安定した広い QRS 幅の頻拍は、他の診断が証明されるまでは、心室頻拍と考えるべきです。そして、循環動態の維持が無理（自分で管理できない）と判断した低血圧では、治療に DC を優先させます。

虚血性心疾患での wide QRS tachycardia は、心室頻拍だと思って治療してよいのです（80％以上の確率で）。なお、日本では欧米に較べ、虚血心による心室頻拍の割合が少ないです。心筋梗塞の発生数自体が、相対的に少ないためです。

結果的に、この症例はACS（急性冠症候群）ではありませんでした。社会的背景もあり、冠動脈造影まで行いませんでしたので、虚血の有無は不明ですが。

洞調律となった直後の心電図を示します。このST低下は、経時的に基線に戻っていきました。

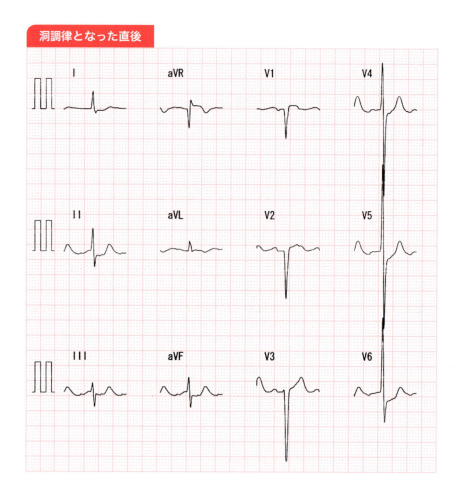

洞調律となった直後

80代女性、wide QRS 頻拍

 80代女性。wide QRS tachycardia とのことで紹介されてきました。本人は「何だかドキドキするような気がするんです」とのんきなものでしたが、周りが心配しての来院でした。

Case 025 に引き続き、wide QRS の症例です。今度は何でしょうか？

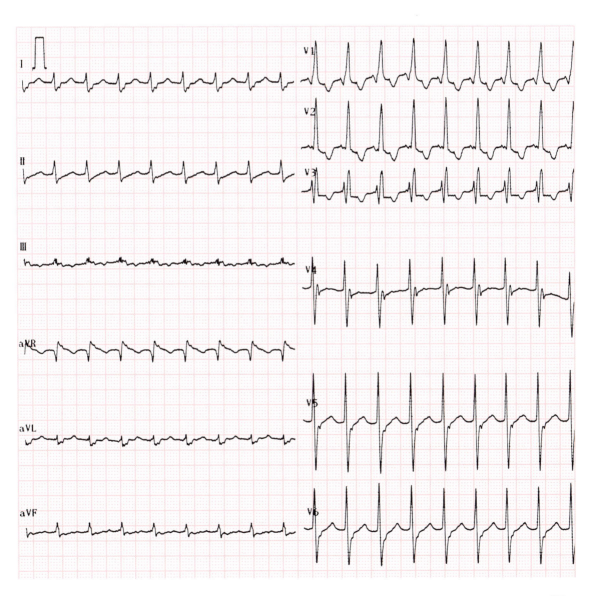

wide QRS tachycardia の症例は、慣れるとスパッと一発診断できます。慣れるまでは、なかなか決断できません。

まずは、こつこつと考えていきましょう。

- 150 bpm くらいの頻脈です。
- wide QRS tachycardia には違いありませんが、あぶない感じがしません。心電図もそうだし、患者さんもニコニコしています。
- 完全右脚ブロックが、単に頻脈化しているようです。心室頻拍は考えにくい。
- RR はどこを見ても整っており、心房細動は否定的。除外します。
- とすると、洞性頻脈、心房頻拍、心房粗動あたりが候補となりますね。
- Ⅱ、Ⅲ、aVF では、残念ながらわかりやすいのこぎり波が見えてこない。
- V₁ をじっとよく見ると、なにやら flutter 波らしいのがあった。

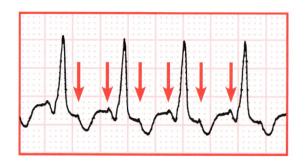

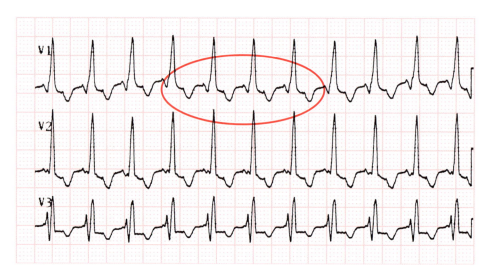

心房粗動 or 心房頻拍と考えますが、ER の担当医は診断的治療として ATP 10 mg の静注を選択しました。この患者さんには、ATP 10 mg は、少し多かったかもしれません。

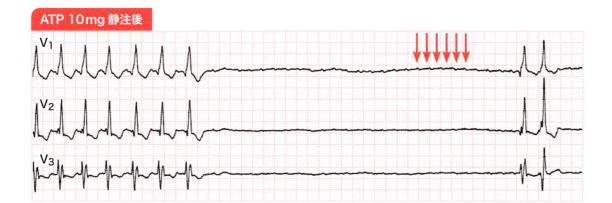

発作性上室性頻拍の治療では、5.0 mg → 10 mg → 20 mg をワンショットします。秒単位で分解されるので、一気に静注し、さらに後押し生食を入れます。強力な迷走神経反射・嘔吐反射が出現します。いきなり二日酔い状態、みたいな。ですから full stomach での ATP 静注は、止めた方がいいです。

その後、50 J で除粗動し、洞調律化しました。もちろん、カテーテルアブレーションを不整脈専門医にお願いしております。

心房粗動と心房頻拍の鑑別

さて、心房粗動（AFL）と心房頻拍（AT）の鑑別はどうすればよいのか？　残念ながら、12 誘導心電図では困難な場合が多いのです。典型的 AFL（のこぎり波が一目瞭然）でない場合は、電気生理学的検査が必要です。DC ショックでは、どちらも停止するので鑑別になりません。

通常型（Ⅱ、Ⅲ、aVF でのこぎり波がきれいに見える）AFL のみを「心房粗動」と呼び、それ以外の波形の上室性頻拍を AT と呼ぶ。そういう分類もあります。同じ心電図を、AFL と呼んだり、AT と呼んだり、紛らわしいんです。

Case 027

90代女性、動悸発作でERへ

 90代女性。動悸発作でERを受診しました。12誘導心電図を記録したところ、たまたま頻拍発作停止時をキャッチしました。

またまたwide QRS tachycardia症例です。今度は何でしょうか？

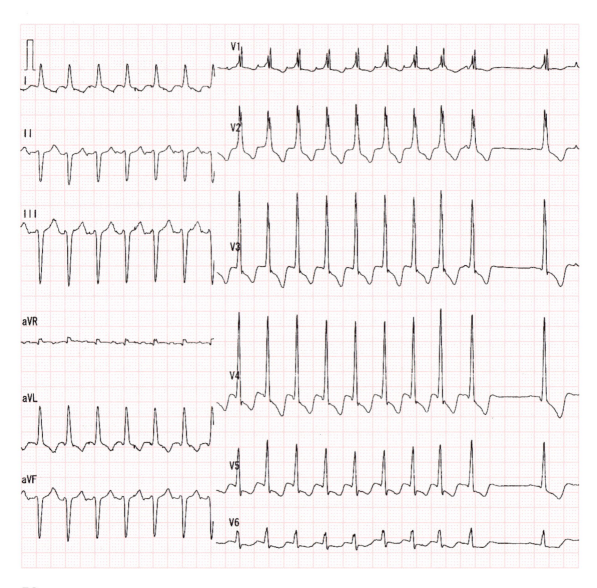

また wide QRS tachycardia の症例ですが、ぱっと見て、大丈夫そうですね。血圧が安定していれば、いきなり DC 施行したくなる心電図ではありません。安心して心電図を見ていきましょう。

- 頻拍発作。150 bpm くらい。
- wide QRS ですが、あぶない感じはありません（この感覚が大事です）。
- 完全右脚ブロック波形ですが、ちょっと変。
- Ⅱ、Ⅲ、V_1 の T 波終了部に P′ 様の波形を認める ➡ 上室性の頻拍を考えます。問題は、異所性発火なのか、リエントリーなのかです。
- さらに、頻拍停止時の波形（胸部誘導の最後から 2 拍目）の特徴 ➡ P′ の形と発生するタイミングが違う。

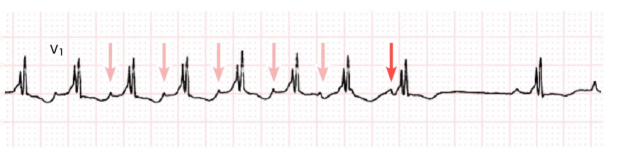

心房内の異所性 focus からの発作性心房頻拍と考えました。ただし、これを確定させるためには電気生理学的検査が必要です。上室性の頻拍であることがわかれば、あとはやりやすいです。

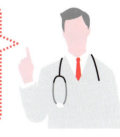

wide QRS 頻拍は、心室頻拍か、脚ブロックを伴った発作性心房頻拍かで、対応の安心度が違う。

40代男性、multiple risk を持った患者さん

 40代男性。事務職をされている普通の会社員です。Multiple risk を持ち、いろいろあって現在の心電図です。

もし病歴を知らずに、この心電図を見たとして、何を想像しますか？ 通常の臨床で病歴なしということはありませんが、意識障害や認知症、病歴を隠したがるなど、いろんなケースがあり得ます。

現在の心電図

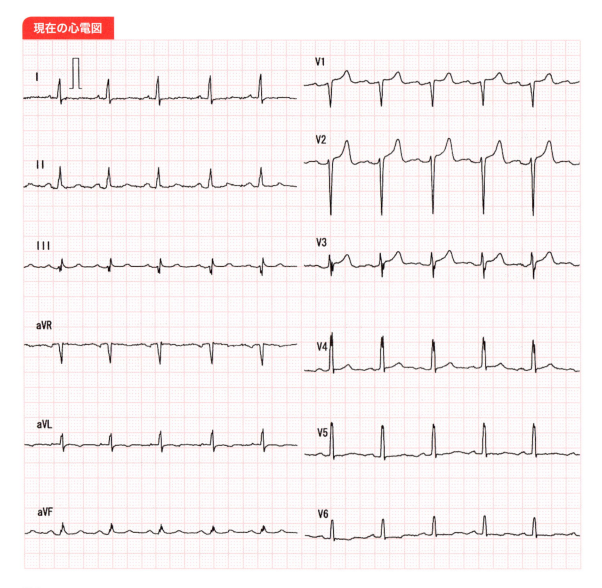

現在の心電図を分析してみます。
- 洞調律、電気軸も正常、リズムも問題なし。
- でも、元気がない心電図です。T 波に力がないため、そう感じるのでしょう。
- notch が多い。絶対、心筋障害があると思う（segmented QRS）。
- 全体的に voltage が低いことの説明を探したい。体型？ 肺気腫？ 3 枝病変？ 甲状腺機能は？
- non-Q wave です。これで虚血が隠れているとすると、けっこうきついかも。
- 今の時代ならば、電子カルテで背景情報を収拾したいところです。

この患者さんは、心筋梗塞を 2 回発症しています。1 回目は 6 年前、回旋枝病変でした。心電図上はⅠ、Ⅱ、Ⅲ、aVF、V5, 6 で ST 上昇を示しています。もちろん、すぐに PCI でした。その後しばらくして、医療から脱落してしまいました。

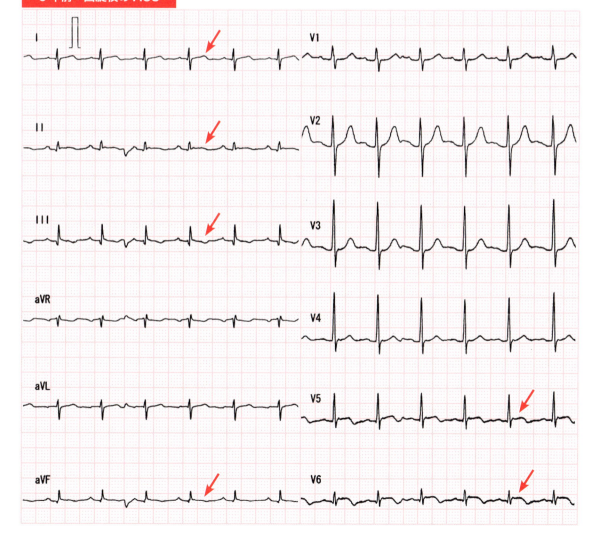

6 年前：回旋枝の ACS

2年前に、再度の胸痛でERを受診しました。そのときの心電図をみると、V$_{1～3}$のbox状のST上昇とQSパターン、V$_{4, 5}$のST上昇、V$_{3～5}$はすでにT陰転がみられます。

間違いなく、左前下行枝のACSです。すぐに、PCIとなりました。

ふつう、これでischemic DCMへのリモデリングが完成してしまうと思ってしまいますが、PCIの虚血進行阻止が有用であった一例でした。

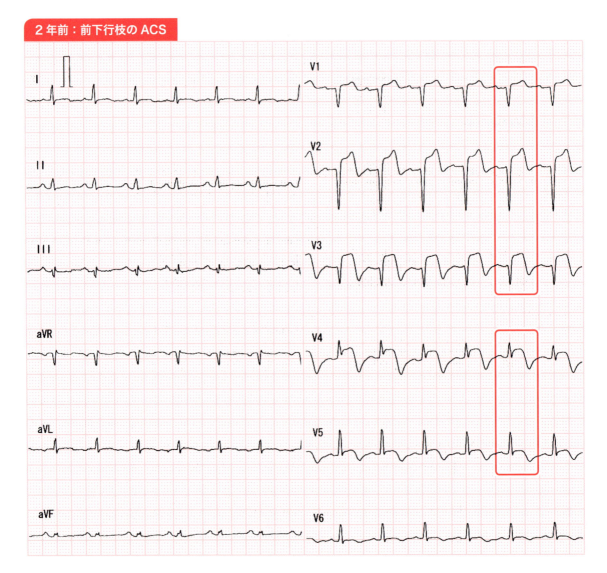

2年前：前下行枝のACS

で、現在の心電図に戻るわけです。R波を復活し、何事もなかったように、ST-Tも穏やかになりました。でも、40代にしては傷だらけの心電図ですね。既往歴を聞けば、「さもありなん！」と膝を打つでしょう。

> **傷だらけの心電図から、往時をしのんであげましょう。**

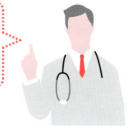

この患者さん、実は2型糖尿病でヘビースモーカーです。

今は外来通院中で、HbA1c 8.0以上。喫煙は続いています。藪医者と怒らないで下さい。いくら注意しても、リスクの説明をしても、聞き入れてくれないのです。
でも、なぜだか外来にはきちんと通院されています。いまのところ、心不全・狭心痛はありません。

NOTE 　緊急のPCIが発達した現在は、ACS後のQSパターンは、かなり減った気がします。一時的にQSパターンが出現しても、冠血流の再開により（壊死を免れて）障害部位の電位が回復するんですね。病歴でのACS・PCIの有無は、きちんと確認しておきましょう。

Case 029

70代男性、徐々に下腿浮腫と呼吸苦が出現

 70代男性。狭いところで動けない状況に、数日いる羽目になりました。下腿浮腫と呼吸苦がだんだん出てきたために、ERへ搬送されてきました。

心電図を診断し、病態を推定して下さい。

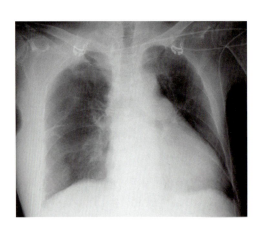

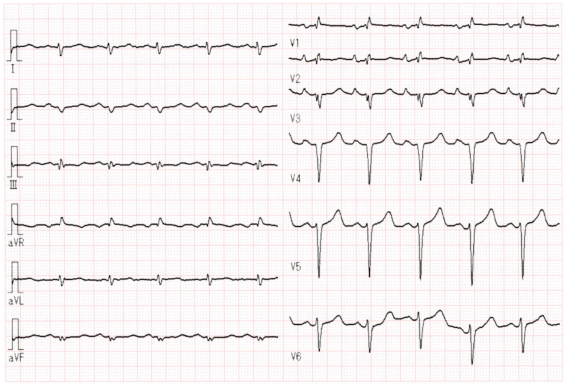

一見して、おかしな心電図だと気付いて下さい。

- 洞調律です。
- 肢誘導は低電位です。これはよくあることです。
- $V_{2,3}$ の P 波が妙に尖っている。肺性 P 波かも？
- 胸部誘導の r 波が、$V_{5,6}$ になっても低いままです。
- 表現を変えると、R/S 比が 1 以下のままです。

造影 CT で、肺動脈内の血栓を認めました。肺動脈内の背部・頭部に、造影欠損として表示されています。心エコーでは、右心系の拡大が顕著です。

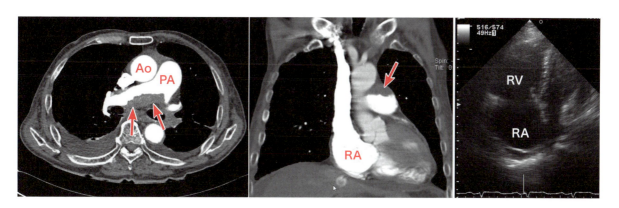

動画では、拡大した右心系、下大静脈の拡大、心室中隔の奇異性運動、左室短軸像での心室中隔の扁平化、CW モードでの圧較差測定を示します。

胸部レントゲン・肺 CT では組織欠損は認めず、肺血流シンチで多数の血流欠損（肺塞栓；矢印）を認めます。

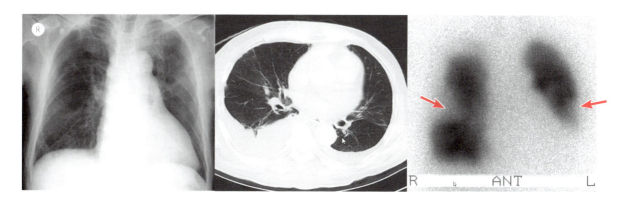

肺塞栓の病態と心電図の関係

右心系がでかくなっていることは、心エコーと造影CTで確認されています。肺動脈が血栓性閉塞を起こしているので、血管抵抗が上昇し、肺動脈圧＝右室圧が上昇しました。右室は、圧負荷に対しても、容量負荷に対しても、すぐに拡大で反応します。左室と違って、求心性肥大にはなれないんですね。

胸部誘導の電極位置と、右心系が拡大した場合の心室の起電力ベクトル方向を見てみましょう。CTと対比すると、背中側に最大ベクトル値が逃げてしまっていることがわかります。

右心系が拡大すると、心室のベクトルは背側のほうに逃げる。

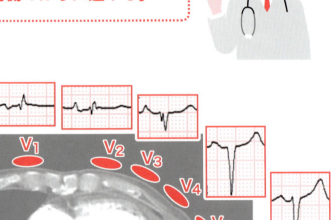

左室起電力のベクトル

右心系が拡大し、左室の総和ベクトルは、後方回転している。
V_6 になっても、R/S 比は1に満たない。

70代男性、安定状況の外来患者

Q 70代男性。とても安定している外来患者さんの心電図です。
研修医1年目用の問題です。お願いですから、深読みしないで下さいね。

Case 030

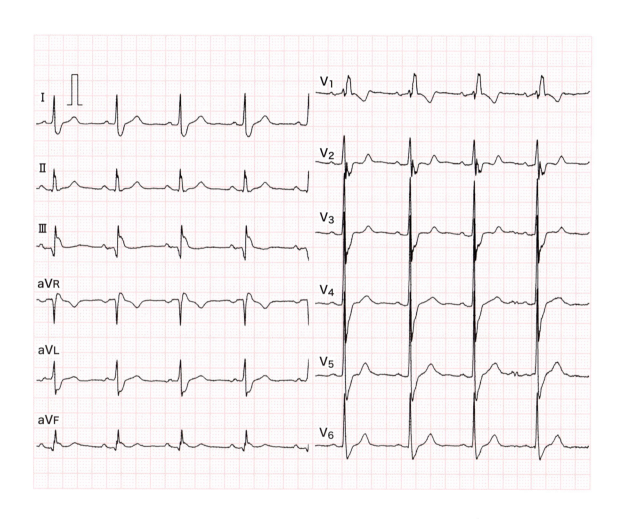

安定状況で通院中の患者さんです。心エコーでも心機能は収縮能・拡張能ともに安定しています。なぜ外来に来られているかというと、強いていえば不安神経症です。

この心電図は素直に、完全右脚ブロックと読みます。

- V_1 が rsR′ パターン
- $V_{5,6}$ に大きな S 波
- Ⅰ誘導にも大きな S 波（左から右にゆっくりと興奮が伝播するため）
- 当然、QRS ≧ 0.12 秒

完全右脚ブロックの条件を、十二分に満たしています。これでおしまい。
ただし、完全右脚ブロックでは、次の原則を忘れないで下さい。

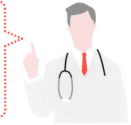

左室の伝導は正常なので、左室の異常の有無を、心電図から推測して良い。

初学者は、ちょっとした変異が気になります。V_1 = rsR′ と覚えると、rR′ となっただけで戸惑ってしまいます。逆に、デルタ波ありの WPW 症候群を、完全右脚ブロックと錯覚したりもします。
どんぶり勘定で、完全右脚ブロックを受け止めましょう。そして、左室の障害を推測して下さい。その次に、右心系の障害の有無を感じ取りましょう。

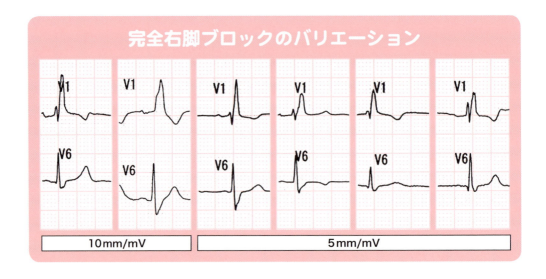

70代女性、脳梗塞後遺症で通院中

 70代女性。脳梗塞後遺症の患者さんです。外来で安定管理されています。胸部レントゲンと心電図から、原因疾患を推測して下さい。

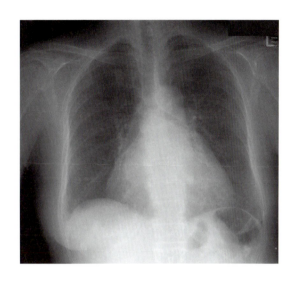

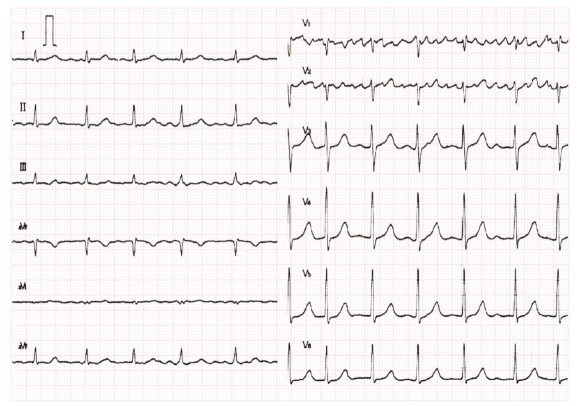

1999年に記録した心電図です。当時は、この心電図を見て、聴診したら、すぐに原因疾患を当てていました。答えは僧帽弁狭窄症です。

心電図を見てみましょう。
- 心房細動です。
- f波が大きくて元気ですね。Flutter波に見えないこともないですが、よく見ると各々の大きさが違う。また、RR間隔は絶対性不整です。

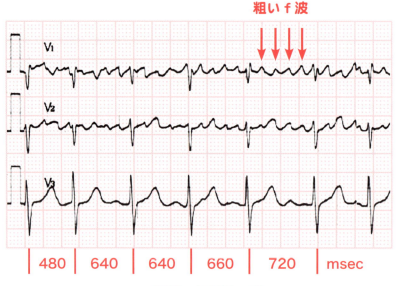

聴診では、拡張期に心尖部でランブリングを聴取しました。MOS（mitral opening snap）もErb領域で聞こえました。

電気軸が下を向く＝I誘導のR波が低い。これは僧帽弁狭窄による右室への負担の表現です。

連合弁膜症で大動脈弁も障害を受けると左室肥大が出現しますが、この症例では大動脈弁障害は少ないようです。

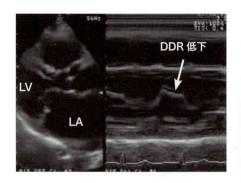
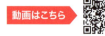

心電図だけで僧帽弁狭窄症と言い切るのは、ちょっと無理。しかし聴診所見と合わせると、他にありません。正確には、聴診所見だけでも診断可能です。日本では新規発症のリウマチ性心疾患はもうありませんが、東南アジアやアフリカで医療を展開される予定の方は覚えておいて下さい。

30代女性、くも膜下出血術後の心電図

 30代女性。高血圧あり。くも膜下出血で緊急入院、緊急手術となりました。手術後の心電図を診断して下さい。

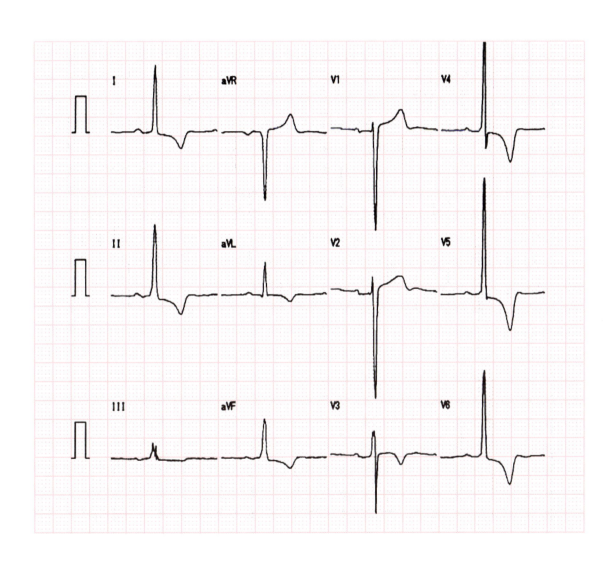

一見して、肥大型心筋症の心電図パターンです。

- 著明な高電位
- 著しいST-T変化。Giant negative T（巨大陰性T波）です。

日本人では特に、心尖部肥大型心筋症が多いとされています。この患者さんは高血圧を基礎に持ち、くも膜下出血を起こすまでになっています。ですが、それのみで肥大型心筋症とはならないので、高血圧と併存した病態かと思われます。

> **左室高電位を伴う巨大陰性T波は、心尖部肥大型心筋症を強く示唆する。**

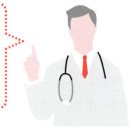

心尖部肥大型心筋症では、R波高電位とともに、巨大陰性T波がよく形成されます。肥大した心尖部では、再分極が遅れます。他の部分は再分極を完了しており、cancelationを受けずに再分極ベクトル＝T波が、心尖部から心基部へ向かいます。これが、巨大陰性T波の成り立ちの説明のひとつです。びまん性肥大だと、再分極相はお互いに相殺されて、巨大陰性T波になりにくいのです。

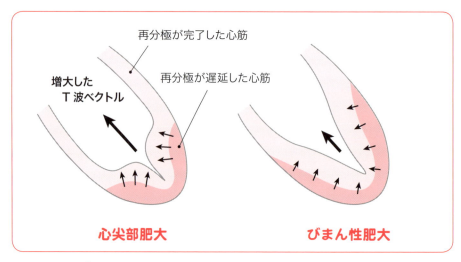

心肥大とT波ベクトルの関係 (Tamura A, et al : *Am Heart J* 123;1198, 1992 改変)

70代男性、安定状況の外来患者

 70代男性。今は安定状況で、外来管理中です。
この方の基礎疾患は何でしょうか？ 引き続きの検査は、何をしましょうか？

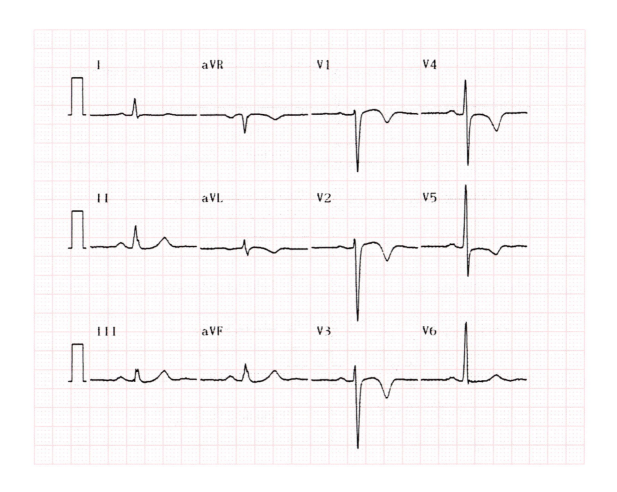

この患者さんは、ACS（急性冠症候群）で左前下行枝への緊急 PCI 後の安定期です。陳旧性の前壁中隔梗塞後の心電図、ということになります。

心電図所見で、Case 032 の肥大型心筋症の場合と異なるのは、

- 基本的に、左室肥大（左室の high voltage）がない。
- T 波の陰転部位が、主に $V_{1\sim4}$ である（V_5 もちょっと陰転ですが）。
- しかし r 波は、$V_{1\sim4}$ もしっかりある。

今回の陰性 T 波は、いわゆる **冠性 T 波** です。前下行枝領域の虚血心筋の反映ですので、$V_{1\sim4}$ で変化します。Case 032 は左室肥大の結果としての陰性 T なので、$V_{4\sim6}$ 主体で、しかも高電位です。

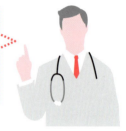

胸部誘導（$V_{1\sim4}$）での冠性 T 波は、前下行枝領域の虚血を示唆する。

小さいながらも r 波がしっかり残っているのは、残存心筋の反映で、PCI の成果でしょうか。これくらい心電図が良いと、左室機能もかなり良いと考えたいところです。

ところが、この症例では心室瘤を呈していました。心電図から左心機能は予測できません。これを心電図の限界ととらえないで下さい。心電図とは、そんなものなんです。定量性を求める方が無理というものなのです。

NOTE **冠性 T 波**：左右対称で幅が狭い陰性 T 波をいう。胸部誘導に出た場合は、前下行枝の虚血、肥大型心筋症（通常、高電位の R 波を伴う）を考える。巨大陰性 T 波になることも多い。ほかには、たこつぼ心筋症、肺塞栓でもみられる。なぜ左右対称の陰性 T 波になるのかは、まだわかっていない。

60代女性、駆出性収縮期雑音

  60代女性。外来管理中で、心不全発作はなく、不整脈発作もありません。Erb領域でLevine Ⅳ度の駆出性収縮期雑音（ESM；ejection systolic murmur）を聴取しました。BMIは22.5です。
心電図から、どのような基礎疾患を想定しますか？

Case 034

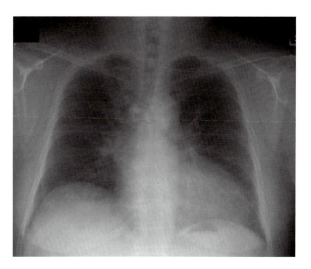

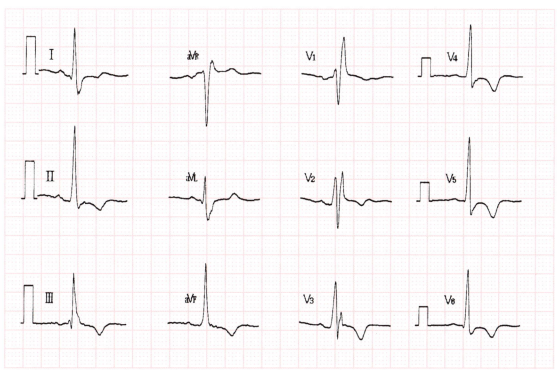

完全右脚ブロックを伴った著明な左室肥大の心電図です。駆出性雑音は、肥大型心筋症の流出路狭窄によるものですが、幸い臨床的イベントにはつながっていません。

心電図所見は、完全右脚ブロックを基礎に、著明な左室肥大と giant negative T（びっくりT波）です。完全右脚ブロックを除けば、Case 032 の心電図とほぼ同じですね。

この心電図は、スケールに注意しましょう。$V_{4\sim6}$ は、キャリブレーション（校正波）が 5.0mm＝1.0mV です。いわゆる 1/2 縮尺という状態です（1/4 縮尺の場合もあります）。R 波が画面から切れてしまうのを防ぐために、自動的に圧縮されています。気をつけないと、高電位がないと勘違いしてします。

> **心電図の自動キャリブレーションに騙されない！**

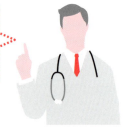

元波形と、1/2 縮尺の $V_{4\sim6}$ を比較したのが下の心電図です。
やはり、高電位や ST-T 変化のインパクトが違います。心電図診断は視覚的な印象にもとづく部分が多いので、キャリブレーションには気をつけて下さい。

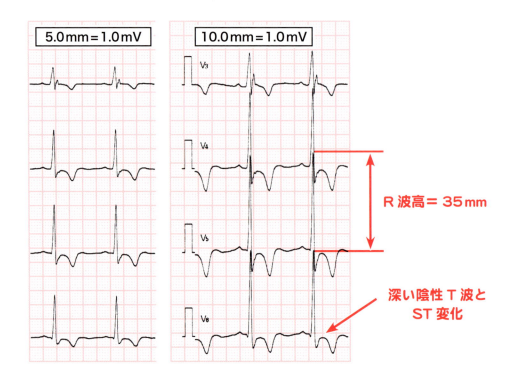

R 波高＝ 35mm

深い陰性 T 波と ST 変化

70代男性、安定状況の外来患者

 70代男性。認知症もあって、通院中の患者さんの心電図です。
この心電図から、過去の病態を推定して下さい。

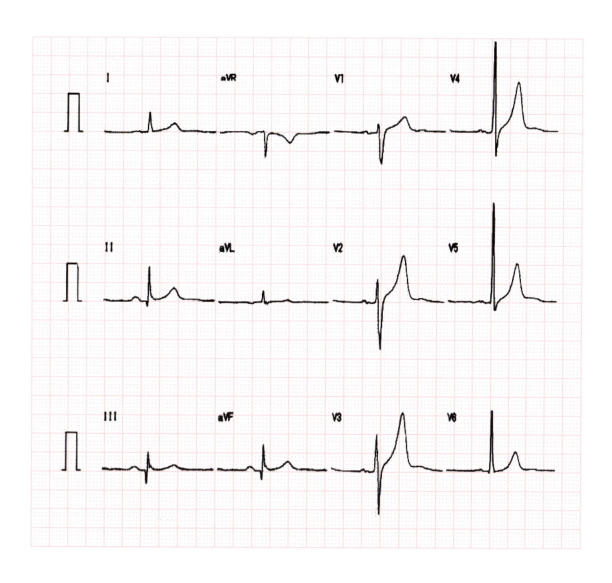

陳旧性の後壁梗塞の患者さんです。ACS 時に PCI を施行された既往があります。

心電図所見は、
- Ⅱ、Ⅲ、aVF に q 波を認める。ただし、小さな q 波は正常でも認める。Ⅲ誘導の q 波は深いが、幅はない。
- Ⅱ、Ⅲ、aVF に冠性 T 波は無く、下壁梗塞の所見とは言いがたい。
- $V_{2〜4}$ の T 波が高く尖っている。
  ➡ 後壁梗塞の冠性 T 波（ミラーイメージ）を疑わせる。
  ➡ 高カリウム血症も一応、除外診断に入る。
  ➡ 早期再分極？　若ければともかく、70 代だしね。
- $V_{1,2}$ の R/S 比が 1 以下なのは？
  ➡ V_1 の R/S 比が 1 に満たない後壁梗塞は、冠動脈造影で確認すれば沢山見つかります。V_1 の R/S 比はあんまり当てにしない方がいいと思います。

病歴から陳旧性後壁梗塞は間違いないのですが、心電図ではこのような形でしか表現されないこともあります。こういうときは、「心電図で疑って、エコーで確認」のパターンでよいと思います。

エコー所見は、
- 後壁の内膜側が輝度上昇を示している。
- 後壁の壁運動は低下している。
- 後壁の systolic thickning がほとんどない。

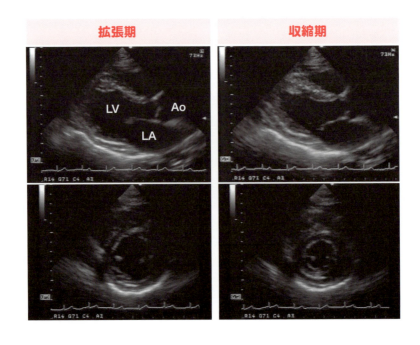

V_1 で R 波が高いとき、後壁梗塞の除外は？

V_1 で R 波が高かったら、何を考えましょうか？まずは、鑑別項目を挙げてみましょう。

- 右脚ブロック
- WPW 症候群（デルタ波の有無をチェック）
- 右室肥大（総合的に判断する）
- Normal variant（としかいえないのも多い）
- 肺塞栓での急性右心負荷
- 後壁梗塞

さて、ACS ならともかく、偶然 $V_{1\sim3}$ で高い R 波を見たときに、後壁梗塞を除外するのかが、気になります。高血圧・糖尿病で smoker の男性なんて場合には、第一に考えるでしょうが、何の徴候もない場合に、診断は慌てる必要はありません。

また、V_1 の R/S 比 > 1.0 を、後壁梗塞診断の金科玉条にしないで下さい。ACS に心カテをして、明らかに後壁梗塞の症例でも、遠隔期に V_1 の R/S 比が 1 以下の症例は多いんです。

$V_{1\sim3}$ と視野を拡げてパターンを見た方が、無難です。後壁の冠性 T を反映して、$V_{1\sim3}$ に陽性の尖り T 波があります。R/S 比 > 1.0 と陽性尖り T 波、この 2 つが揃わないと、積極的に後壁梗塞は疑いにくいです。

心エコーは、後壁の壁運動判定を得意とします。いつもの傍胸壁左室長軸断面を出せば良いだけです。左室短軸断面では、4 時〜8 時方向くらいに壁運動低下があります。まとめると、後下壁の心エコー所見は、

- Systolic thickening が減少・消失している。
- 中隔が代償性に hyperkinetic に動く。
- 動いても、横方向へのずり運動にすぎない。

となります。

V_1 の R 波が高くて、WPW 症候群のデルタ波がなければ、とにかく心エコーで評価して下さい。後壁梗塞はエコーの得意とするところです。さらに、新鮮な後壁梗塞の場合は、右室梗塞が発生していないか、留意すべきですね。

右室肥大は、胸部レントゲンと心エコーまで含めないと、その存在がよくわからないときがあります。どうしても説明できないときは、normal varient です。気にしないで下さい。

80代女性、慢性心不全

Q ERの受付で心肺停止になってしまい、ドタバタ治療をした末、なんとか外来管理にまでなりました。BNPは常に1000 pg/mℓ超えで、「箸より重い物を持たないでね」と毎回言うのですが、その後も庭石を動かしたりしては心不全発作を起こして、緊急搬送されてきます。

安定期の心電図から、疾患名を診断して下さい。

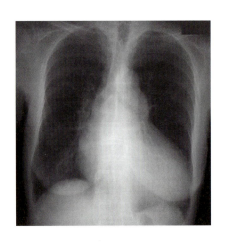

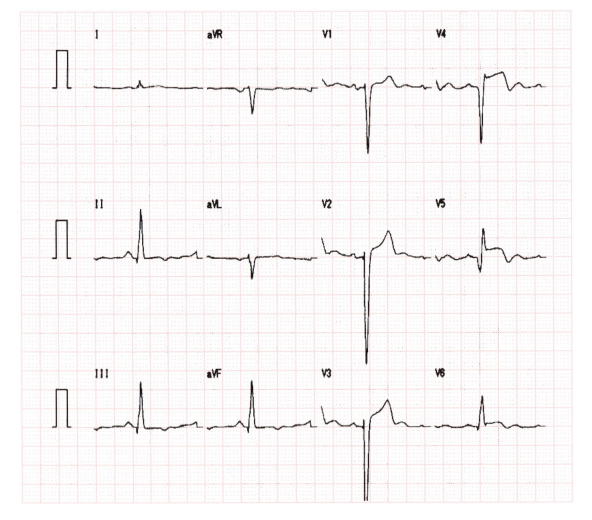

広範囲前壁梗塞による慢性心不全状態でしたが、外来管理しつつ、なんとか持ちこたえました。最後はほぼ自然死でした。心電図を見てみましょう。

- $V_{1～4}$ は、**QS pattern + small r wave**（残存心筋の反映）
  ➡ これが納得できないと、虚血は読めません。
- **RRWP**（reversed R wave progression）を示し、虚血の可能性がとても高い。
  ➡ $V_{1～3}$ であった r wave が、$V_{4～5}$ で消失していることを言っています。
- $V_{2～5}$ の明らかな ST 上昇は、心室瘤を強く示唆する。
- 肢誘導も、かなりくたびれています。

これで心不全を反復しているのですから、低左心機能は容易に予想されます。もちろん、Ⅳ音がよく聞こえました。

病歴から ACS 後の広範囲前壁梗塞は間違いありませんが、心電図ではこのような形でしか表現されないこともあります。エコーで確定しましょう。

> **虚血心の重症度は、心エコー &
> 患者さんの症状と相談する。**

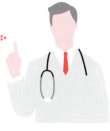

心エコーでは、心尖部に巨大な心室瘤を認めます。リモデリングも進み、左室内腔は拡大し、壁運動は全体的に低下しています。

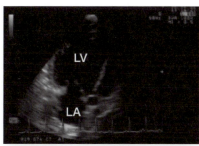
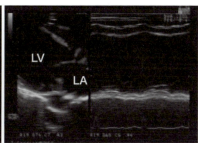
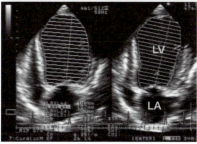

Simpson EF = 26.1%

Case 037

無症状の小学生

 小学生女児の心電図です。自覚症状は特にありません。
調律は何でしょう？ これ以上の循環器的検索は必要ですか？

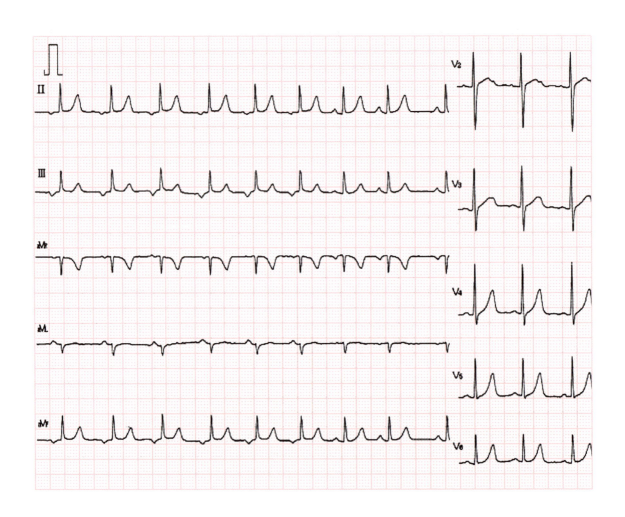

肢誘導の最初から6拍目までのP波に注目して下さい。
- Ⅱ、Ⅲ、aVFのP波が、陰転化しています。
- aVRのP波が、やや陽転化しています（正確には二相性）。
- aVLでは、陽性P波です。左房側からの興奮ではないようです。

これは、心房の下側から上側に向かって興奮が伝導していることを意味します。異所性上室性調律の症例です。だいたい冠状静脈洞のあたりから発火していると理解すればいいでしょう（coronary sinus rhythm）。

この異所性心房調律がどこから起きているのか、調べた論文があります。冠状静脈洞口付近や下大静脈移行部の右房に迷入したペースメーカー細胞が存在する場合を、**下部心房調律**といいます。小児で、この異所性調律が固定化して続く場合には、左上大静脈遺残や下大静脈欠損などの大静脈の先天性異常を伴うこともある、とあります。見たことないですけど。

この心電図では、異所性調律は一過性に消失しています。偶然の記録です。
自覚症状はまず存在せず、基本的に経過観察（放置）で大丈夫です。

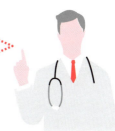

心房のどこで調律しても、心室内伝導は変化しないので大丈夫。

と、思うことに、私はしております。

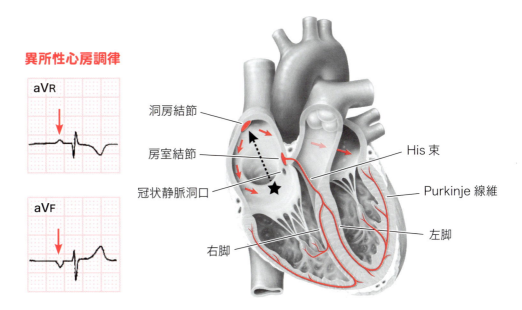

異所性心房調律

Case 038

40代男性、突然の心窩部痛・冷汗

Q 40代男性、突然の心窩部痛・冷汗で搬入されました。
ER搬入直後の心電図を提示します。診断とともに、今後の経時的変化を予想して下さい。

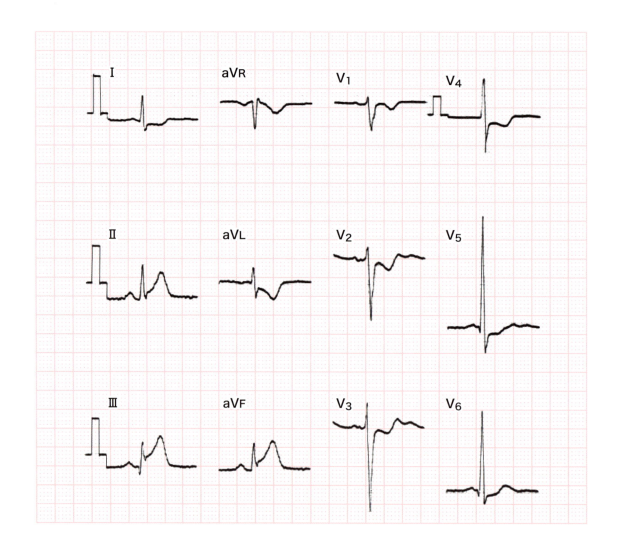

急性心筋梗塞（下後壁）の典型的症例で、すぐに PCI を行いました。

- Ⅱ、Ⅲ、aVF で ST 上昇、aVL でミラーイメージとしての ST 低下があります。
  ➡ **この鏡面変化は、ACS では必ずといっていいほど出現します。**
  ➡ 鏡面変化では、ST 上昇した部分が主病変です。
- V₂〜₄ で ST 低下あり。これも Ⅱ、Ⅲ、aVF のミラーイメージでしょう。
- 残った Ⅰ、V₅, ₆ も変化はあります。

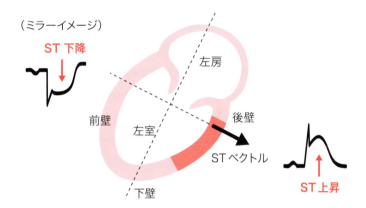

素直に下後壁の ACS と考え、心エコーで確認します。その際、右心系の拡大がないか評価します。右室梗塞の有無（血行動態が右心不全として問題を起こしていないか）をチェックするわけです。

慣れないと、全誘導が揺らいでいる心電図はわかりにくいかもしれません。また、胸部誘導で ST が大きく低下するときは、左冠動脈主幹部に近い病変のこともあるので要注意です。その場合は、広範囲前壁梗塞としての壁運動障害ですので、鑑別は心エコーで簡単です。

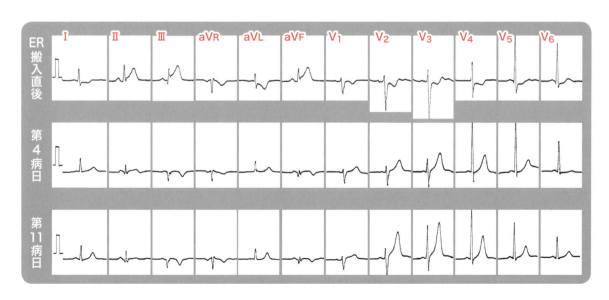

第4病日の心電図では、
- ST変化は落ち着いてきました。
- Ⅱ、Ⅲ、aVFのT波は陰転。Ⅲ、aVFはほぼQSパターン。心電図上の下壁梗塞完成のパターンです。
- V₂〜₄のST低下が無くなり、T波がちょっと高いか。

第11病日の心電図は、Case 035の胸部誘導とほぼ同じですね。
- Ⅱ、Ⅲ、aVFの冠性T波が消失しています。
- aVFにr波が回復しつつあります。
- V₂〜₄のT波が、尖って高くなりました。後壁の冠性T波です。もちろん高K血症はありません。
- V₁, ₂のR/S比は、1以下です。当院の後壁梗塞は、少なくともV₁ではR/S比1以下のことが多いです。

これらを経時的に並べると、次のようになります。完成形の心電図（第11病日）から、急性期心電図を想起できるようになって下さい。

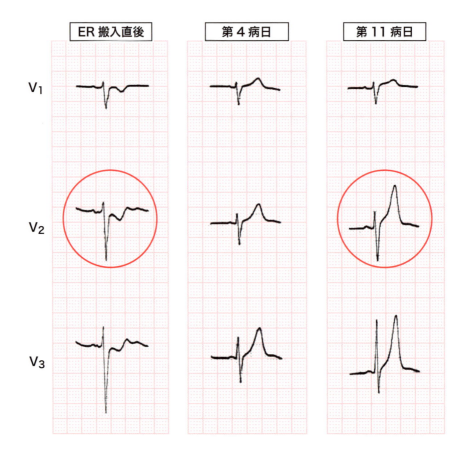

50代男性、労作時の呼吸苦

50代男性。労作時の呼吸苦で受診。それまで診断がついていません。

心電図と胸部レントゲンから、疾患名・病態を推定して下さい。

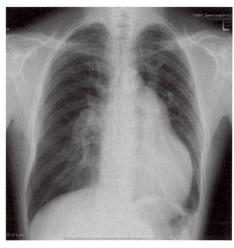

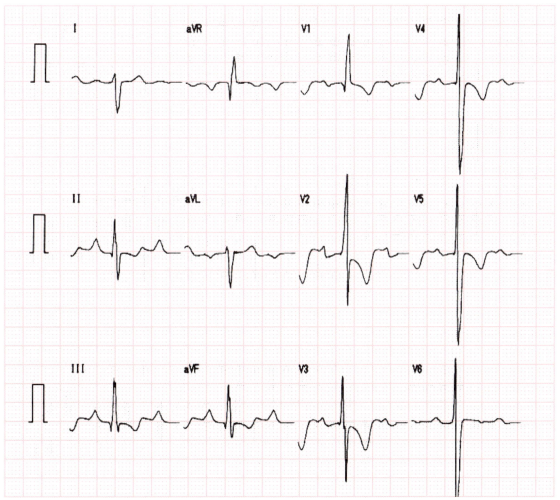

答えは、ASD（心房中隔欠損）です。今の時代に成人期まで見逃されることは少ないのですが、成人になるまで何の問題も生じないことがたまにあります。

胸部レントゲンでは、左第2弓（肺動脈）の突出が目立ちます。第4弓も、なんか丸い形です（右室拡大のためです）。

心電図はどうでしょうか。
- P 波を読み過ぎないのが私のやり方ですが、これはあまりにも尖っています。Ⅱ、Ⅲ、aVF で顕著です。よく見ると、前半部分（右房成分）です。
- 右軸偏位が著明。
- V_1 から V_6 まで、R 波が高い。
- 特に V_1 では R/S ≫ 1 で、V_3 くらいで R = S になります。いつもと逆。
- S 波が、$V_{4~6}$ でとても深い !!
- ストレイン型の ST-T 変化（陰性）が、$V_{1~3}$ で強い。

右室肥大と考えると、すべてが理解できます。右室の表面に置かれている $V_{1, 2}$ では、（左室肥大のような）右室肥大の所見です。右室の拡大により、移行帯は時計方向に大きく回っています。$V_{5, 6}$ の深い S 波は、右室肥大の影響です（その逆に、左室肥大では $V_{1, 2}$ に深い S 波ができます）。

この心電図所見に肺動脈弓の拡大を添えると、圧負荷よりも容量負荷を考えます。この手の心電図は、最初なかなか理解しづらいですが、ある程度数を見ていくと、「これは肺高血圧の時間の経ったやつだな」と思えるようになります。

正解は、心エコーに任せます。心電図でもある程度は推定できますが、エコーを当てれば1分くらいで正解を得られます（注：複雑な先天性心奇形は、手練れでないとすぐには解読できません。もちろん、心電図だけでもわかりません）。

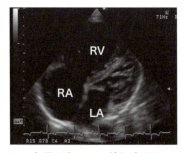

コントラストエコー法によるシャント血流の証明 心尖部四腔断面：右心系が拡大しています。

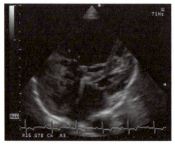

RA にコントラスト剤が入りました。左→右シャントで、negative jet が認められます。

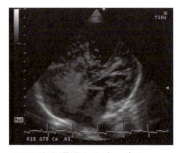

ASD 孔を通過した右→左シャントで、左心系にコントラスト剤が入っています。

70代女性、動悸発作

Case 040

 70代女性。動悸発作で受診しました。血圧は保たれ、意識は清明です。坐位も保持可能です。心拍数は 160 bpm くらい。ER にて加療中です。

心電図を診断し、治療方法を選択して下さい。

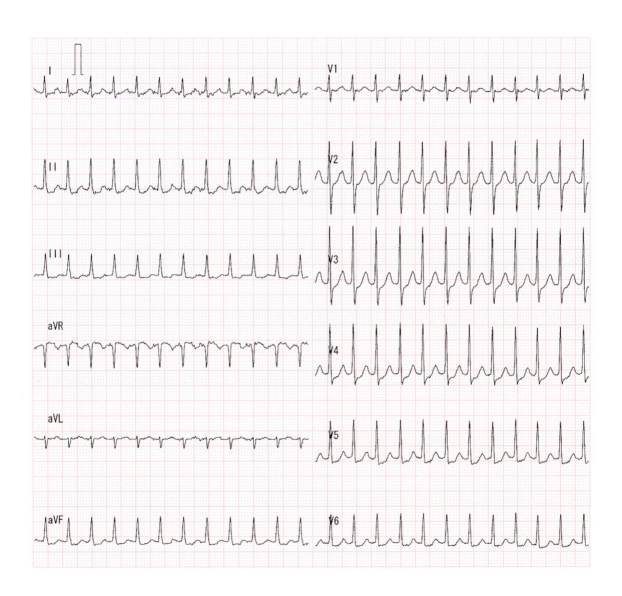

血行動態はまずまず落ち着いており、DCを急ぐ必要はなさそうです。

心電図を見てみましょう。
- narrow QRS tachycardia。心室頻拍は否定的です。
- RR間隔はどうみても整で、心房細動の頻拍ではなさそう。pseudo VT（偽性心室頻拍）もなし。
- F（flutter）波はなさそう。2：1伝導の心房粗動も否定的です。
- 逆行性P波はありかも？

PSVT（発作性上室性頻拍）で、**AVNRT**（房室結節リエントリー頻拍）と判断しました。PSVTでは、20代の女性でも、これくらいのST低下を示します（虚血ではありません）。

バイタルサインは安定しているため、薬物治療を行いました。勝負の速い、ATP静注（one shot）です。十数秒ですが、迷走神経の過緊張で患者さんは無茶しんどくなるので、よくケアして下さい。

ATP注入時のモニター心電図を提示します。
- ATPで治ったから、おそらくリエントリー型のPSVTであった。
- 心房粗動ならば、このときにflutter波がはっきりする。
- 洞性頻脈であれば、すぐに再度頻拍化する。
- 頻拍が治らないからPSVTでない、とは言えない。

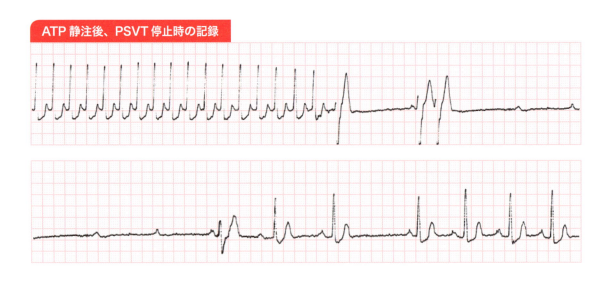

ATP静注後、PSVT停止時の記録

80代男性、ICD植え込み患者

  以前、頻回の動悸発作を起こし、ICD植え込みとなった患者さんです。一時はベラパミルとアプリンジンを服用。VT（心室頻拍）発作は減りましたが、腱索断裂による三尖弁逸脱を契機としてVTコントロール困難となり、ICD装着となりました。現在は動悸発作自体がかなり減っており、ICDの作動もまれです。

VT発生の原因疾患を推定して下さい。

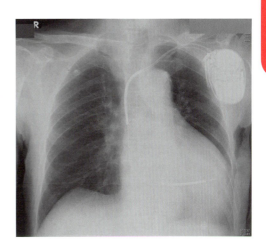

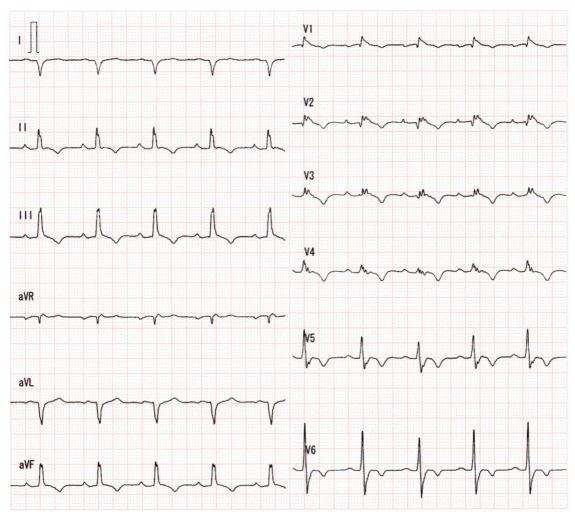

答えは、ARVC（arrhythmogenic right ventricular cardiomyopathy；不整脈原性右室心筋症）です。以前は、ARVD（ARV dysplasia）と呼ばれていました。

右室主体の心筋症です。右室の心筋が、まだら状に脂肪変性をきたします。心エコーで見ると、複数個の小さな右室・心室瘤が認められたりします。

ARVCでは右室が拡張型心筋症となり、ポンプ不全で大変なことになる…わけではありません。変性部位が不整脈の発生源となり、心室頻拍などが起きます。多源性であり、アブカテで焼き切るわけにもいかず、ICDの出番となります。

さて、前ページの心電図をどう見るべきでしょうか？

【研修医A】 なんか全体的におかしくねぇ？　この心電図。

【研修医B】 一応、洞調律だね。

【研修医A】 いままで見たことないパターンだよ。

【研修医B】 右脚ブロックみたいに見える。

【研修医A】 V_1なんか、BrugadaのCoved型みたい。

【研修医B】 強烈な右軸偏位だし。（aVRのP波は陰性で、電極付け間違えなし）

【研修医A】 ギザギザなQRS〜notchが多い。

【研修医B】 T波も全部陰転化している。心筋障害が大きい。

【研修医A】 なんか、右心系が主におかしいのかなあ。

この心電図で、ARVCと確定できるわけではありません。慣れた方なら、ピンとくるかもしれませんが。

見たこともない心電図でも、何が起きているか、ある程度推定はできます。それによって、次に何をするべきかを決めていきます。右心系の問題であることは、心エコーでわかります。

この患者さんが以前、心室頻拍を起こしたときの心電図を提示します。
心室頻拍の出現があることで、ARVCと診断されるわけです。

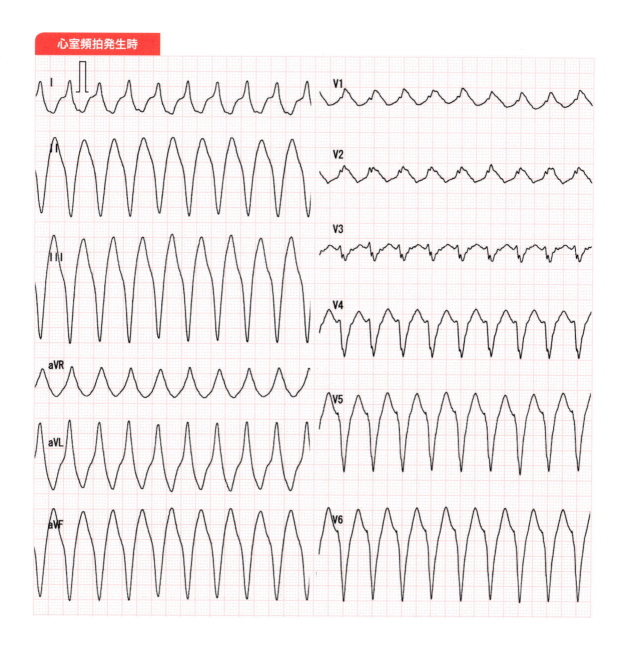

Case 042

無症状の70代女性

 70代女性。特に症状はありません。たまたま心電図をとったら、こんな記録をしてしまいました。動悸・失神・眼前暗黒感などの病歴はありません。親族の突然死もありません。

この病歴と年齢で、このあと、どう対処すべきでしょうか？

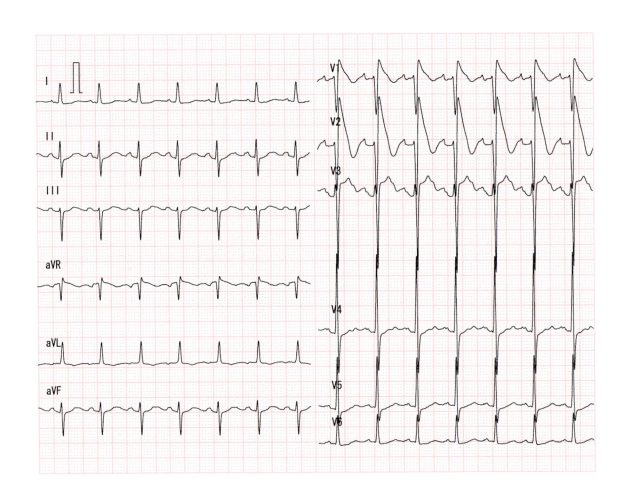

Brugada型心電図です。症状がありませんので、Brugada症候群とは言えません。**Coved型**のV₁, ₂の波形であり、一番あぶないパターンです。見て見ぬふりは、ちょっとできません。

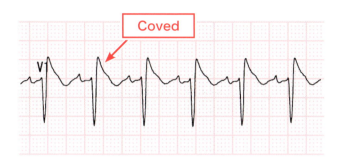

男性では、40代まで無症状で過ぎれば、まず不整脈発作は起きないそうです。健診では、1,000人あたり2～3人にBrugada型心電図が見つかります。Coved型でない場合に限り、無症状かつ家族歴で突然死がなければ、経過観察が普通です。

女性では、男性より少ないのですが、失神・突然死のリスクは中年期でもあるようです。でも、70代まで何もイベントがなくて、たまたま見つけてしまったCoved型のこの患者さんは、経過観察としました。

なぜ、こんな波形になるのかの説明は、正直頭が痛くなります。右室心筋の内膜側と外膜側の電気的興奮のバランスが悪くなり、結果、STの変てこな上昇となります。この不安定さが、心室頻拍、心室細動を誘発します。

ピンポイントのfocusではないので、カテーテルアブレーションは適応になりません。薬剤も無効です。治療はICD植え込みだけです。

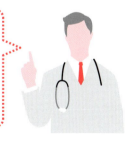

経過観察のみかどうか、悩んだら、日循ガイドラインを見る。（または不整脈専門医に丸投げ）

3ヵ月後と1年後の心電図を提示します。
Saddleback 型からほぼ正常化へと、変化しています。経時的に良くなったのではないでしょう。たまたま、その日はそうだっただけだと思います。

Brugada 症候群という概念がなかった頃、睡眠中に突然死する原因不明の病気を、日本では「ぽっくり病」というユニークな名称を与えていました。大半はこれだったはずです。

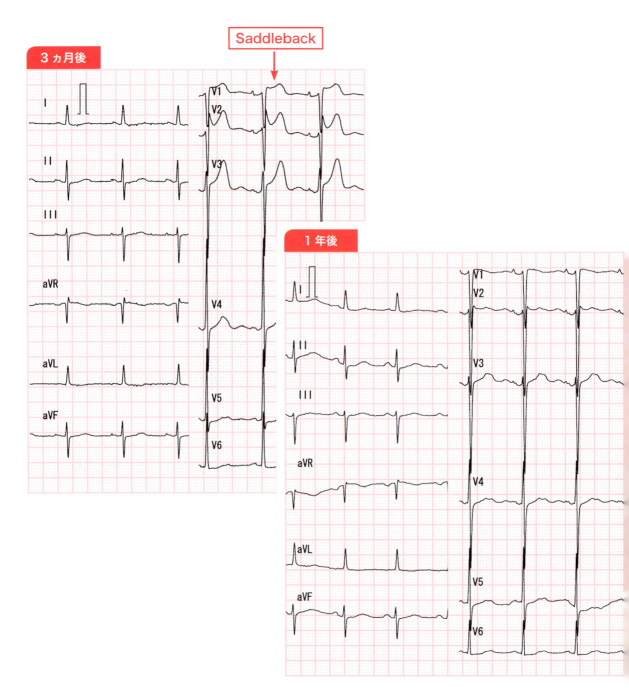

Column

Brugada 型心電図に出会ってしまったら…

Brugada 型心電図を見ると、いつも困ってしまいます。さて、どうしたものか……と。

突然死の家族歴がなく、本人や同居人からいくら聴取しても、心肺停止、失神、blackout などの病歴がなければ、基本的に経過観察で良いはずです。

特に男性では 1,000 人に数人が持っている心電図波形です。すべての方に ICD 植え込みを行うわけにはいきません。

でも、事はそう単純ではありません。

下の心電図は、心肺停止で搬入された 30 代男性の心室細動で、DC 施行から ICU 管理を経て、幸い ADL 自立を確保された患者さんです（紹介先で ICD 植え込みが行われました）。

ER で蘇生直後から連日の心電図を見ると、$V_{1,2}$ で ST-T が揺らいでいます。パターンは、Brugada 型心電図です。もし、これが無症状・家族歴無しで出会った心電図ならば、きっと経過観察にしていたと思います。

この患者さんは、12 誘導心電図では上記のような軽度～中等度の ST 変化（$V_{1,2}$）しかありません。しかし、モニター上ではいろいろな変化を示していたようです。Brugada では、心電図上の ST 変化は経時的に大きく変化するといわれます。

Brugada 症候群では、ICD 植え込み以外の治療は基本的に存在しません。予防薬はありません。ICD 手術か否か……医師が迷うのも当然です。

Brugada 型心電図に出会って悩んだら、不整脈専門医に紹介しましょう。なお、日本の公式見解を学びたい方は、日本循環器学会のガイドラインを参照して下さい。

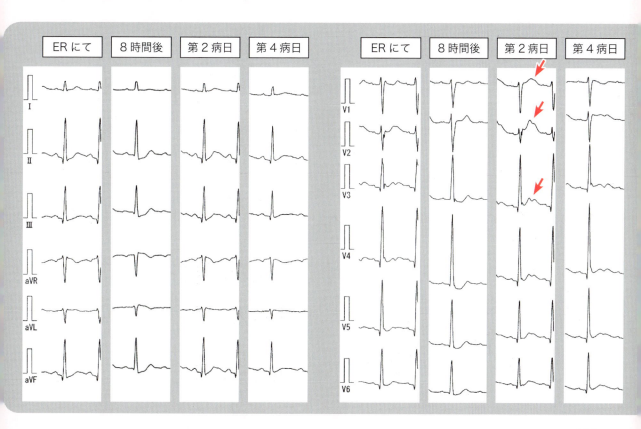

80代男性、収縮期雑音

 80代男性。慢性心不全。Erb領域にLevine Ⅳ度の駆出性収縮期雑音を認めます。頸動脈にも収縮期雑音とthrillを触れます。

心電図と胸部レントゲンから疾患を推定して下さい。

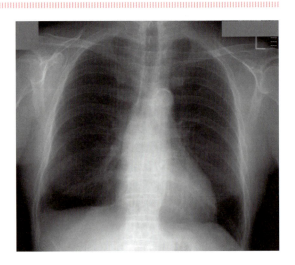

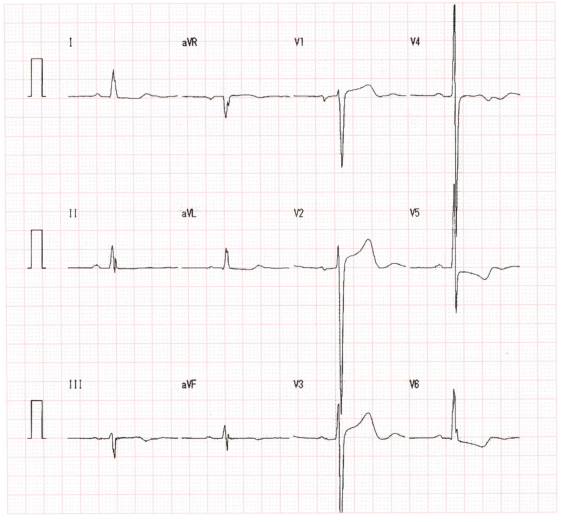

答えは、AS（大動脈弁狭窄）です。心電図を見てみると、
- 洞調律
- 素直に、著明な左室肥大と読みます。
- 高電位
- $V_{5,6}$ の ST 低下は、ストレイン型です。
- $V_{1,2}$ の ST 上昇は、$V_{5,6}$ の ST 低下のミラーイメージでしょう。
- Ⅰ、aVL でもストレイン型 ST 低下を認めます（肥大の範囲が広い）。

何らかの、著明な左室肥大を起こす疾患があるはずです。
- 大動脈弁の問題（大動脈弁狭窄 or 大動脈弁逆流）
- 高血圧による臓器障害 stage
- 肥大型心筋症

収縮期雑音があることから、大動脈弁疾患が考えやすいですね。頸動脈でも聴取されたら、さらに疑いが強くなります。

> 左室肥大＋収縮期雑音は、心エコーで AS も探せ！

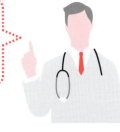

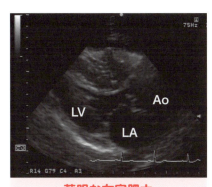

著明な左室肥大

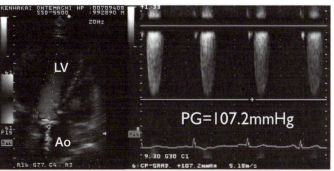

LV-Ao の圧較差は 107mmHg

NOTE 心雑音が収縮期である確認は、頸動脈を聴診時に触診することでわかります。波動を感じる時相が、収縮期です。橈骨動脈触知では時相差があり、心房細動時などは迷ってしまいます。呼吸音で心雑音が聴取しにくいときは、右鎖骨に聴診器を当てて下さい。大動脈弁狭窄の音がよく聞こえますよ。

70代女性、徐脈

 70代女性の徐脈です。心電図を診断して下さい。
古い症例ですが、12誘導心電図の意義は今も変わりません。

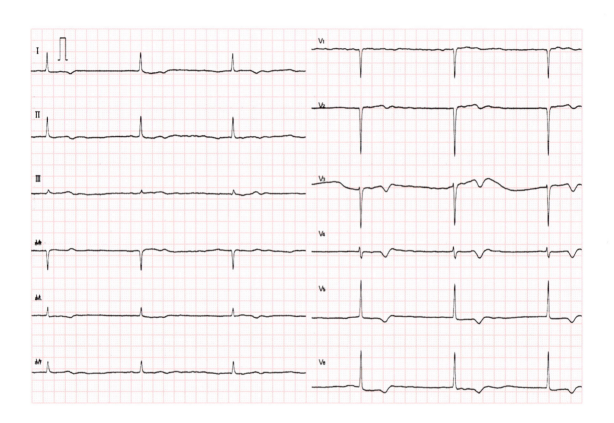

慢性心房細動の症例で、完全房室ブロックが出現しています。昭和の頃の症例です。この患者さんはリウマチ性連合弁膜症で、ジゴキシンを使用されていました。中毒というほどの血中濃度ではありませんでした。潜在的な伝導障害もあったのだと思います。

この心電図では QRS 幅は広くなく、比較的心室の高位（His 束レベル）のリズムと考えられます。一時ペーシングを意識しながら、補液しつつ利尿を図るしかありません。透析は無効です。米国ではジギタリス抗体の投与で、すぐに中和できます。

信じられないでしょうが、ジギタリスは心拍数調節の目的で使用されていました。当然、血中濃度も高めにコントロールしました。トラフ値で 2.0 ± 0.2 ng/mℓ くらいでした。トラフ値 2.6 ng/mℓ は、すでに中毒域とされます。

当時、ジゴキシンの中心用量は 0.25 mg/day でした。しかも、2.0 ng/mℓ を目指したのですから、問題が生じやすかったのです。DIG study で「1.0 ng/mℓ 以上は死亡率が増える可能性大」となって、中心用量が 0.125 mg/day となりました。中毒症例が減った理由です。

もし腎機能障害が出現し始めたら、ジゴキシンをどう減量するのか？ いやいや、あぶない橋を渡らずに、投与中止して下さい。

拡大すると、振幅の小さい f 波がよく見えます。慢性心房細動の f 波は、弱々しいことが多いんです。flat のこともあります。

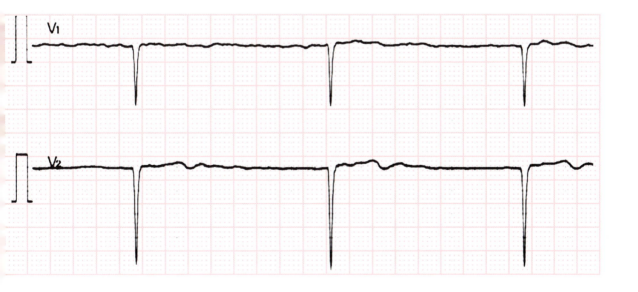

Case 045

60代男性、ホルター心電図の異常

  60代男性。ACSで入院。ご家族も無く、意思疎通もできない、精神病院からの紹介患者さんです。亜急性期に入るも、経管栄養・全介助の状態です。

ホルター心電図の解析波形を見て、びっくりしました。
いったい何が起きているのでしょうか？

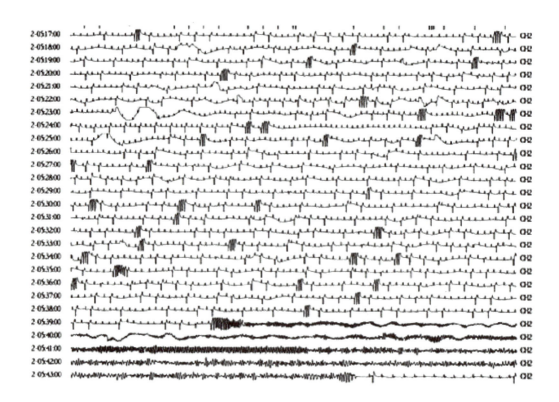

深夜のホルター記録です。当時は、病棟モニターに不整脈記録機能がついていませんでした。

- short run が多発して、かなりあぶない状況です（上記の社会的背景より、PCI は施行しておりません）。
- 突然、VT（心室頻拍）が出現しています。
- 次第に、波形に力がなくなり、Vf（心室細動）化してきました。
- もうあかん！という状況になりつつある VT 発生 4 分後に、突然、洞調律に戻りました。

これだけ続いた VT ➡ Vf が洞調律に自然復帰したのは初めての経験で、その後もありません。

拡大波形を提示します。次第に波形に元気がなくなり、Vf 化します。ところが、突然、洞調律に戻ります。この間、治療手技は何も加わっておりません。ホルター解析で、初めて気付いたのです。こういう症例もあるのですね。

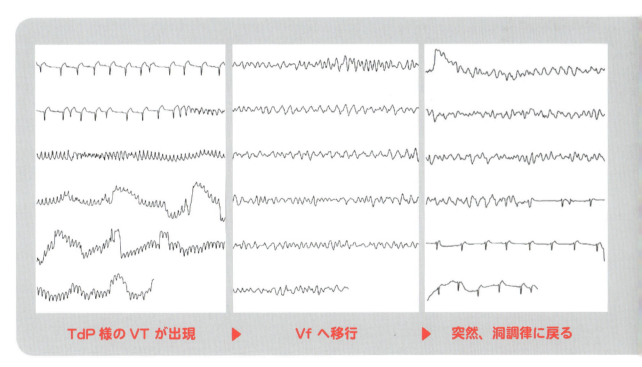

TdP 様の VT が出現 ▶ Vf へ移行 ▶ 突然、洞調律に戻る

Case 046 80代女性、入院中に突然の失神

 大腸憩室炎で入院中の80代女性。朝9時頃、病室で倒れました。突然の失神です。near CPAで、すぐに蘇生処置が行われました。モニターをつないで頻脈発作を確認し、対応を準備中に洞調律へ戻りました。この間、数分でした。

モニター波形

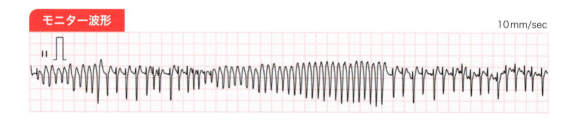

すぐに、初回の12誘導心電図が記録されました。

初回の心電図

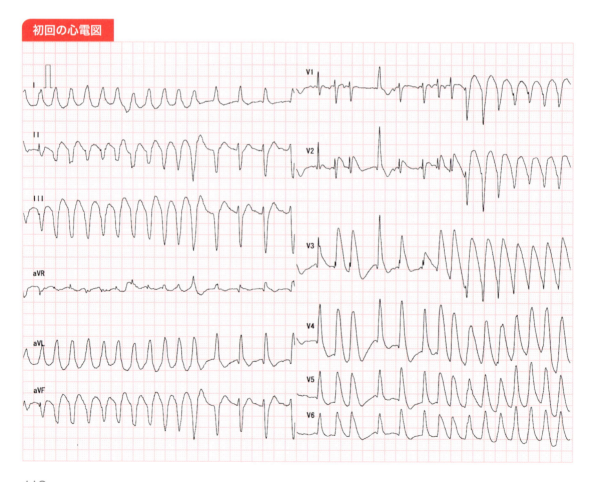

不整脈発作が落ち着いたところで、再度、12誘導心電図を記録しました。初回の心電図測定から5分後です。

この間、何が起きたのでしょうか？

5分後の心電図

入院中の朝、突然の失神、もちろん ACS（急性冠症候群）です。
- 発症直後に心室頻拍になっていますが、自然停止しています。TdP 様ですね。
- 胸部誘導 $V_{1\sim6}$ と aVL で、ST 上昇を認めます。V_3 は box 型です。
- 超急性期は tall T を示すのが有名ですが、こんな風なことも多いんです。LAD（左前下行枝）の支配領域が大きいと、側壁誘導も変化します。

すぐに PCI が施行され、LAD #7 の完全閉塞が解除されました。

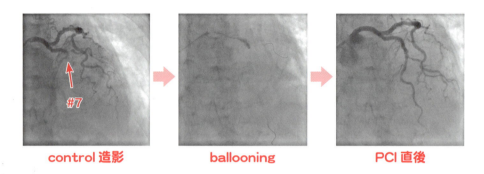

PCI 直後（発症 90 分後）の心電図では、ST 変化が改善し、T 波の陰転が始まっています。R 波が、まだ胸部誘導で残っています。

発症 14 日目の心電図では、$V_{1\sim4}$ で R 波がほぼ無くなっています。
発症 24 日目の心電図では、胸部誘導での R 波が回復してきました。T 波の陰転化も穏やかになりつつあります。PCI の効果がゆっくりと現れていますね。

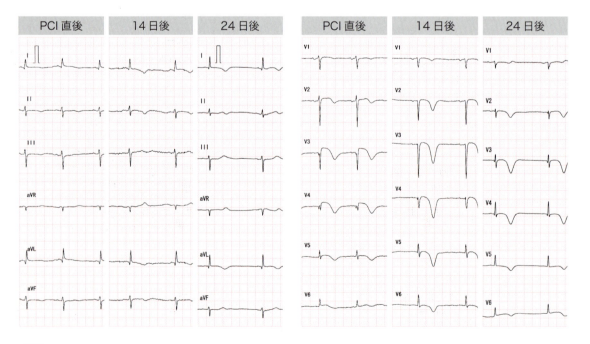

Column

虚血の心電図を感じ取る

心電図が一番役に立つのは、不整脈診断を除けば、急性虚血＝ACS です。典型的所見があれば、すぐに治療に進むことができます。症状よりも、理学的所見よりも、心エコーよりも、血液検査よりも、その有効性は圧倒的です。

もちろん判定に悩む症例も沢山ありますが、私が言っているのは、「典型的な ACS の心電図所見」を持つ場合です。そして、これが典型的所見だと瞬時に決めつけられるようになるには、多くの典型例を見て、体感しておくことです。

Case 046 の症例は、心肺停止で始まりました。除外診断の一番に、ACS を挙げねばなりません。

- 突然の発症
- 不整脈発作（心室頻拍）
- ACS が発症してもおかしくない高齢者
- 胸部誘導で ST の典型的上昇所見

採血（トロポニン）や心エコー（壁運動）は、この症例では補助的所見です。冠血流の絶対的低下の原因が大動脈解離でないかは、念のため、心エコー時に評価されるべきです。

これらと同時に、循環器科にコンサルトして、緊急心カテの準備が始まります。LAD #7 の閉塞で、緊急の PCI が行われ、成功しています。

心電図の Q 波は、「**電気的に心筋が静止している**」状況を表します。心筋壊死で二度と活動できない場合もあります（ACS ではこれが最も多い）。

でも、一時的に電気的活動ができないだけで、経時的に回復する場合もあります。PCI で早期に心筋虚血を救済する現代では、Q 波＝心筋壊死と決めつけず、経過観察が必要です。Case 046 の急性期胸部誘導の経時的変化を提示します。

なお、電極の貼付場所のちょっとした違いが、見かけ上の Q 波の出現／消失を生むことがあるので、要注意です。

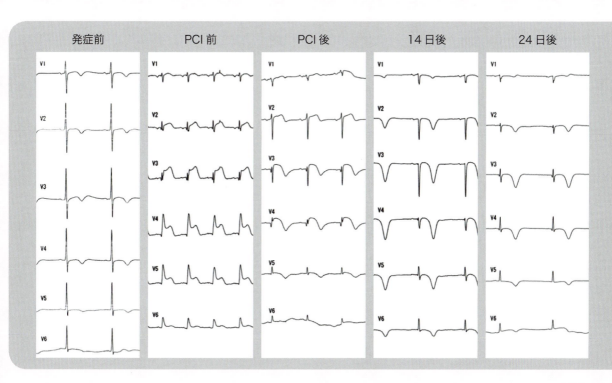

Case 047

50代男性、胸部不快発作

Q 50代男性。胸部不快発作でERへ来られました。過去に心血管病（脳卒中・心筋梗塞）を発症しています。左不全片麻痺がありますが、ADLは自立しています。

心電図所見と、主たる病態（わかりやすく責任冠動脈！）を推定して下さい。

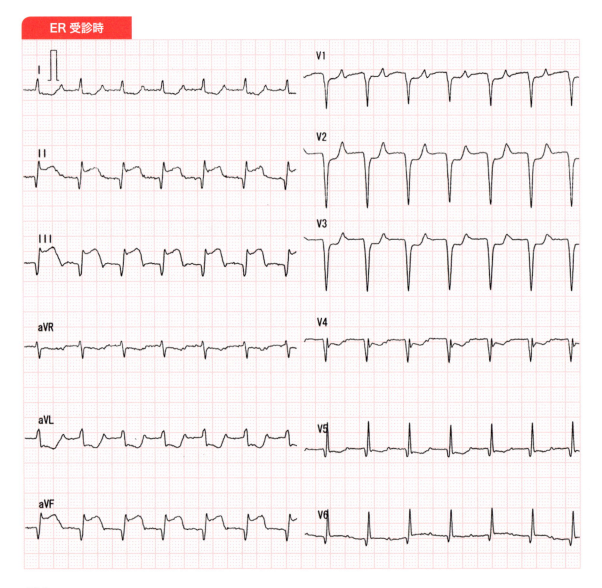

ER 受診時

ER受診時の心電図を分析してみましょう。

- Ⅱ、Ⅲ、aVFでのST上昇と異常Q波の出現が、主たる変化でしょう。
- V₁〜₃とⅠ誘導でST低下あり。後壁の新鮮梗塞のミラーイメージを含む。
- aVLでの著明なST低下は、下壁のST低下のミラーイメージです（下壁の新鮮梗塞では必発）。

側壁でのST上昇はなく、素直にRCA（右冠動脈）のACSと考えたいところです。V₁〜₄のQSパターン、V₄の異常Q波は、陳旧性心筋梗塞によるものと考えます。

緊急冠動脈造影を行ったところ、LAD（左前下行枝）#6は90％狭窄、RCA #2は完全閉塞でした。

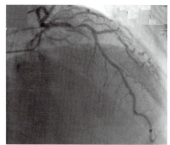 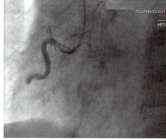 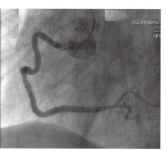

LAD #6　90％狭窄　　　**RCA #2　完全閉塞**　　　**PCI後**

活きの良いST-T変化のⅡ、Ⅲ、aVFを、今回の病変の主座と考え、RCAへの緊急PCIを行いました。後日、LADへのPCIも施行しています。

このように、2回目のACSの場合には、判断が慎重にならないといけない場合があります。今回は心電図のおかげで責任病巣を特定できました。でも、病変がRCA & LCX（左回旋枝）の場合には、どちらが責任病巣かわからずにトホホとなることもあるんですよ。

心筋梗塞後の心電図の自然経過（今井逸雄・木村剛：Heart View 15 (13); 1187, 2011)

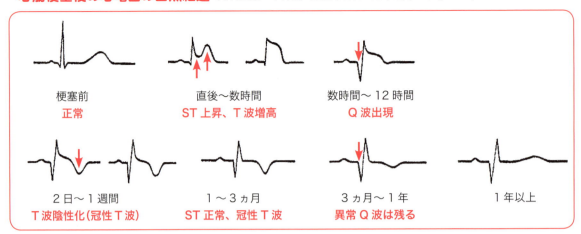

発症翌日の心電図です。下壁は、急性期を過ぎた梗塞の典型的所見となりました。
前壁は、大きな陳旧性梗塞の所見です。V₅,₆ にしっかりした Q 波が出現しています。

発症翌日

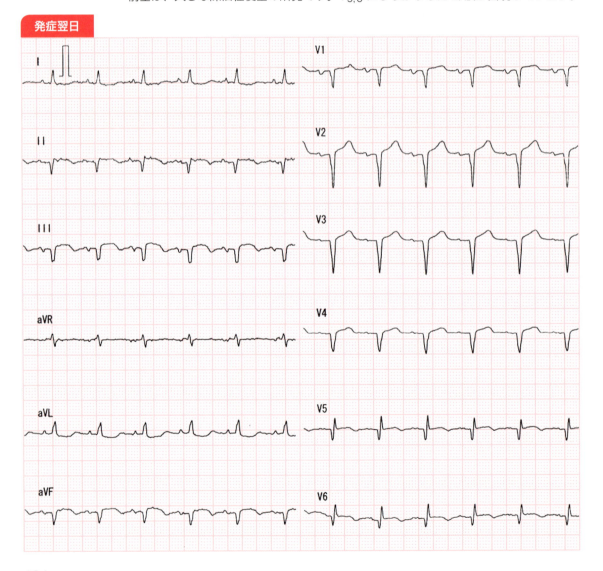

70代男性、早朝の胸部不快感

Case 048

Q 70代男性。脂質異常症を指摘されるも、治療は受けていませんでした。忘年会で深酒した翌朝、午前5:30ごろ胸部不快感で目覚め、タクシーでERを受診。バイタルサインは安定しており、意識清明です。

心電図所見をていねいにpick upして、診断して下さい。

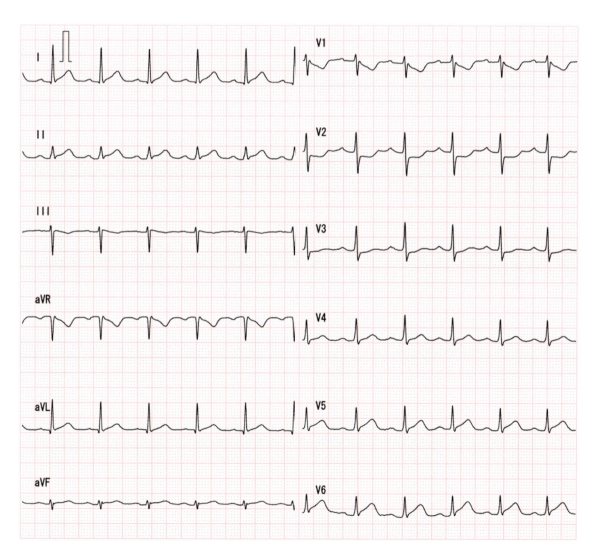

LCX（左回旋枝）#13 完全閉塞の症例です。すぐに PCI を行い、血行再建に成功しました。LCX の ACS は、心電図でちょっとわかりにくいことが多いんです。この症例でも、

- ST 低下が、$V_{1,2}$ にある（後壁梗塞の所見：fresh）
- ST 上昇は、$V_{5,6}$、Ⅰ、Ⅱ誘導にある（側壁梗塞の所見：fresh）
- 房室ブロックがなく、また徐脈もない（刺激伝導系の障害なし ➡ RCA らしくない）
- Ⅱ誘導の変化が、Ⅲ誘導より大きい（LCX を示唆します）

が主たる変化です。$V_{1,2}$ と $V_{5,6}$ が鏡面像のような関係です。

側壁の下側を支配する LCX の障害と考えると、ST-T が変化する場所の分布が理解できます。慣れると難しくはありませんが、LCX の ACS は数が多くないので、初見だと戸惑うかもしれません。

また、壁運動障害の部分が少ないため、心エコーを見慣れないうちは、狭い壁運動障害を自信を持って指摘しきれないかも。

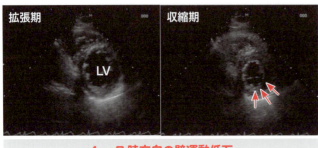

4〜7時方向の壁運動低下

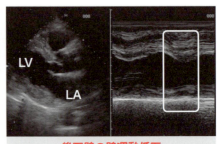

後下壁の壁運動低下
中隔の代償性過大運動

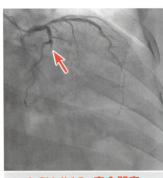

LCX #13 完全閉塞

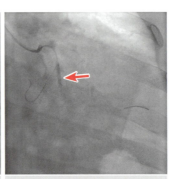

ballooning

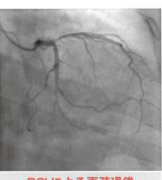

PCI による再疎通後

こういうときには、経時変化を1時間毎に心電図で追うのも一手です。でも、ACSの場合はPCIを行うべきかをすぐに決断しなければなりません。この症例では、胸痛と心電図所見で緊急のPCI突入は、「あり」ですね。

2週間後の心電図を見ると、ST-T変化は治まっています。明らかなQ波の出現はありません。V$_{5,6}$、Ⅰ、Ⅱ誘導のR波高が低くなったのが、心筋のダメージのなごりでしょうか。

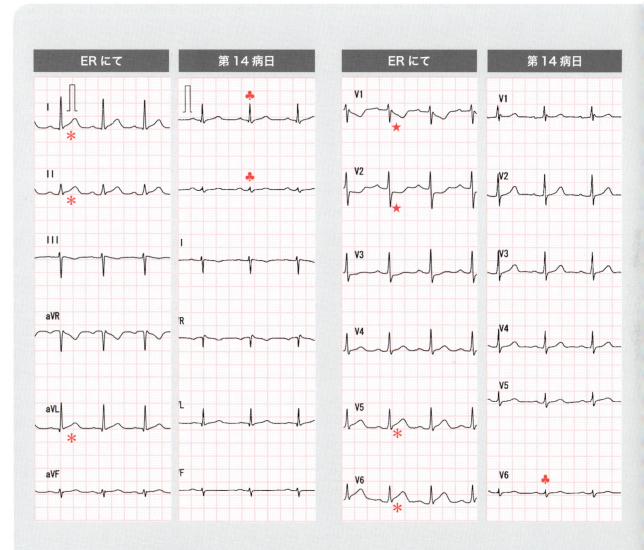

✱ ST上昇：Ⅰ、Ⅱ、aVL、V$_{5,6}$
★ ST低下：V$_{1,2}$
♣ R波の減高：Ⅰ、Ⅱ、V$_6$

Case 049 70代女性、変な心電図

 70代女性の外来での心電図です。若干ひっかけ問題ですので、どこか変だな、と感じてもらえれば十分です。臨床情報はわざと隠しています。

どのような理学的所見が欲しいですか？

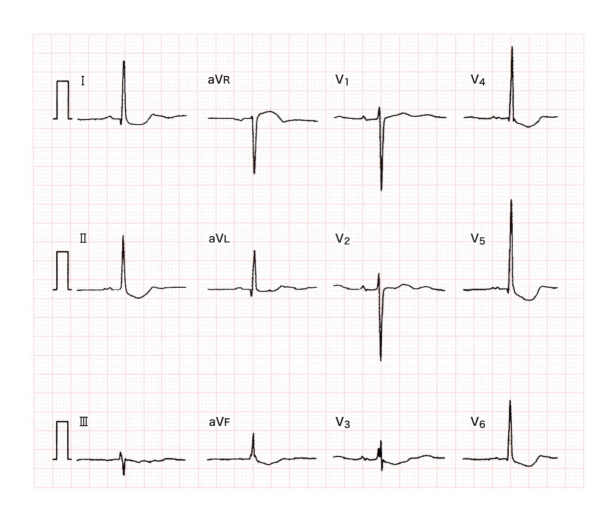

「ひっかけ問題」と書いたのは、【ジギタリス中毒 or 効果】との解答が来そうだからです。心電図問題としてみたら、そう答えたくなりますよね。$V_{3〜6}$に異様なST-T変化を示しています。

正解は、古典的左乳房切除術（radical mastectomy）後の心電図です。

いわゆるハルステッド手術です（今はこの手術はやっていません）。乳房全部（皮膚を含む）に加え、大胸筋と小胸筋を切除し、腋窩リンパ節および鎖骨下リンパ節郭清を行っています。肋骨と皮一枚残っているイメージで、心臓の上に直接胸部電極が乗っているようなものです。

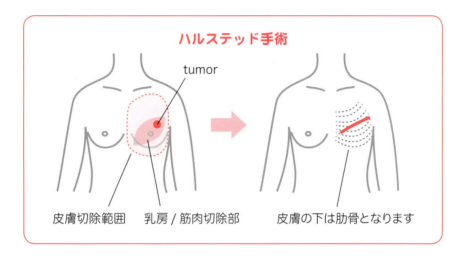

通常の心電図は、筋肉・皮下組織・皮膚を通して記録されるのが前提です。やせている／太っているなどの因子ですら、その波形に影響を与えます。まして、ハルステッド術後ですから、心電図は説明しがたい変化を生じます。

> ちゃんと患者さんを見て、病歴を考えながら、心電図を読みましょう。

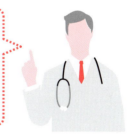

という、当たり前すぎる教訓でした。
変な心電図を見たら、患者さんをもう一度きちんと見直しましょう。

80代男性、慢性透析患者の胸痛

Q 80代男性の慢性透析患者さんが、胸痛で来院しました。
これも変な心電図ですが、ちゃんと理由があります。
どうして、このような波形となっているか、お考え下さい。

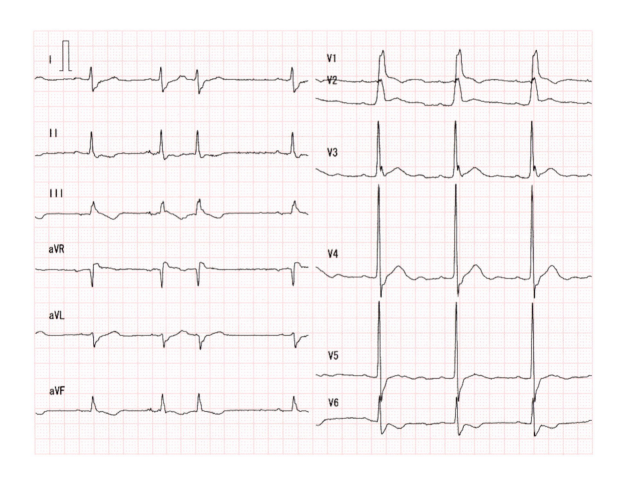

私たちは日頃、パターン認識で心電図を読み飛ばします。あっこれはアレね、と瞬時に判断しています。この方法の欠点は、知らないパターンに出会うと思考がすくんでしまうことです。

でも、大丈夫。ひとつずつ、解きほぐしていきましょう。

- いろんなP波が見えますが、とにかく心房調律です。
- wide QRSで、完全右脚ブロックです。
    ➡ QRS幅は十分に広く、脚ブロックです（心房調律だから、心室頻拍じゃないよ。頻脈じゃないし）。
    ➡ V_1でRR'となっている。
    ➡ $V_{5,6}$で幅広いS波がある。
- Ⅱ、Ⅲ、aVFに、陰性T波がある。でも、主役じゃなさそうです。

一番変に感じるのは、$V_{1～3}$のST上昇なんです!! 完全右脚ブロックとして、話が合いません（通常は、この部分は陰性T波になります）。それが、何か変な感じだったんですね。

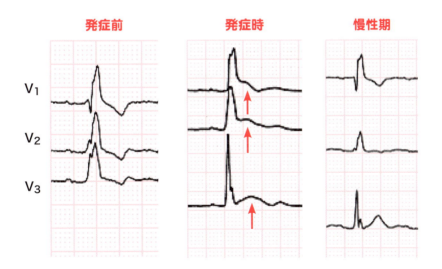

この患者さんは、胸痛で来られたんです。素直にACSと考えましょう。**ST上昇型心筋梗塞 = STEMI**（ST elevation myocardial infarction）ですね。

結局、LAD #7の病変を、苦労してPCIしました。透析患者さんの血管は硬いんです。CPK maxは1000程度で、心エコーでの収縮能もよく保たれていました。慢性期でのQ波は、V_1でしかはっきりしませんね。

Case 051

50代男性、動悸

 50代男性。動悸を訴えています。入院中に頻脈発作も起きております。
非発作時の心電図を判読して下さい。

非発作時

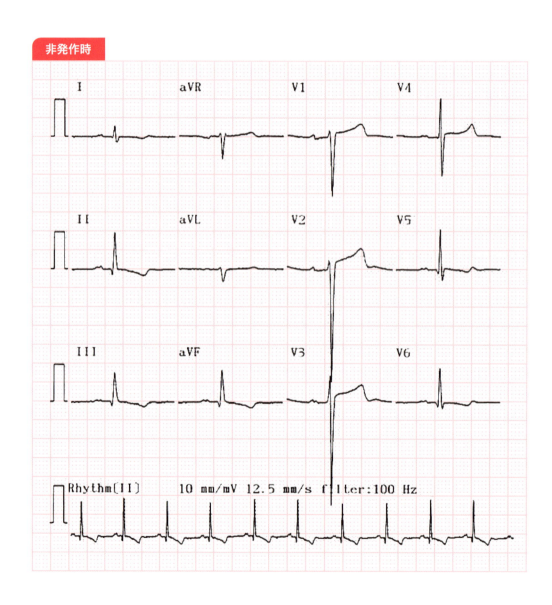

この心電図からわかることは、

- ST-T が、何かおかしい（と感じることが大切）。
- T 波の終末部で、急に変化している。
- よく見ると、QT 時間が延び気味。

これだけで確定診断までは無理です。それは心電図の仕事ではない。普通ではない心電図とわかれば良い、というのが私の意見です。

答えは「心アミロイドーシス」です。この後、心室頻拍が発生し、DC を施行されています。

心エコーで、びまん性の左室肥大を認めます。心筋内がぎらつくイメージです。心筋生検で、アミロイドーシスを確認しました。

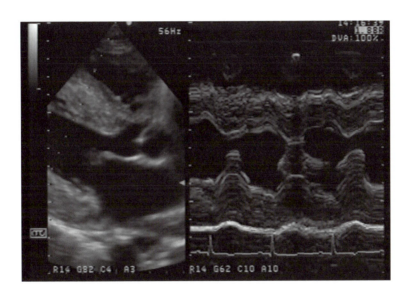

診断としては、心エコーでのびまん性左室肥大から鑑別診断です。心電図の役割は、左室がおかしいとアラームを発することです。QT 時間延長は、計るのではなく、感じ取って下さい。

30代男性、胸痛発作

Q 30代男性。特に通院歴はありません。12月の午前2時、寒い中での配達の仕事中に胸痛が出現し、一睡もできずに朝を迎えました。午前中はなんとか我慢するも、耐えきれなくなり、救急車でER搬入となっています。

胸痛発生から約10時間後、ER搬入時の心電図です。心電図所見と診断名を。

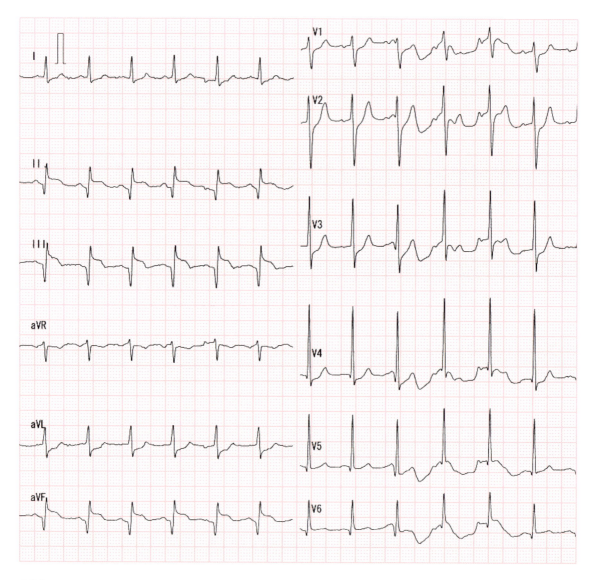

胸痛発生から10時間後の心電図です。
- 洞調律である。
- Ⅱ、Ⅲ、aVFでST上昇と異常Q波を認め、ある程度時間の経った下壁梗塞と考えられる。
- aVLは、ミラーイメージとして著明なST低下を示している。
- $V_{2,3}$はST低下を示し、後壁の虚血を示唆している。

胸部誘導では基線が揺れており、最初の2拍分くらいしか判定に使えません。ERでは患者さんの苦痛のため、基線が安定しないことがあります。基線が安定しない心電図でのST変化の評価は、はっきり言って無理です。数拍でよいから、基線の安定した心電図をとりましょう。

診断は、後下壁の急性期心筋梗塞（STEMI）でよいでしょう。ST上昇はⅡ＜Ⅲであり、RCA病変を示唆します。発症後10時間経っていますが、胸痛は続いており、ST上昇型ですので、緊急PCIを施行しました。

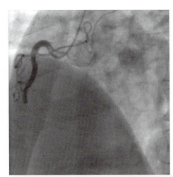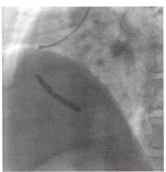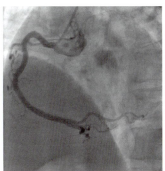

RCA #2 完全閉塞にPCI（stent）を施行

40代未満の男性のACSは、1～2％と少なくありません。脂質異常症、ヘビースモーカー、メタボリックシンドローム、あるいはこれらのちゃんぽん。側副血行路が発達していないためか、LADがらみだとショック症例も多いです。

この患者さんは72.2kg/160cmで、喫煙（20本×20年間）、脂質異常症（LDL-C 166mg/dℓ）でした。喫煙は、若年者でも強力な冠危険因子なんです。

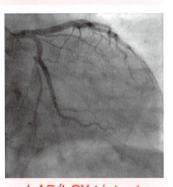

LAD/LCX：intact

Case 053

80代女性、突然の意識障害

 80代女性。ご家族と同居中で、ADLは自立しています。夕食時、突然後方に倒れ、1分間の意識消失をきたしました。朦朧状態で、ERへ搬入となりました。

心電図から、責任冠動脈を推定して下さい。

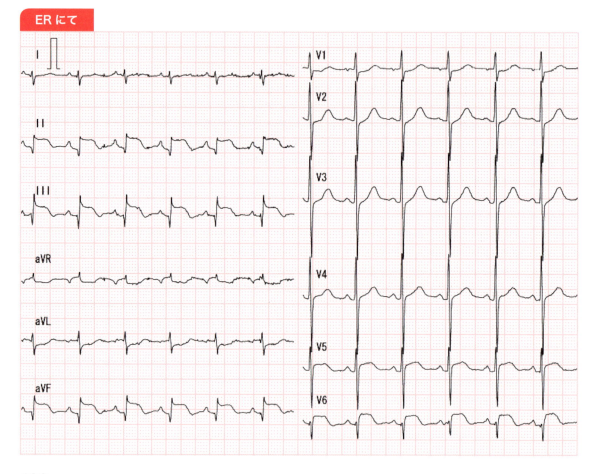

突然の意識障害で発症した ACS です。

- Ⅱ、Ⅲ、aVF で ST 上昇（box-like）。Q 波の出現。
- $V_{5,6}$ で ST 上昇。V_6 ではほとんど異常 Q 波。
- aVL の ST 低下（ミラーイメージ）。
- リズム異常は認めない。

下壁と側壁の急性虚血所見です。リズムの乱れがなく、側壁の障害が合併してることで、回旋枝の虚血も十分に考えられます。でも、決め手はない。もし、房室ブロックが合併していたら、RCA の可能性が高いのですが。心エコーでの壁運動障害も、確診には到りませんでした。

冠動脈造影では、RCA は intact であり、LCX #13 は完全閉塞でした。STEMI ですから、迷わず緊急 CAG ➡ PCI です。

発症 25 日後の心電図では、ST-T 変化も落ち着くべきところに落ち着いています。

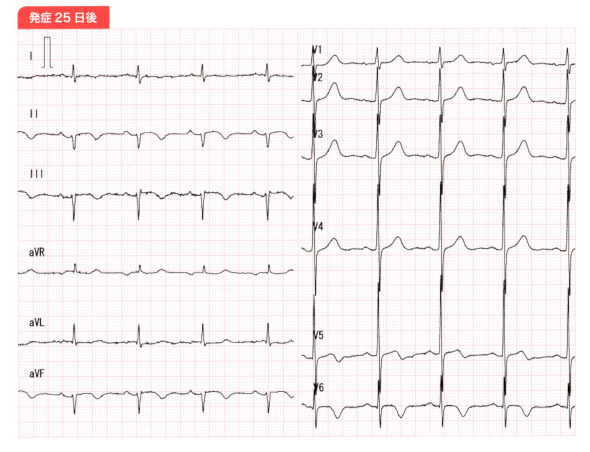

Case 054

80代男性、突然の胸痛発作

Q 80代男性。突然の胸痛発作で、ERに搬入されました。
心電図所見と責任冠動脈の推定をどうぞ。

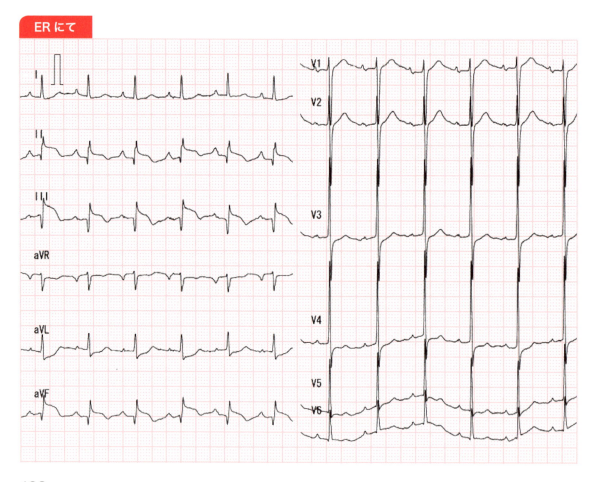

ERにて

Case 053 と似たような心電図ですね。手抜きではありません。わざと続けております。臨床は、似たような症例の繰り返しなんです。でもね、前回と責任冠動脈が違うんですよ。

- Ⅱ、Ⅲ、aVF で ST 上昇（box-like）。Q 波の出現。
- V_6 で ST 上昇がありそうだけど、基線が揺れすぎて、よくわからない。
- aVL の ST 低下（ミラーイメージ）。
- リズム異常は認めない。

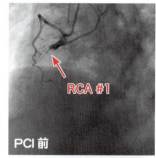

責任冠動脈は RCA #1 の完全閉塞です。

側壁への虚血の拡がりは、Case 053 の方が確かに大きいです。回旋枝病変でしたから、納得できます。でも、RCA の支配領域が広かったら、同じです。そして、RCA の支配領域が大きいかどうかは、CAG しないとわからないんです。

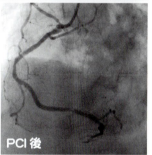

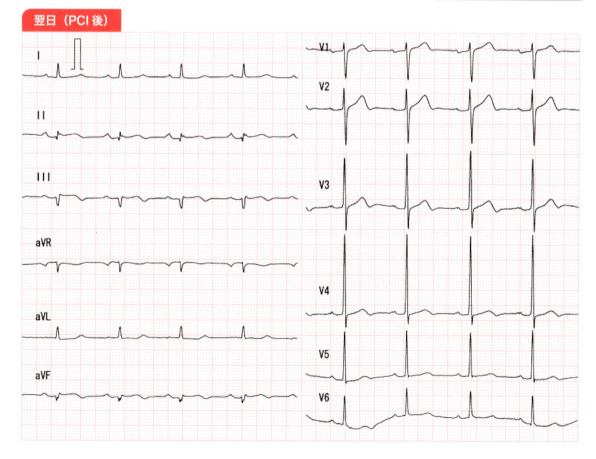

Column

RCA と LCX 責任病変をどう見分けるか？

右冠動脈（RCA）と回旋枝（LCX）。冠動脈のポンプ機能における力関係は、LAD ≫ RCA > LCX で、大体間違いありません。RCA は下後壁を支配し、LCX は側壁を支配します。

LAD が関与しない初回梗塞では、肺水腫の出現は少ないです。けれど、その患者の基礎状態（multiple risk）や、冠動脈の支配領域が大きい場合には、状況は違ってきます。心エコーで、ポンプ残存機能を評価しましょう。

RCA と LCX の解剖学的差異により、以下のような心電図変化が出やすいはずです。

RCA 病変では

- II、III、aVF で ST が上昇しやすい。
- 後壁の変化が、$V_{1〜3}$ でミラーイメージとして生じる。
- 洞結節や房室結節を支配して、徐脈や房室ブロックを生じやすい。
- 右室梗塞を合併することあり！（右側胸部誘導で確認する意味があるかも）
- さらに、側壁まで虚血が及び得る。

LCX 病変では

- $V_{5,6}$ で、側壁の虚血パターンが出現しやすい。
- I、aVL で、側壁・高位側壁梗塞パターンが出現する可能性あり。

- 刺激伝導系の支配はあまりないので、リズム異常は生じにくい。
- 右室梗塞は合併しない（支配血管がない）。

両者の決定的な差異は

- RCA 病変では、リズム異常・右室梗塞を呈することがある。
- LCX 病変で、右室梗塞は発生しない。
- LCX 病変では II 誘導での、RCA 病変では III 誘導での ST 変化がより大きくなりやすい。

上記の違いがない状況では、どちらが責任冠動脈かは、その場の医師の直感にまかされます。

Case 052〜054 は、下後壁の ACS の症例を 3 例続けて提示しました。Case 053 は $V_{5,6}$ の変化も強く、LCX の病変を示唆しています（リズム異常もない）。

しかし、何度も言うように、ACS であると即座に理解できることがポイントなのであって、緊急冠動脈造影と決まれば、後は結果次第での対応でよいのです。もし造影検査ができず、conservative therapy になっても、出てくる現象（房室ブロック、右室梗塞、徐脈、自由壁破裂など）への個別対応で結果は変わりません。どちらの冠動脈による梗塞であったにしても。

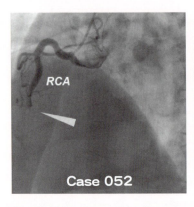
Case 052

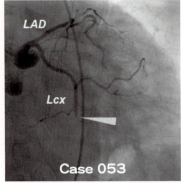
Case 053

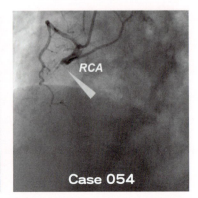
Case 054

40代女性、外来患者

 40代女性の外来患者。昭和の時代の心電図です。40代でこのような心電図は、今はまず見ないと思います。

聴診で、心尖部の拡張期 rumbling（低音）、Erb 領域にⅡ音直後に高音のクリック様心音を聴取しました。

心電図所見と臨床診断をどうぞ。

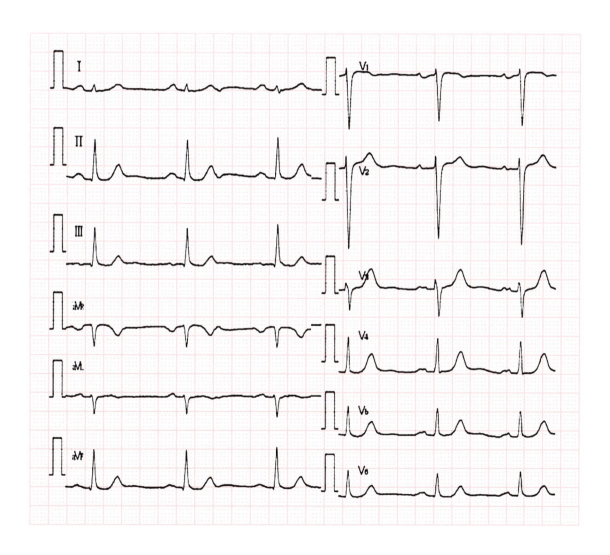

拡張期 rumbling と opening snap から、MS（僧帽弁狭窄症）とわかります。この聴診所見を得れば、他の所見が（心電図すら）なくても MS と言えます。

心電図を見てみましょう。MS は心房細動化しやすいのですが、まだ洞調律です。

- 左房負荷を示している。
  - ➡ V_1 の P 波後半の陰性部分が大きい。
  - ➡ 他の誘導では、P 波後半が陽性として目立つ。
- MS による右心負担＝右室圧上昇により、電気軸が下向きに。

ASD（心房中隔欠損）もこれに似た血行動態（左室に負担がない）で、心電図も似てきます。軽症の MS と ASD の心電図を間違えるのは、むしろ心電図がよくわかっている証左だと、かつては言われました。今は心エコーがあるので、誰も間違えません。

左房負荷の心電図所見は、このような症例では典型的であり、逆に決定的な症例以外では感度がいまいちです。V_1 の P 波後半が単に陰性なのは、健診心電図でもよく見ます。逆に、Morris の基準を満たすような重症例では、特異度は高いですが偽陰性が盛りだくさんとなります。

左房負荷の心電図所見が無意味と言っているのではありません。原理主義的になるな、ということです。健診系の心電図本では、厳密に書きすぎていることがあります。ほどほどに考えてね。

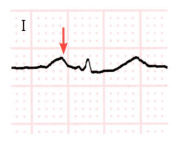

P 波の後半（左房成分）が高く幅広くなっている

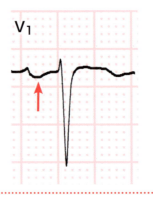

P 波の後半が陰性に広く存在する＝ Mitral P

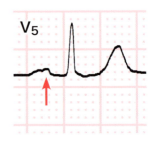

P 波の後半が明らかに認められる

NOTE　Morris index：P terminal force の増大。V_1 の二相性 P 波の後半陰性相を測定する。幅（秒）× 振幅（mm）が 0.04 以上の場合を左房負荷とする。

50代男性、労作時胸痛への負荷心電図

Case 056

 50代男性。ラーメンが大好きな医師です。労作時の胸痛があり、トレッドミル検査を行ったところ、胸痛発作が出現しました。胸痛出現時の心電図です。

心電図異常はどの誘導で出現していますか？

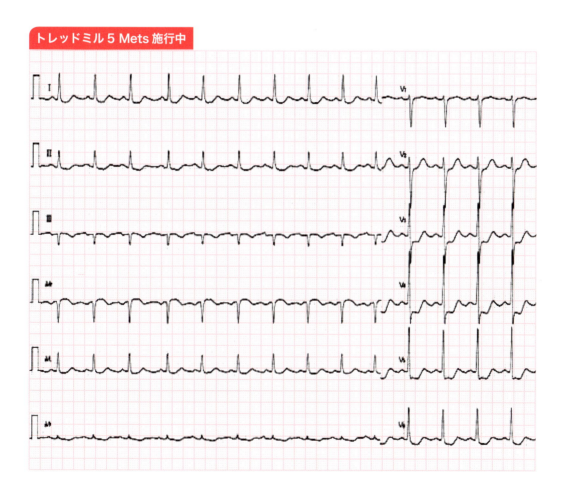

トレッドミル 5 Mets 施行中

143

虚血性心疾患の診断にトレッドミルを使うことは、ずいぶん減りました。偽陽性・偽陰性が多いことと、不安定期はやはりアブナイこと、そして冠動脈造影が早期に行われるためですね。

虚血の典型例では、
- 運動負荷早期に ST-T 変化が発生する。
- ST 低下は、horizontal or sagging タイプとなる。
- 検査終了後の安静でも、なかなか（数分以上）ST 変化が基線に戻らない。
- ST が上昇する症例は、かなりアブナイ。

この患者さんの負荷心電図（胸痛発作時）は、
- $V_{4〜6}$ で、horizontal に ST 低下を認める。
- Ⅰ、Ⅱ、Ⅲ、aVF でも、ST 低下を認める。

負荷心電図

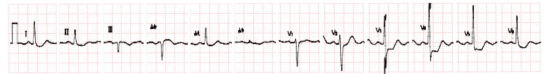

安静時

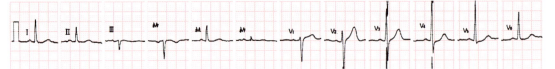

これに症状が伴えば、狭心症はまず間違いありません。結局、CABG（LAD & RCA の 2 枝バイパス）となりました。

急性期との違いとして覚えて欲しいことに、ACS では ST 変化の部位で責任冠動脈の位置を推定しますが、負荷心電図での ST-T 変化から推定はしない方がいいです。ST-T 変化は局在性に乏しいと理解して下さい。

> **負荷心電図では、ST 変化の部位と責任冠動脈の部位に相関性はない。**

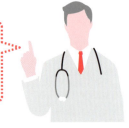

患者さんが胸痛を訴えた場合は大急ぎで心電図を撮って下さい。数分もたたずに、狭心症の心電図変化は消えてしまいます。以前の心電図と比較することは、必須です。発作後数分しても心電図変化が残っていたら……重症かも *!!*

80代女性、突然の心肺停止

  80代女性。午前10時頃、家族の目の前で突然倒れました。10:09救急通報し、家族が心肺蘇生を開始。10:16救急隊が到着。救急車内で除細動と心肺蘇生を反復しつつ、10:38にER到着。心室細動は続いていましたが、自発呼吸と対光反射は保たれていました。アミオダロン（アンカロン®）投与も無効で、PCPSを導入。IABP下で緊急冠動脈造影が施行されました。

PCI成功直後のDCで、洞調律に復帰しました。そのときの心電図です。
この心電図から冠動脈病変を想像してみて下さい。

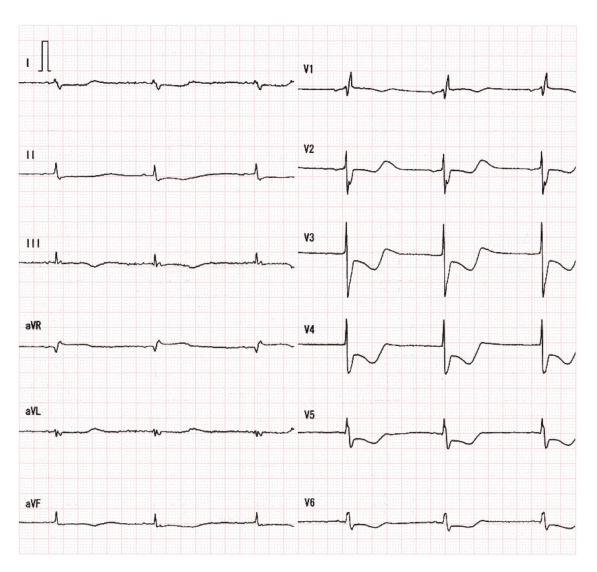

自宅で心肺停止になりましたが、見事な連携により、自発呼吸ありの状況で ER まででたどり着いた症例です。PCPS、IABP まで使用しながらの緊急 PCI が施行されました。RCA と LAD の完全閉塞に加え、LCX の 99% 狭窄がありました。PCI の後、DC を施行して洞調律に戻りました。

さて、心電図の読みです。

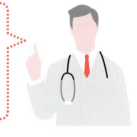

心肺停止で長時間心筋虚血が続いた後の心電図であり、虚血部位の判定を行うのは無理がある。

それでも、読んでみると、
- 少なくとも心房調律である（たぶん、洞調律）。
- 徐脈である。
- R 波は、全体的に維持されている。ただし波高は低い。
- $V_{2\sim6}$ で、著明な ST 低下（sagging pattern）を認める。二相性。
- Ⅰ、Ⅱ、aVF でも ST 低下あり。aVR での ST 上昇（ミラーイメージ）も。

これを、後壁のみの虚血と読むか、**心筋全体に及ぶヤバイ虚血**と読むのか。後者の方がしっくりきます。このシチュエーションでは。

これがもし、心肺停止症例ではなく、ER に alive で搬入された胸痛・血圧低下症例ならば、とっても危険なサインです。すぐに心エコーで、後壁に局在した障害か、心筋全虚血かを判定すべきです。

多誘導にわたる異様な（一元的に説明しにくい）ST-T 変化は、LMT（左冠動脈主幹部）病変や 3 枝病変で認められ、レッドフラッグがバタバタと揺れている!! そんな風景だと感じて下さい。

この患者さんの ACS の原因病巣（LCX lesion）は一旦は治療できましたが、残念ながら、数日後に脳死により永眠されました。

Pacing spikeの形について

  2人の患者さんのペースメーカー心電図を提示します。Pacing spikeの大きさ（振れ幅）が、かなり異なりますよね。どうしてなんでしょうか？（VVIモードとDDDモードの違いは、関係しません）

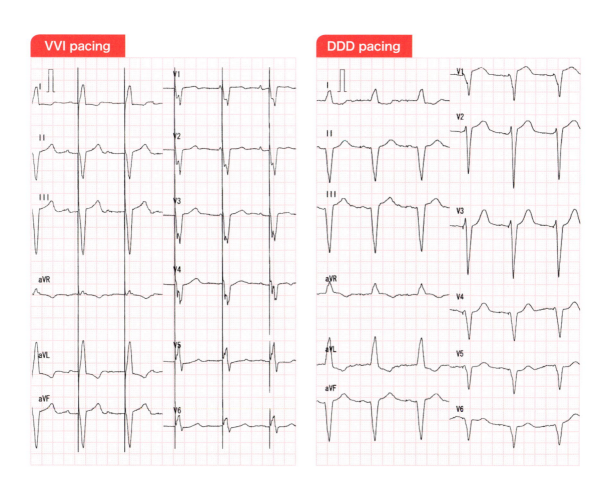

ペースメーカーの pacing spike のお話です。
雑駁に言ってしまうと、

- ペーシングの電圧は 2.5 〜 4.5V 程度。4.5V ＝ 乾電池直列 3 個分です。
- ペーシングの幅は 0.5msec 前後（1/2000 秒）。症例により、この幅は調節できます（12 誘導心電図で見ても、その幅はわかりませんよ）。
- ペーシング時、電極の先端がマイナスで、そこから電子はプラスに向かって流れます。電流の方向と電子の流れは逆ですよね。

古いペースメーカーでは、リードは単極（線が1本）なので、リード先端がマイナス、ペースメーカー本体がプラスとなって、電流が流れます。距離が長い分、12 誘導心電図での pacing spike が大きく描かれやすい。

双極（線が2本）リードでは、その先端で電流が流れます。ほんとの先っぽがマイナス、その 1cm くらい近位がプラスになります。電流の流れる距離が短いので、12 誘導心電図での pacing spike が小さく描かれやすい。ときに spike を見逃してしまうこともありますので、安易に心室調律と判断しないで下さい。

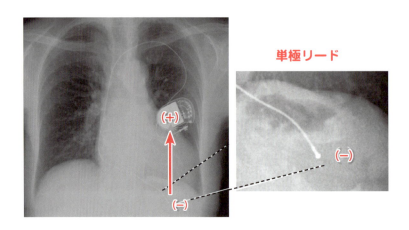

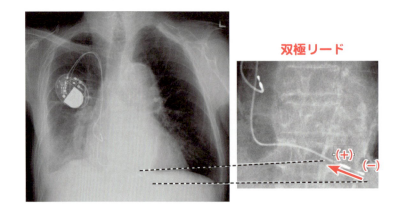

2人の患者さんの心電図を比較してみると、VVIペースメーカー症例は単極リード、DDDペースメーカー症例は双極リードであることがわかります。

ただし例外も多く、spikeの大きさだけで単極か双極かを判断するのは早計なようです。また、単極リードのペースメーカーは、現在はほとんど新規症例はありません。知っている方には当たり前の、ご存じない方にはヘェーというお話でした。

また、心電図の筋電図フィルター（high cutフィルター）を入れると、pacing spikeが見えにくくなることがあります。医師と技師さんは、要注意ですね。

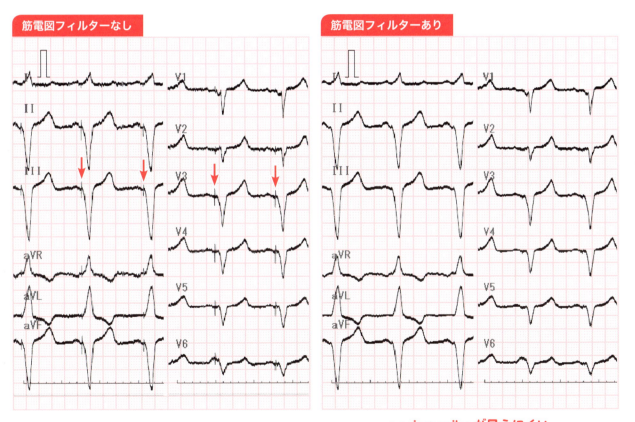

pacing spikeが見えにくい

Case 059

70代男性、胃癌の手術前

　70代男性。発作性心房細動で近医よりワルファリンを処方されていましたが、PT-INR＝10となり、吐血で入院しました。内視鏡検査で胃癌とピロリ菌感染が確認されました。

入院後ワルファリンは休薬し、ピロリ菌除菌目的でランサップ®7日間加療後に、術前心機能評価のため循環器科対診となりました。その時の心電図です。

ご本人は、安定状況で自覚症状はありません。何が問題なんでしょうか、この心電図は？

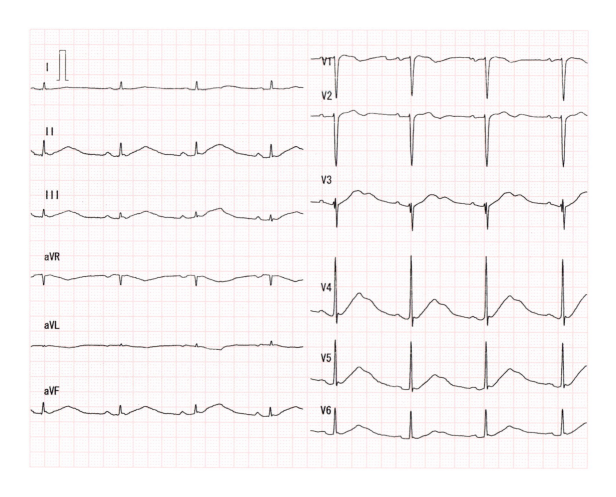

私たちが見る QT 延長は、ほとんどが二次性です。低カリウム血症を除けば、薬剤性 QT 延長ということですね（**言い切り!!**）。

抗不整脈薬で QT が延長するのは、作用機序そのものなので、仕方ありません。逆にそのリスクを背負いたくなければ、使ってはいけないんです。患者さんに迷惑ですし。

気をつけるべきは、抗菌薬・抗ウイルス薬・抗アレルギー薬・H_2 ブロッカーなど。なかでもマクロライド系は、QT 延長の報告が多いことで有名です。

その気になって問題の心電図を見ると、QT がびょ～んと伸びて、特に T 波が変!! と気付かれると思います。U 波も変ですね。ちなみに、このときの血清カリウム値は 4.7 mEq/ℓ でした。

私は、すぐに QT 延長は改善するだろうと思っていました。ところがランサップ® 投与後 8 日経過しても、延長したままです。少し心配になりました。何回も何回も心電図記録を繰り返しました。結局、約 1 ヵ月後に心電図を再検して、なんとか問題なさげになりました。

肢誘導の QT 時間：経時的変化

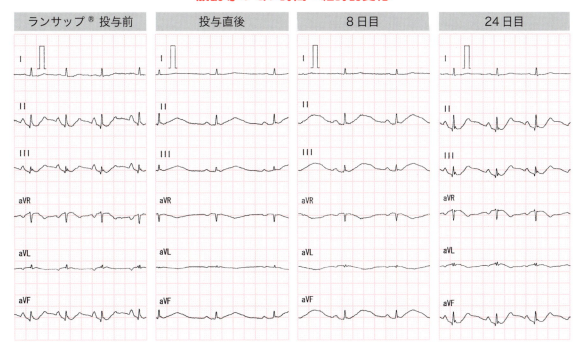

低カリウム血症のない薬剤性 QT 延長症候群（自覚症状なし）では、原因薬剤の中止以外に、やるべきことはありません。じっと経過を見るだけです。

心室頻拍が発生したら、硫酸マグネシウムを投与したり、心室ペーシングしたり、イソプロテレノール点滴をしますが、決定打はなかなかありません。「循環器科の医師を呼べ〜!!」が正解です。

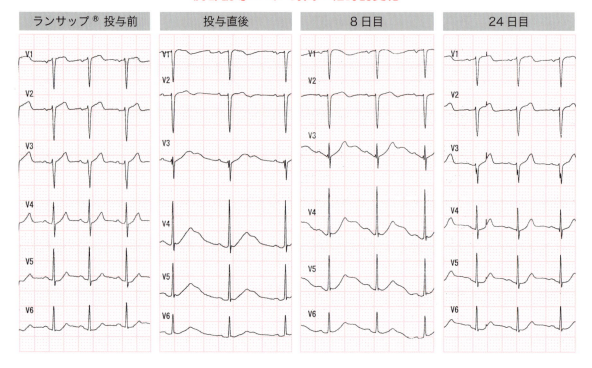

胸部誘導の QT 時間：経時的変化

NOTE　**ランサップ®**：ヘリコバクター・ピロリ除菌治療用の薬剤セット。その中にクラリスロマイシンが入っています。このマクロライド系薬剤は、しばしば QT 延長を起こします。ただし、ランサップ® 使用で突然死が増えたという報告はありません。

VVIペースメーカーの作動について

Case 060

 70代男性。VVIペースメーカーの作動について考えます。拡張型心筋症、心室頻拍の患者さんで、慢性心房細動の状況です。病態は安定しています。

ペースメーカーは正常に作動しているでしょうか？ 正常に作動しているならば、それを説明できますか？（ペースメーカー初心者用設問で、ひっかけはありません）

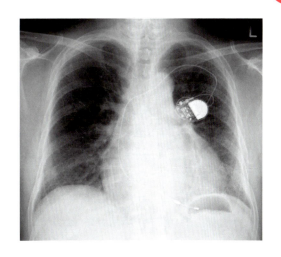

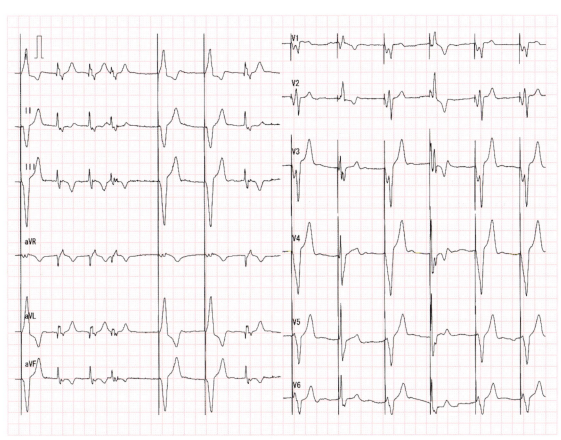

心房細動での VVI ペーシングの心電図です。ペースメーカーは正常に作動しています。

ペースメーカーの設定は、
- Pacing rate = 70/min（RR 間隔=約 857 msec）
- Hysteresis なし
- Voltage = 2.9 V / Pulse width = 0.37 msec
- Unipolar

となっております。

ペースメーカーは、心拍数を数えているわけではありません。RR 間隔をカウントダウンしています（この場合、右心室にあるリード先端で感知します）。Pacing rate 70/min の設定は、RR 間隔 857 msec に相当します。自発波形またはペーシング後に、857 msec をカウントダウンします。

もし、この時間内に自発波形が出ると、タイマーは巻き戻されて、再度カウントダウンします。自発波形が出ないとペーシングを行い、タイマーがリセットします。これを延々と繰り返すわけです。

肢誘導で、上記の概念を図示してみましょう。1・5・6 拍目がペーシングで、2・3・4・7 拍目が自発波形ですね。この症例では自発波形が完全右脚ブロック型であることに留意して下さい。

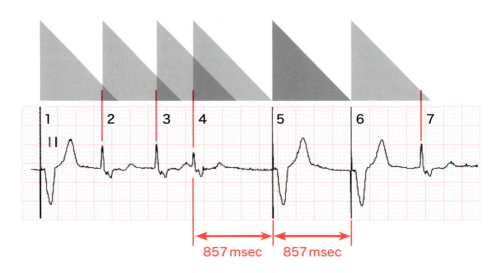

カウントダウン・タイマーの考え方

次に、胸部誘導を見てみましょう。

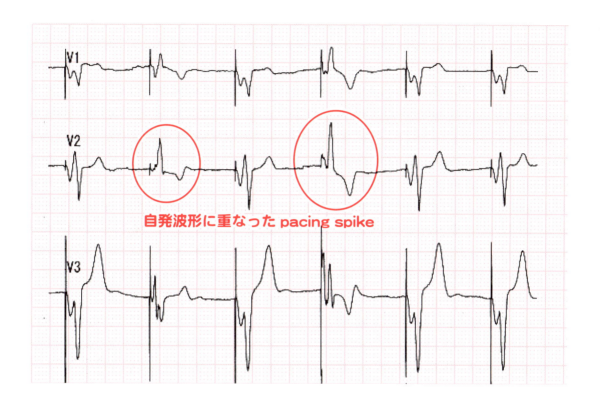

すべてペーシング波形のようで、実は違いがあります。

- 1・3・5・6拍目は、単純なペーシング波形です。
- 2・4拍目は、pacing spike はあるものの、波形が異なり、完全右脚ブロック様となっています。これは、自発の調律にペーシング波形が乗ってしまったものです。自前の刺激伝導系 ➡ 心室興奮となり、これは無効ペーシングです。

ほんのわずかな時相差で、こんなことが起こっています。自己調律の心室興奮に pacing spike が乗っているだけで、危険性はありません。

単純な心電図ですが、ペースメーカー心電図の理屈を知らないと困ってしまう例でした。

60代男性、突然の心肺停止

 60代男性。飲食店で談笑中に突然倒れました。13分で救急隊が到着し、心肺停止を確認。モニター心電図で心室細動を認め、救急車内で除細動を3回試みるも心室細動のまま。20分後にERへ到着。この間、心肺蘇生術はもちろん続いています。アンギオ室へ搬入し、PCPSを装着し冠動脈造影を行うも、intactでした。IABPも開始されました。除細動への反応はありません。

集中治療室へ移動した後、再度、除細動を行うも反応なく、約60時間で永眠されました。心電図をありのままに、読んで下さい。

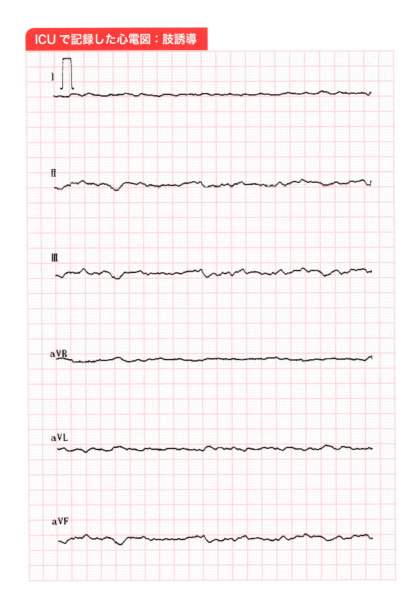

ICUで記録した心電図：肢誘導

突然の心肺停止の60代男性でした。この心電図は、搬入後40時間くらい後の集中治療室で記録したものです。

モニター心電図で1つの誘導で心室細動を見た経験は、皆さんも多いと思います。これを12誘導でしっかりと記録したものは、あまり多くはないと思いますので、ここに提示しました。

すでに、元気のない波形となっています。PCPSサポート下で、基線の安定した心室細動波形となっています。

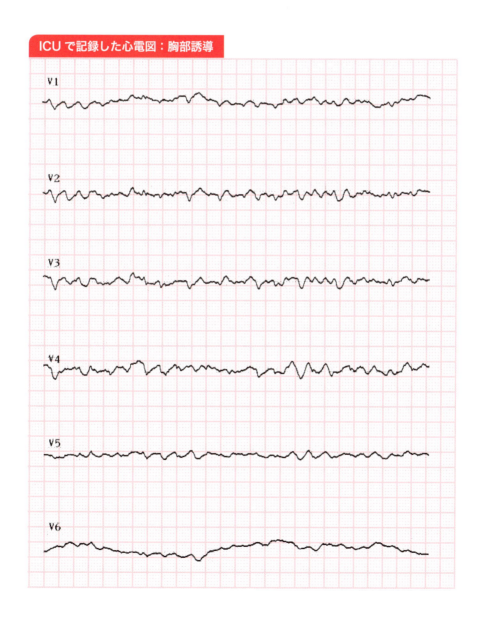

30代女性、労作性の呼吸苦

Q 30代女性。労作性の呼吸苦あり。安静時 SpO₂ 92%（room air）、労作直後は SpO₂ 88%。Levine Ⅳ度の粗い収縮期雑音を第3肋間胸骨左縁に聴取します。

心電図所見と予測診断名をお願いします。

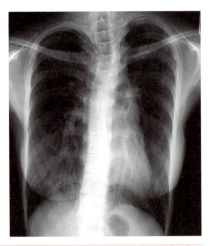

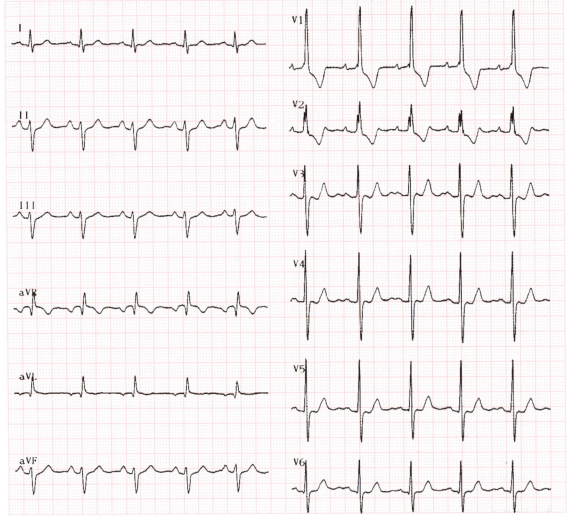

小児期に VSD（心室中隔欠損）を指摘され、当然ながら手術を勧められたのですが、いろいろといきさつがあって手術しないままに経過された患者さんです。

心電図だけ見ると、先天性心疾患による右室肥大をまず疑うと思います。でも、胸部レントゲン写真を見ると、「あれっ？ おかしいなあ、先天性心疾患とは別かな…」と迷ってしまいます。

胸部レントゲンの解釈としては、もともと細身の女性が Eisenmenger 化によりさらに痩せており、立位心のようになっています。左の肺動脈（第2弓）の拡大はあるものの、他ははっきりしません。

心電図所見としては、
- $V_{1,2}$ で右室肥大像を示す（左室肥大の $V_{5,6}$ と同じ、strain pattern 風）。
- $V_{4～6}$ の狭くて深い S 波は、右室肥大のため。
- R/S 比が V_4 で等しくなるのは、右室の拡大による。

右室肥大らしくない点は、
- Pulmonary P がはっきりしない（これは右室肥大では感度は必ずしも良くない）。
- 右軸偏位がない（これはちょっと不思議。左軸偏位の影響か？ 左脚前枝ブロックの合併かも）。

心エコーでは大きな欠損孔が認められ、診断はゆるぎません。こういう VSD 症例もあるんですね。

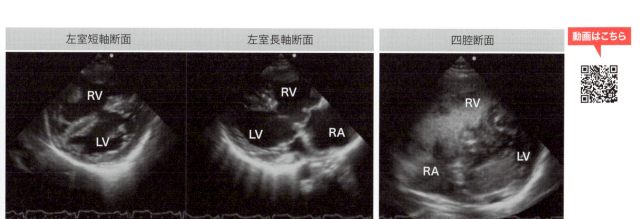

大きな VSD 孔が描出されている

コントラスト剤が右室から左室へ逆シャントしている

60代男性、慢性心不全

60代男性。慢性心不全を外来で管理中の患者さんです。

安定状況で記録した心電図と胸部レントゲンを提示します。この方の心不全の原因疾患を想像しながら読影して下さい。

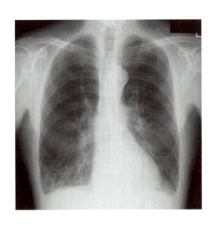

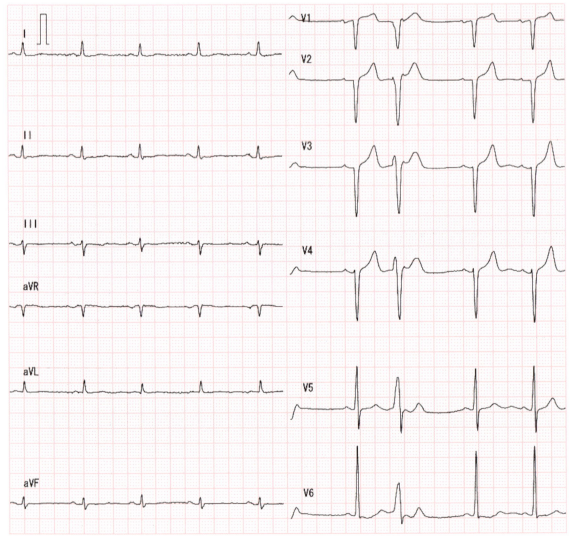

答えは、COPDを伴ったDCM（拡張型心筋症）です。患者さんは以前ヘビースモーカーでした。また、大きなタンクの中を化学薬品で洗浄する技術者でもありました。

心不全時の胸部レントゲンを右に示します。胸水が両側に沢山溜まっています。

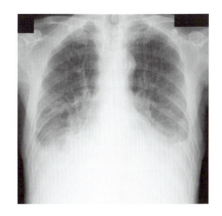

でも、安定期のレントゲンも普通じゃないですよね。下肺野の線維化は強いし、横隔膜が下降して（肺が膨らんで）います。このため、心臓は滴状心化しています。心拡大が進行しても、見かけ上CTR拡大がはっきりしなくなっているようです。

心不全歴があるので、心エコーは必須です。心エコーでは、左室の拡大とdiffuseな左室壁運動低下を示しています。

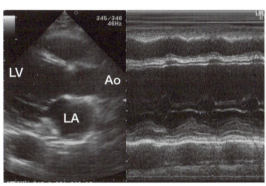
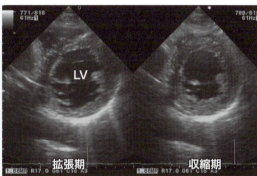

さて、心電図を見てみましょう。
- 心室性期外収縮はありますが、よくある右室流出路起源の安全なものです。
- ST-T変化は非特異的で、決め手にはなりません。
- $V_{1\sim4}$のr波増高が鈍い（poor R wave progression：PRWP）ですが、横隔膜下降によるpseudo-MI patternだと思われます。
- つまり、拡張型心筋症と診断する決定打はありません。というか、拡張型心筋症に特異的な心電図所見は、もともとありません。

あとは、冠動脈造影というオプションを選ぶかどうかです。COPDは高率に虚血性心疾患を合併することから、冠動脈造影を行いましたが、intactでした。

NOTE **オッカムのカミソリ ➡** 50歳以下の患者ならば、複数の問題も1つの病態で説明がつく。**ヒッカムの格言 ➡** 高齢者は病気になりやすく、偶然複数の病気があってもおかしくない。（ティアニー先生のファンなら、ご存じですよね）

Case 064

80代女性、一発診断して下さい

 80代女性の心電図です。臨床情報なしで、一発診断して下さい。

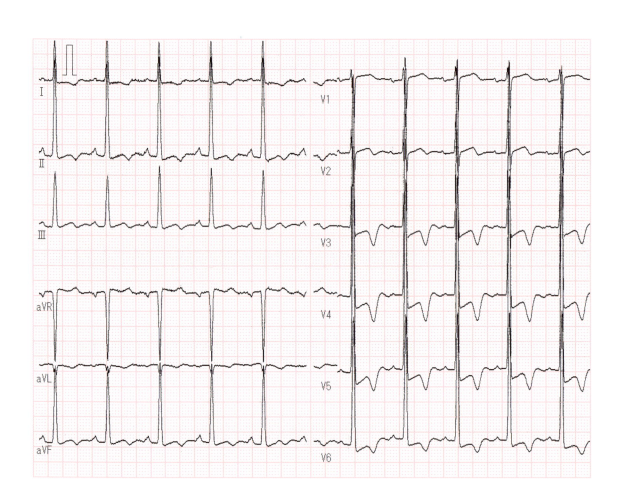

心電図は、
- すごすぎる高電位（計る気にもなりません）
- Giant negative T（びっくりT波）
- 著明なST-T変化（かなりワイルドです）

鑑別診断は、
- 断トツで、肥大型心筋症。たぶんMaron V型（心尖部肥大型心筋症）。
- 大動脈弁疾患（AS/AR）
- ちょっと考えにくいけど、高血圧性左室肥大の終末像。

心尖部肥大型心筋症では、びっくりT波が出現しやすいです。Maron分類でV型と呼ばれるタイプです（26ページ参照）。びっくりT波は、たこつぼ心筋症やACSでも出現しますが、これだけの高電位とペアの場合は、肥大型心筋症をまず考えます。

肥大型心筋症の診療に関するガイドライン（2012年改訂版）によれば、
「心尖部肥大型心筋症で見られる左側胸部誘導の高電位を伴う巨大陰性T波は$V_{3～5}$を中心に1.0mV以上で対称性を示し、しばしばST下降をみ、心尖部肥厚の程度が強いほど深くなる」

代表波形を、標準感度1.0mV＝10mmで表示してみます。これでも、$V_{4,5,6}$のR波は重なってしまいます。

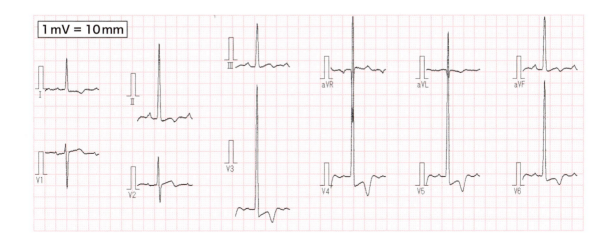

同じ波形を、今度は 1.0 mV = 5.0 mm で表示します。全体像が見やすいですが、ST-T 変化のイメージが弱くなります。R 波の voltage と ST-T 変化の具合を、脳内で 2 倍にして見て下さい。

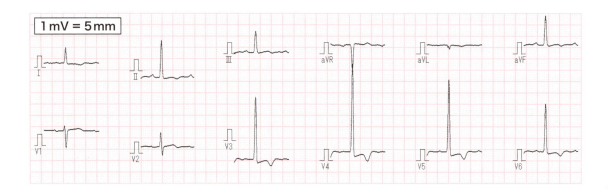

最近の心エコー機器は、近位分解能が向上しています。心尖部肥大は MRI が最も精度高く描出できるとされていましたが、心エコーでも十分わかることが多いです。

動画はこちら

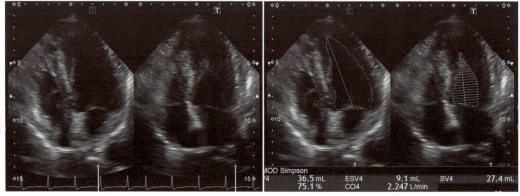

30代男性、突然の失神・呼吸苦

30代の肥満男性、喫煙者です。朝、自販機でコーヒーを買った後に突然、意識を失いました。呼吸苦が残り、ERに搬入されました。
やや頻呼吸・頻脈と、SpO₂低下が目立ちます。意識は清明で、麻痺はありません。聴診上、Ⅱ音の分裂を聴取しました。

心電図を判読し、鑑別疾患を考えて下さい。

Case 065

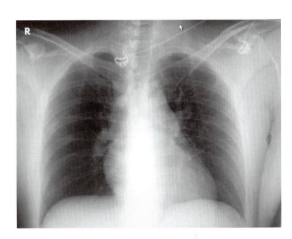

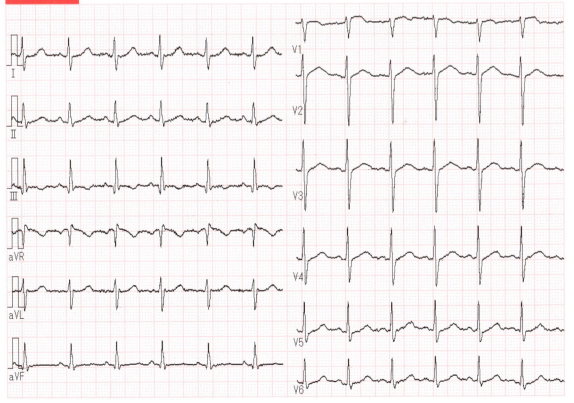

搬入時の心電図は、
- 洞調律です。
- ほぼ 100/min と頻脈です。
- 電気軸がやや下向きになっています。
  ➡ 立位心かもしれません。Ⅰ誘導のS波が深い。aVR＝aVLパターン。

でも、肥満体の立位心なんて、あるのでしょうか？

胸部レントゲンを見てみましょう。立位心ではありませんね。肺野はキレイです。気胸もありません。もともとの心電図がないと、これ（軸偏位）だけで異常とは言いきれません。

まとめてみましょう。
- 30代の喫煙・肥満の男性。
- 突然の失神と呼吸苦。SpO₂の低下。
- 心電図で、頻脈と電気軸が下を向いている（右心系に引っ張られている）。

肺塞栓も鑑別に入れなければなりませんね。その気になってもう一度心電図を見ると、**S1Q3T3 パターン**（Ⅰ誘導にS波、Ⅲ誘導にQ波とT波）ではあります。

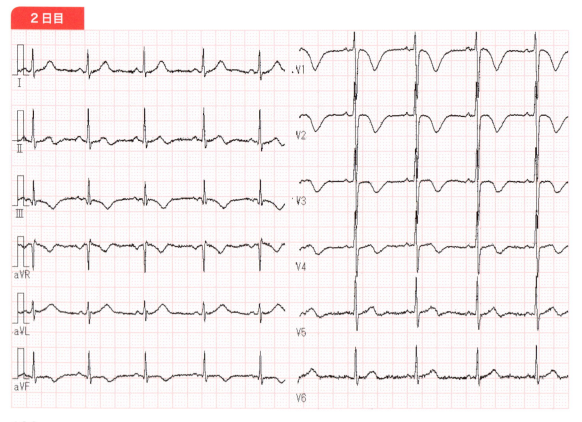

2日目の心電図を見てみましょう。
- $V_{1～4}$のT波が陰転化しています。
- Ⅰ誘導のS波は、小さくなってしまいました。
- Ⅲ、aVFのT波は、陰転化しています。

これを、右心系の負荷の表現である、と推定することは可能です。しかし、我々は最初は、たこつぼ心筋症かと思いました。

でも、心エコーでは心尖部の壁運動障害はなく、右心系の拡大もいまいちでした。このように、ERにおいて、心電図も心エコーもあまり役に立たない肺塞栓の症例は存在します。失神までしているので、循環動態はあぶない感じです。

肺血流シンチと胸部造影CTで診断確定です。

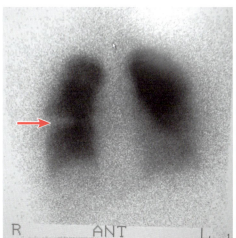 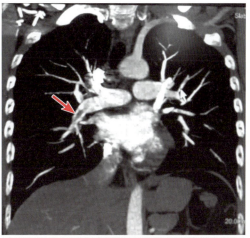

肺血流シンチ：右中肺野の血流欠損　　造影CT：右肺動脈内の血栓

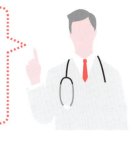

SpO_2低下を説明する胸部レントゲン所見がない場合は、肺塞栓を鑑別から外さない！

Column

肺血栓塞栓症を心電図で診断できるのか？

答えとして、「心電図だけで肺血栓塞栓症（PTE）を診断するのは、止めときなはれ」というのがあります。ただ、急性の右心負荷をなんとなく感じ取ることは大切です。以前の心電図と比較するのが、ベストな対応です。

- 右軸偏位が発生している。
- 右脚ブロックが出てきた。
- $V_{1～3}$ くらいに陰性 T 波が出現している。
- 頻脈化している（感度高い ⇔ 特異度低い）

あたりの総和となると思います。

S1Q3T3 パターンは有名だけど、PTE の 20％くらいでしか認めません。しかも、香坂俊先生『もしも心電図が小学校の必修科目だったら』によれば、
- 重症度とは、あまり相関しない。
- 右側胸部誘導（$V_{1～3}$）の T 波陰転化のほうが、予後を反映する。

ただし、上記は、急性の呼吸苦で来た患者さんの鑑別においてです。自覚症状が何もないのに、たまたま記録した定期心電図では、こちらのセンサー感度が異なります。

昨晩から息苦しくて、めまいがして、頻呼吸で、SpO_2 が低下していて、聴診でⅡp 成分が遅れて分裂している……もう、ほかに考えられないですね。PTE です、心電図を見なくても。

心エコーで、おそらく右心系が拡大しているはず。DVT の存在を疑って、下肢静脈エコーも行います。臨床的確定診断としては、造影 CT での肺動脈内血栓の確認と、追加できるならば（急がないけど）肺血流シンチでの血流欠損の確認です。その欠損部位が、巨大ブラでないことは CT で確認しましょう。

上記のように考えると、すでに肺塞栓 / 梗塞だとわかっている症例では、心電図はあってもなくても診断は変わらないということです。

胸部症状があって、とりあえず記録した心電図において、**【右心系が、やばいんじゃない？】** と、思えることが、重要なんですね。

なお、肺血栓塞栓症（PTE）は、そのほとんどが深部静脈血栓症（DVT）により、引き起こされます。なので、まとめて VTE とも呼ばれます。

PTE、DVT、VTE の関係

肺血栓塞栓症（PTE）
(pulmonary thromboembolism)
静脈うっ滞で発生した血栓が遊離し、肺血管を閉塞して発症する。

深部静脈血栓症（DVT）
(deep vein thrombosis)
血流うっ滞で下肢の静脈（深部静脈）に血栓を生じ、静脈還流に障害を与える病態。

静脈血栓塞栓症（VTE）
(venous thromboembolism)
PTE の原因はほとんどが DVT であり、PTE は DVT の合併症ともいえる。PTE + DVT = VTE となる。

Column

「右心系はへたれ」の法則

研修医から、肺塞栓の心電図について質問を受けました。

研修医：肺塞栓の心電図って、そんなに当てにならないですか？
指導医：12誘導心電図だけで診断しようと思うと、無理があるよ。けれど、右心系に負荷が来てるかな、と思いやることはできる。

研：でも、臨床症状だけで診断できるんですか？
指：それもまた難しい。呼吸苦と頻脈が一番よく見る所見だけれど、それだけですんなり診断できないのが、この疾患なんだ。WellsとPERCの予測指標だけど、どちらも心電図は入ってないでしょ。心拍数が高いことのみが、入っている。PERCは除外指標だけどね。

研：本当は沢山見逃しているんですか？
指：本にはあんまり書いてないけれど、臨床的に問題とならない肺塞栓は、静かに発生して、静かに治っている可能性があるね。心房細動での左心耳血栓が、必ず脳梗塞を起こすとは限らないように。

研：じゃ、肺塞栓の診断に行き着くのは、まぐれですか？
指：やばい、と思ったときに、肺塞栓の除外をきちんと頭の中の鑑別に入れるかどうかが、鍵だと思う。

研：では、心電図に限るとして、右心系の負荷を感じ取るって、どういうことですか？
指：「右心系はへたれ」の法則なんだ。もともと右心系は左心系に比べて、低圧系だ。元が正常ならば、肺動脈圧はせいぜい20〜25mmHg（収縮期）くらいだ。よって、右室の壁も薄い。それが、肺塞栓で急に肺動脈の一部が詰まると、右室の仕事量は倍増しかねない。もともとが華奢にできているので、すぐに泣きが入るわけだ。それが、右心系誘導やら軸偏位として、微妙に出てくる。ある程度、右心負荷が強いとね。

研：それじゃ、PTEにおいては心電図記録は特に要らないと？
指：逆だ。必ず、必要だ。胸痛・呼吸苦・SpO_2低下・頻拍などの状況では、見逃してはいけない鑑別診断が出てくる。ACSを否定するためにも、12誘導心電図の確認はちゃんとしなくては。

研：頻脈だけでよくわからない心電図だから、肺塞栓は落とせないと！
指：それも、ナイスな読みだと思うよ。

Wells Model for Clinical Diagnosis of Pulmonary Embolism

1. 深部静脈血栓症の所見や症状がある......3点
2. 他の診断より肺塞栓症らしい..................3点
3. 心拍数が100回/分..............................1.5点
4. 運動不足..1.5点
5. 深部静脈血栓症や肺塞栓症の既往......1.5点
6. 喀血..1.0点
7. 悪性腫瘍..1.0点

以上を合計して、
　2点以下は低リスク（1〜28％）
　2〜6点は中リスク（28〜40％）
　6点以上は高リスク（38〜91％）

J Thromb Haemost 80; 416-20, 2000

Pulmonary Embolism Rule-out Criteria（PERC）

1. 50歳以下
2. 心拍数100以上
3. SpO_2　94％以上
4. 片側の下肢腫脹がない
5. 喀血がない
6. 最近の手術や深部静脈血栓症がない
7. 肺梗塞や深部静脈血栓症の既往がない
8. 外因性エストロゲンを使用していない

以上を満たせば感度96〜100％、特異度15〜27％（リスクによって幅がある）

J Thromb Haemost 9(2); 300-4, 2011

Case 066

80代男性、虚血心でない証明は？

Q 80代男性、喫煙者。安定状況です。虚血性心疾患の合併は、心エコーで否定しました。

虚血の関与を、心電図で否定するにはどうしたらよいでしょうか？

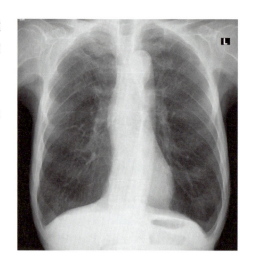

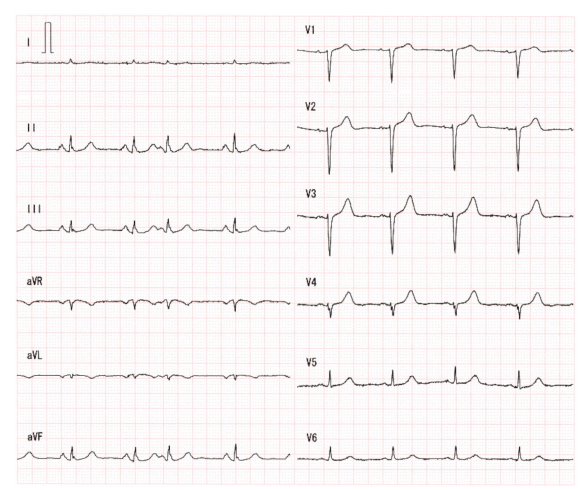

心電図をみると、V$_{1\sim4}$ で PRWP（poor R wave progression）です。でも、心エコーでは壁運動は正常です。壁厚も問題なし。

胸部レントゲンでわかるように、この患者さんは肺気腫です。横隔膜は下降し、心臓自体が下方にあります。でも、電極の取り付け方は一定です。

この場合、心筋起電力の総合ベクトルを上から見ていることになります。胸部電極（特に V$_{1\sim3}$）からは、逃げる方向のベクトルです。よって、いわゆる PRWP 状態となり、V$_{1\sim4}$ の r 波高が低いのですね。

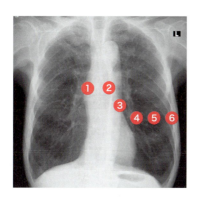 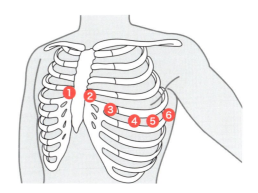

そこで、1 肋間下げで胸部誘導を記録してみましたが、あまり変わりません。賢明な技師さんが、2 肋間下げで再度記録してくれました。やれやれ、やっと普通の胸部誘導の波形に戻りました。技師さん、ありがとう*!!*

通常の電極位置　　　　**1 肋間下げ**　　　　**2 肋間下げ**

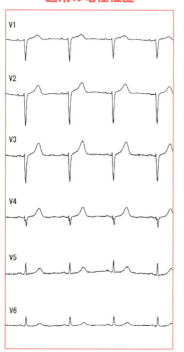 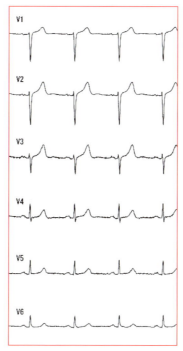 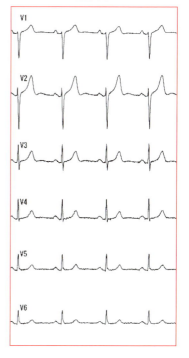

Case 067 意識障害で搬入された3症例

Q 意識障害・脱水状態でERに搬入された3例の心電図を提示します。原因疾患は何でしょうか？ 実は3例とも答えは同じなんです（答えは、えっ！です）。
なお、話の都合上、AIUEO-TIPSのうち下表のグレー部分はすでに否定されているとの前提でお考え下さい。

A	Alcohol	急性アルコール中毒、Vit B_1 欠乏症（Wernicke脳症）
I	Insulin	低血糖、DM性ケトアシドーシス、非ケトン性高浸透圧性昏睡
U	Uremia	尿毒症
E	Electrolytes	Encephalopathy、Endocrinopathy（肝性脳症、甲状腺クリーゼ、粘液水腫、副甲状腺クリーゼ、Na・K・Caの異常）
O	Oxygen	O_2 & CO_2、Opiate/Overdose
T	Trauma	Tumor、Temperature（脳挫傷、硬膜下血腫、脳腫瘍、体温異常）
I	Infection	
P	Psychiatric	
S	Stroke	Syncope、Seizure、Senile、Shock

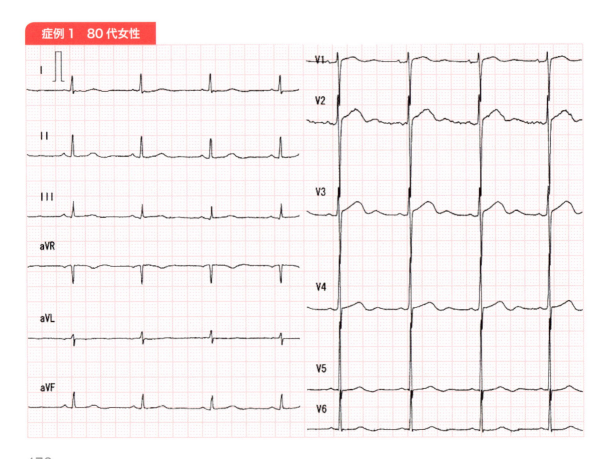

症例1　80代女性

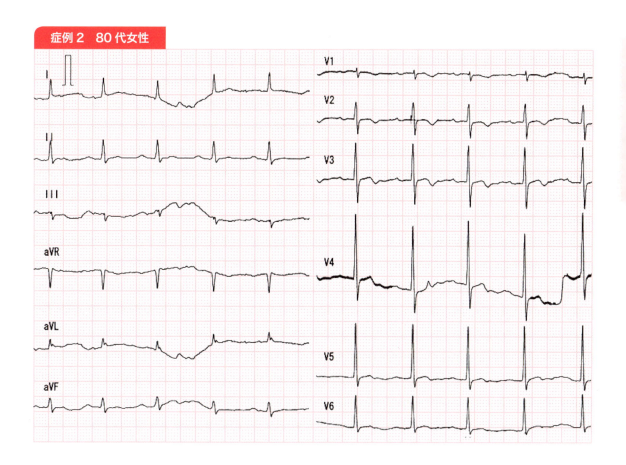

症例2　80代女性

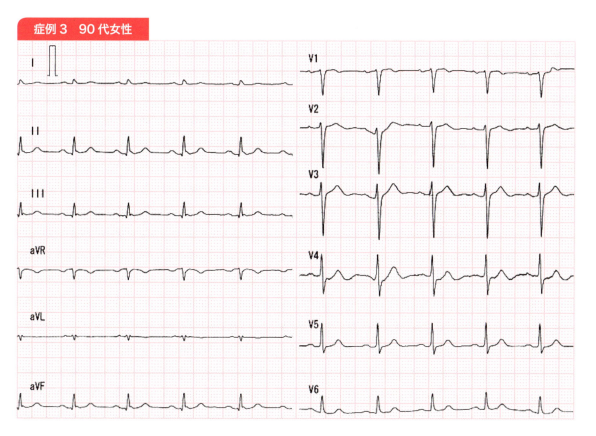

症例3　90代女性

173

答えは、3例とも高Ca血症の心電図です。
でも、QT/QTc時間では、高Ca血症のrule in / rule outはできません。

なんか、トホホの結論ですね。

過去3年間分の当院ERで経験した高Ca血症の症例をpick upして、心電図と照らし合わせましたが、すべてカリウム値の異常はありませんでした。アルブミン補正しても、ちゃんと高Ca血症でした。
ここに載せた3症例は、12〜14mg/dℓレベルです。ちなみにQTcは400msecくらいです。ここに載せていない他の症例でも同様でした。

丸善・ジュンク堂・紀伊國屋と、医学書を扱う本屋さんで、心電図本を片端から調べてみました。十数冊の心電図本の中で、高Ca血症の心電図でQT短縮の実物を載せていたのは、数冊のみ。QT/QTcが短縮すると文章だけ書いてあった本と、QT/QTc短縮の解説図を載せた本が、それぞれ数冊でした。

載っていた心電図は、20代の副甲状腺機能亢進症でした。もとが正常な心電図に単純に高Ca血症が発生している、とても美しいQT短縮の心電図でした。

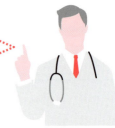

きれいな高Ca血症の心電図は、本の中にしか存在しない。

QT/QTc短縮は、即不整脈として命の危険はありません。補液・利尿と、ビスホスホネート製剤の使用で、血清Ca値を下げれば良いだけです。

心電図は、意識障害・脱水で来た患者さんの血清Ca値の推定には、使えないようです。感度・特異度ともに悪すぎます。
念のため、お師匠様にお聞きしてみたところ、『心電図で高Ca血症を診断しようとするのは、煩悩です』とのご返事でした。

高Ca血症でQT/QTc短縮が発生する理論的根拠と、その限界については、次ページのコラムでご説明します。

Column

高Ca血症でQT/QTc短縮となるロジックとその限界

QT/QTc短縮の定義

「QT短縮の明確な定義はなされていないが、QT時間の正常下限を 330 msec（小児では 310 msec）、QTcを 360〜380 msec とすることが提案され、また健常人の 99% は、男性が QTc > 360 msec、女性が QTc > 370 msec を示すことが報告されている」（心臓突然死の予知と予防法のガイドライン 2010 年版より）

明確な定義が無いんですね。困りました（-_-;*）。

QTc < 400 msec はジギタリス投与中か高Ca血症を疑え！と書いている本もありましたが、我々の高Ca血症の症例では 400 msec 以上がありました。どだい、見た目で QT 短縮がわからないと、ER や外来では役に立ちませんよね。

QT/QTc短縮の理論的根拠は？

- 細胞外 Ca 濃度が上昇すると、活動電位第 2 相で内向き電流が加速されます。
- よって、活動電位第 2 相の時間が短くなる＝QT時間の短縮につながります。

実にシンプルで、わかりやすいロジックです。逆に低Ca血症だと、QT時間は延びるはずです。でも、現実にはそうならないことの方が圧倒的に多いようです。

原因として、QT/QTc時間のゆらぎが大きすぎることがあります。

- QT時間は、個体差が大きい。
- 個体差をのりこえるほどの影響は生じにくい。
- 同じ心拍数でも、昼夜差がある。
- 同じ心拍数でも、交感神経と副交感神経のバランスが一定でないことも関与している。
- 以前の心電図と比較しても限界がある。

お師匠様から、上記のことを教わりました。

なお、高Ca血症とは関係ありませんが、遺伝性疾患で QT 短縮症候群があり、心室頻拍・心室細動などの致死的不整脈が発生しやすいようです。日本では、数えるほどしか症例がないようですけれど。

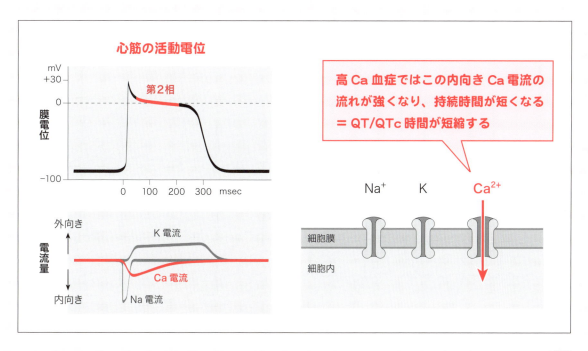

80代男性、心室性期外収縮

 80代男性。心電図を見ると、3拍目と5拍目がPVC（心室性期外収縮）ですね。このPVCが、心臓内のどのあたりから出現しているか、考えて下さい。

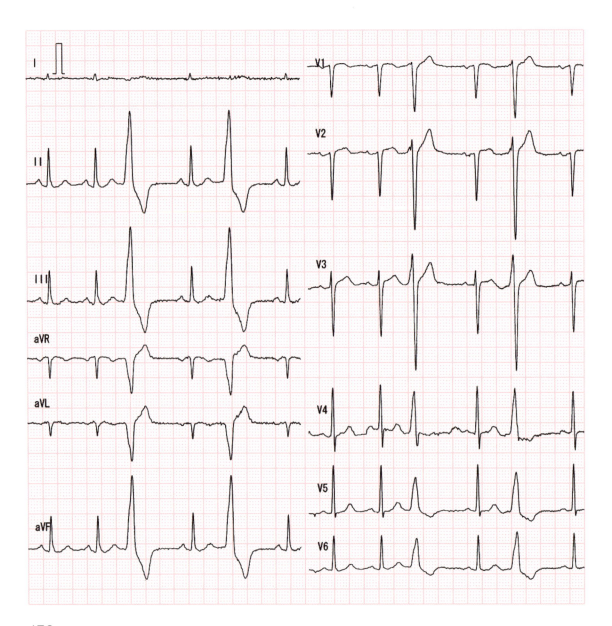

Ⅱ、Ⅲ、aVF で、背高のっぽの R 波が特徴です。右室流出路の高いところから、真下にビューンと興奮が伝わります。刺激伝導系を介さないので、幅広い QRS です。右室が発火点なので、胸部誘導で見ると完全左脚ブロック型となります。

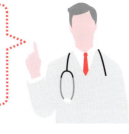

右室流出路起源の PVC は、下方軸を示す完全左脚ブロック型である。

下方軸とは、QRS 軸が下に向かうという意味です。QRS 軸が下に向かうので、Ⅱ、Ⅲ、aVF で R 波が高い陽性（**上向き**）になります。混乱しがちなところですね。

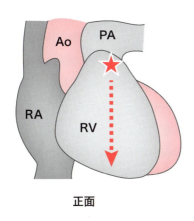
正面

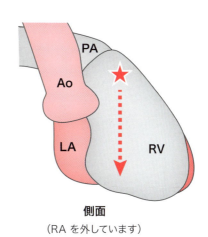
側面
（RA を外しています）

右室流出路起源の PVC は、基礎疾患を持たない安全なものが多いんですね。でも、例外もある。器質的心疾患を持たない特発性心室頻拍はこの形をとりやすい。面倒ですね。危険か否か、どうやって判定しましょうか？

臨床心臓電気生理検査に関するガイドライン（2011 年版）によれば、
「class-Ⅲ：基礎心疾患を伴わないか、基礎心疾患を有していても左室機能が比較的保たれており（EF > 40%）、症状が全くなく、連発・R on T がなく、持続性心室頻拍あるいは心室細動が誘発される危険性がないと考えられる患者」

つまり、class-Ⅲ だから電気生理学的検査非適応、という意味ですね。症状がなく、心エコーでも異常のない右室流出路 PVC は、危険性がとても少ないので、（医学的介入をせずに）放置する、と理解して下さい。

Case 069

40代女性、労作時の呼吸苦

Q 40代女性。労作時の呼吸苦があります。
これだけの情報で、心電図診断してみて下さい。

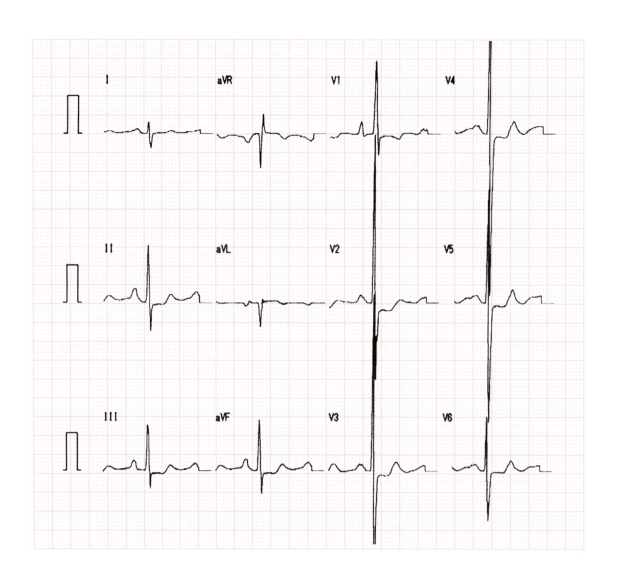

成人になってからのPDA（動脈管開存）手術後の心電図です。
PDAの開胸手術例では、左側胸部開胸例では胸骨正中に切開創がなく、胸部レントゲンでもワイヤーが写らないので、気を抜いていると手術の有無を見逃すことがあります。特に患者さんがしゃべらない方だと。

心電図は、
- 右室肥大としてみると、$V_{1～3}$の波形が理解できます。高いR波もST-T変化も、右室肥大によるものです。
- 容量負荷（Ao → PA へのシャント血流）による肺高血圧の所見です。
- Ⅱ、Ⅲ、aVF、V_1のP波が尖っており、いわゆる**肺性P波**です。P波前半の右房成分です。
- 右室の拡大で心室中隔は後方に回転し、移行帯がV_6くらいにあります。
- $V_{5,6}$の深いS波は、右室肥大の反映です。
- 脚ブロックなしで電気軸は90度強くらいでしょうか。

素直に右室肥大と読み、病歴などから原因疾患を読み解きましょう。PDAは閉鎖されていますので、心雑音では判定できません。

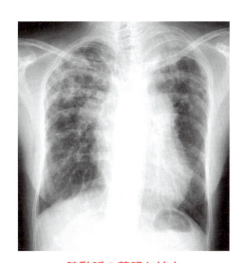

肺動脈の著明な拡大

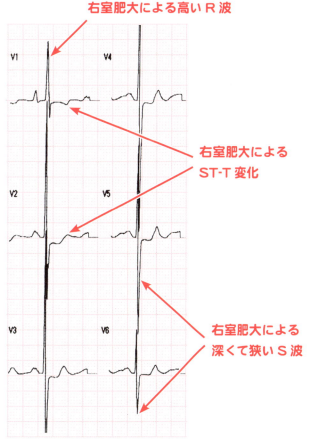

右室肥大による高いR波

右室肥大によるST-T変化

右室肥大による深くて狭いS波

Case 070

80代女性、TIA症状で来院

 TIA（一過性脳虚血発作）症状で徒歩来院した80代女性。ベースに重度の糖尿病があります。入院時に心電図を記録し、経過観察していました。3日後、呼吸苦が悪化し、循環器科へコンサルトされました。

この症例はその後、劇的展開をたどるのですが、心電図から読みとれますか？

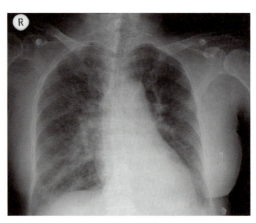

（第3病日）

入院時

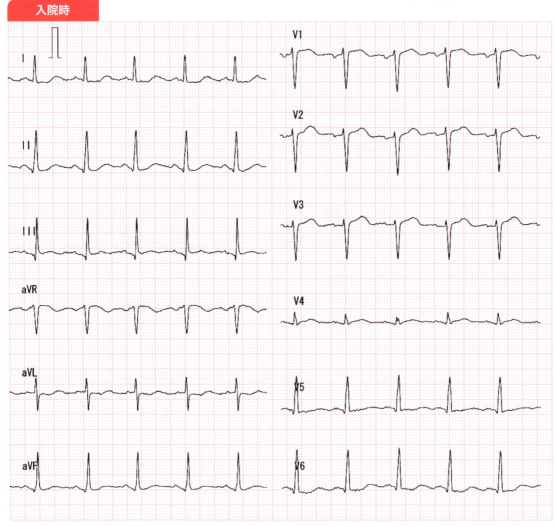

入院時の心電図では、著変はないと言えばないですね。
V₄ の ST 上昇が、なんとなく私は気になりますが、胸部症状で来たのではなく、
TIA 症状ですので、すぐに循環器の精査とはなりません。

呼吸不全症状が前景化した 3 日目の心電図では、
- $V_{1\sim 3}$ の ST 上昇と r 波の減高
- ST の全体的低下

が気になります。

胸部レントゲンは、明らかなうっ血です。心不全治療を開始しつつ、心エコーを施行しました。LMT（左冠動脈主幹部）を含む 3 枝病変であり、直後に PCI を行いました。大変な戦いでしたが、それは別のお話です。

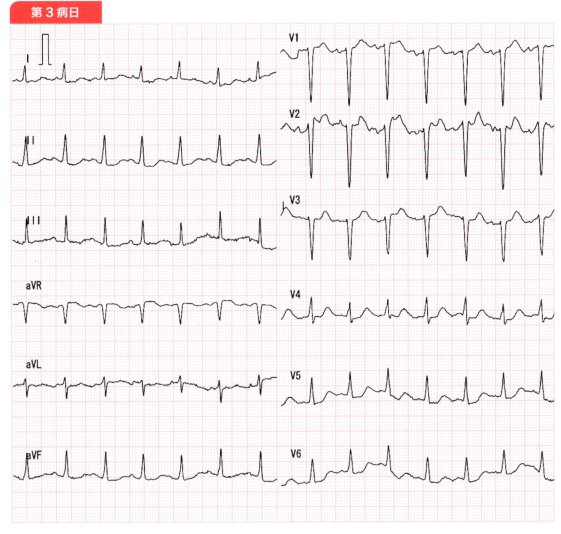

第 3 病日

入院時の心電図を振り返ってみましょう。とても3枝病変とは想像し難いですよね。このように、すべての冠動脈が障害を受けたとき、12誘導心電図が一見正常に見えることがときどきあります。

正常な部分がベースにあり、一部が異常（虚血）だとコントラストが生じて、心電図所見が出やすくなります。みんなが悪いと、お互いが牽制しあって、一見正常に見える、という理屈です。

このことは、12誘導心電図の限界を意味しません。心電図は、起きている電気現象を、素直に描出してくれます。こんなこともあるんだ、と我々が心得ておくべき症例でした。

> それにしても、TIAは目眩ましでした。DMは怖いんですよ。

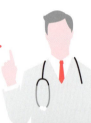

動画はこちら

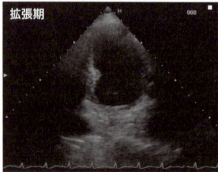
拡張期

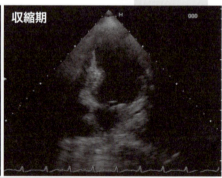
収縮期

心基部は収縮するも、心尖部は巨大な瘤を形成

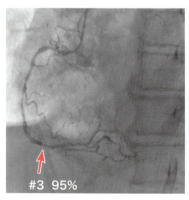
#3 95%

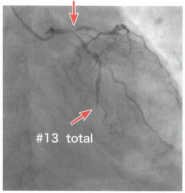
LMT病変：LAD/LCX分岐部
#13 total

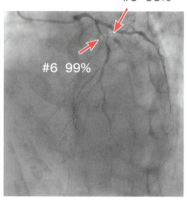
#9 99%
#6 99%

60代女性、ショック状態でERへ

Case 071

  60代女性。ショック状態で搬入されました。以前、血液内科でMDS（骨髄異形成症候群）として管理されていました。今回は、他院からの紹介で来ております。白血球数は124,500でした。

ERですぐに記録した心電図です。この心電図から、どんな病態を考えますか？

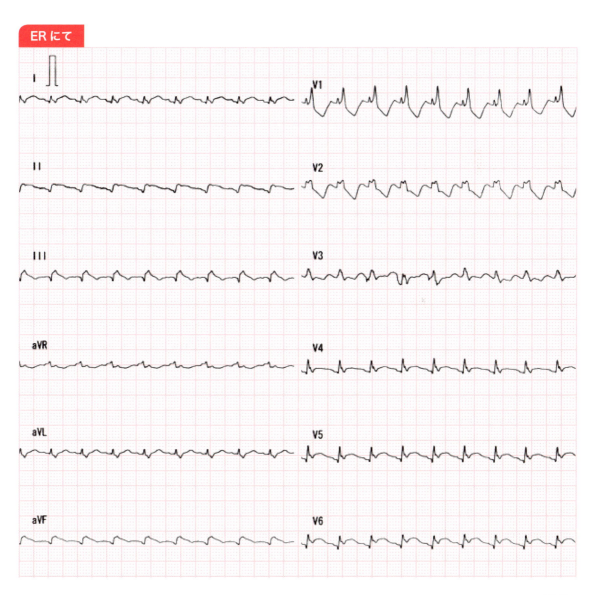

MDS（myelodysplastic syndrome：骨髄異形成症候群）の白血病化状態で、心タンポナーデによるショックでした。開創・心嚢腔ドレナージを行い、ショックから離脱しました。

ER 搬入直後の心電図は、
- 頻脈
- 完全右脚ブロック
- ST 上昇がほぼ全誘導にあり
- 低電位
- P 波がはっきりしない。発作性上室性頻拍？（ただし、治療により徐々に rate down）

第 8 病日

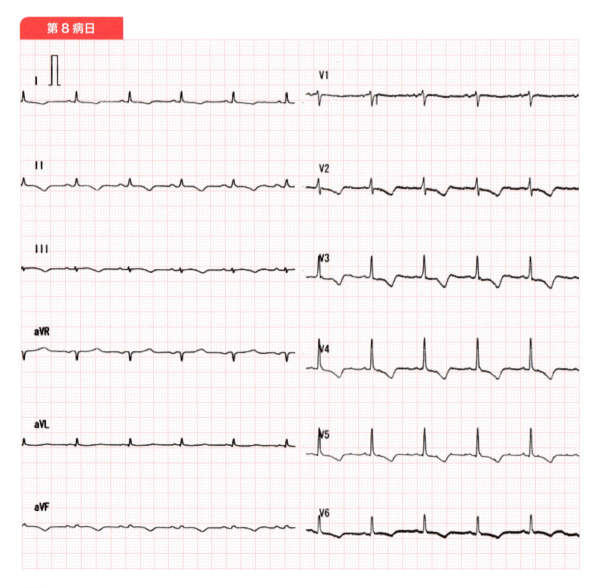

8日後の心電図をみると、完全右脚ブロックはなくなり、電位も少し改善（増高）しました。洞調律です。ST上昇はなくなり、陰転化しています。強いストレスを受けた後の心電図にありがちですね。

心タンポナーデの心電図ですが、もちろん虚血の存在も大きな鑑別として出てきます。どちらにしろ、すぐに心エコーをとりましょう。

心タンポナーデ発症前後の胸部レントゲンを比較してみましょう。前回、貧血の治療で入院したときの立位胸部レントゲン（IVHあり）と、今回ショックでER搬入となり、挿管状態の臥位胸部レントゲンです。心嚢液貯留による心拡大が明瞭です。

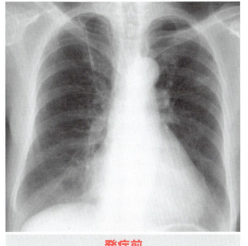
発症前

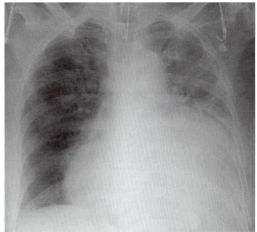
発症時（ERにて）

NOTE　**心タンポナーデ**は、閉塞性ショックの一病態です。心嚢腔内に急激な液体貯留が起こり、主に右心系の拡張障害を起こすことで、血圧が低下します。ゆっくりと心嚢液が溜まると、ショックにはなりにくい。血圧低下と広範なST上昇が、心タンポナーデを疑わせます。確定診断はもちろん、心エコーです。CTでは、心嚢液貯留はわかりますが、壁運動からの拡張機能障害はわかりませんから。

Case 072

20代女性、suicide by hanging

 20代女性。心肺停止でERに搬入されました。
蘇生直後の心電図です。

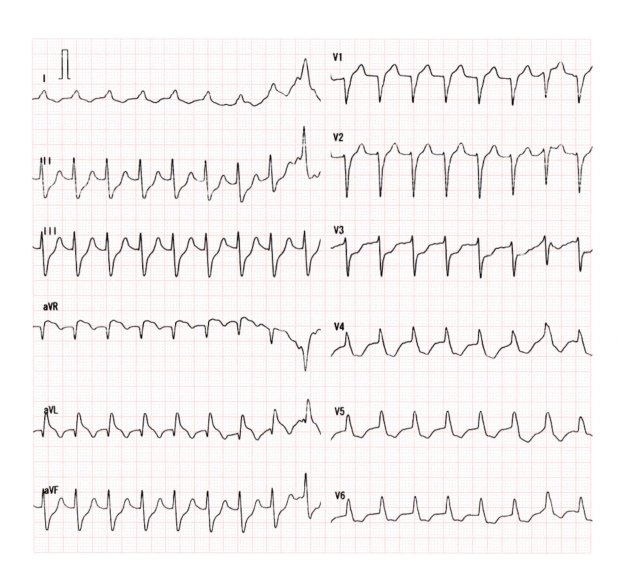

蘇生直後の心電図ですが、
- P波が不明です。
- wide QRS の頻脈です。
- 130 ± 5/min くらい。心室頻拍ですね。
- 完全左脚ブロック型なので、心室頻拍の発火源はおそらく右室でしょう。
- Ⅱ、Ⅲ、aVF で、R=S の波高。上方軸でも下方軸でもありません。
    ➡ 右室の真ん中あたりからの発火？
- 心停止による心筋障害 ➡ 変行伝導かも。

この症例は、基本的に健康な心臓で起きた VT（心室頻拍）と思われます。wide QRS ながら、穏やかな波形です。ぱっと見、AIVR かと思いました。でも、それにしては心拍数が速い。

AIVR（Accelerated Idio-Ventricular Rhythm；促進性心室固有調律）。今は、slow VT と呼ばなくなったようです。リスクのミスリードだからでしょう。

不整脈の本には、100/min 以下の VT を AIVR と呼び、一時的に心室のペースメーカーが速く活動しているもの、と書いてある本があります。そして、VT とは通常 120/min 以上の HR をとる。

じゃあ、100 より多くて 120/min 未満の場合は？　などと考えても仕方ありません。VT と AIVR の境界はあいまいなんです。

もう1回考えて、これは元気であった女性の心臓が、最後にけなげに自己心拍を保っている VT である、と判定しました。合掌。

20代男性、突然の心肺停止

Case 073

 20代男性。アルバイト作業中に突然、意識消失を来たしました。17:20に転倒、けいれん、呼吸はあり。17:30に救急隊が到着し、心肺停止を確認。救急車内で3回DC施行するも戻らず。17:43にERへ搬入。

この心電図は心肺蘇生後、18:11に記録されています。
心電図診断をして下さい。

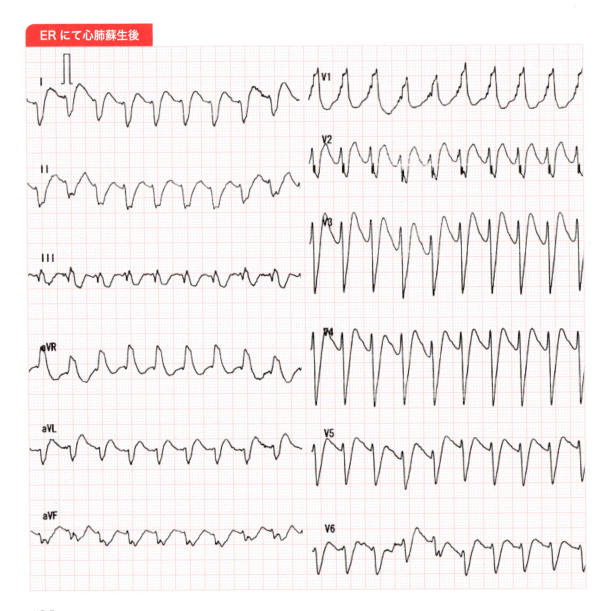

ERにて心肺蘇生後

救急車内でDC施行とありますように、これは心室頻拍です。
- 完全右脚ブロック＋上方軸となります。
- $V_{5,6}$でr＜Sであることも、心室頻拍を強く示唆します。
- 完全右脚ブロック型ですが、V_1の波形はけっこういびつです。

心室頻拍を、完全右脚ブロック型とか完全左脚ブロック型に分類しますが、普通の洞調律の脚ブロックとは、かなり形が異なります。完全右（左）脚ブロックの形をした頻脈は、むしろ、脚ブロックを伴った発作性上室性頻拍や、2：1伝導の心房粗動を示唆します。

また、Ⅰ誘導でかなり右軸偏位していますので、発火部位は左室側壁の可能性が高いようです。ただ、最終的には体表面マッピングや電気生理学的検査をしないと、どこが本当のリエントリー形成部位かはわかりません。あくまで予想に止まります。

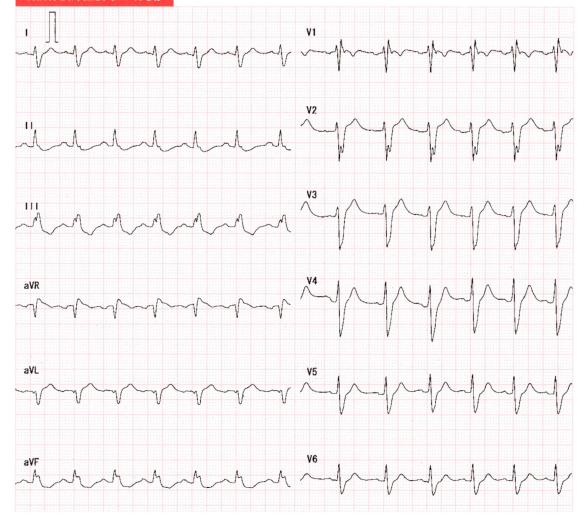

洞調律復帰直後（20分後）

洞調律復帰直後の心電図では、完全右脚ブロック波形が残っています。Ⅱ、V_2 ではっきりとP波が確認されます。少しnotchはありますが、あまり変な心電図ではないようですね。

3ヵ月後には脚ブロックも消え、かなり正常に近い心電図波形に戻りました。

心電図からは想像しにくいのですが、この症例は心エコー上は肥大型心筋症のパターンでした。症状もなく家族歴もない肥大型心筋症は、何事も起きずにのんびり経過する症例も沢山あります。でも、この患者さんのように、突然のpulseless VT（無脈性心室頻拍）を起こすこともあります。

発症3ヵ月後

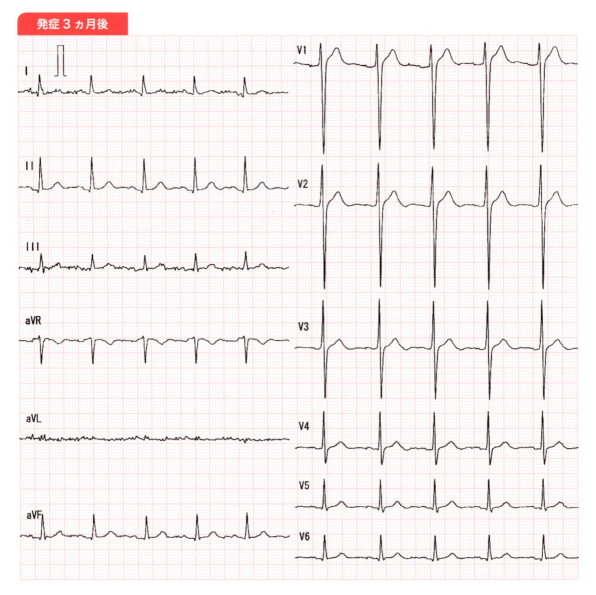

ASD 術後の 30 代男性

Case 074

Q ASD（心房中隔欠損）手術後の 30 代男性。栄養ドリンクを飲んだ後に動悸発作を起こし、ER を受診しました。意識は清明で、収縮期血圧 80 mmHg でした。

心電図診断をして下さい。

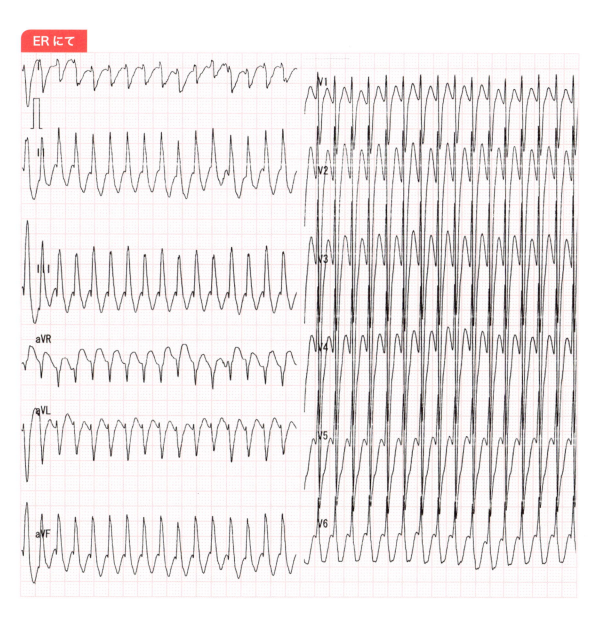

ER にて

答えは心房粗動、1：1伝導でした。血圧低下はあるものの、幸い意識は清明ですので、少し余裕があります。DCを脇に置いて、しっかりと考えてみましょう。

- 280/min 前後と、かなりの頻脈です。
- 洞性頻脈は却下（こんなに速くなれない）
- となると、PSVT（発作性上室性頻拍）、rapid Afib（急性心房細動）、VT（心室頻拍）かもしれない。
- PSVT としても、なんぼなんでも頻拍に過ぎる。
- いくらモニターを見ても、RR 不整は認めません。
- でも、こんな頻脈の VT では、pulseless VT となりそう。
- もしかして、1：1 伝導の心房粗動…… となります。

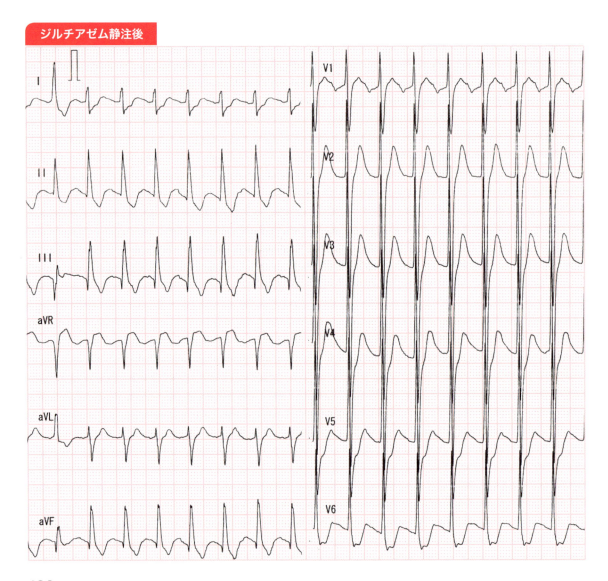

ジルチアゼム静注後

この韓国製の栄養ドリンクは超強力だったようで、交感神経を賦活化して、房室伝導を促進しました。ジルチアゼム（ヘルベッサー®）静注で一旦は rate down しましたが、再度頻脈化し、DC 施行となりました。

この症例ののこぎり波は、あまり典型的ではありません。開心術後は、へんてこなのこぎり波が出現します。切開部の周辺を興奮が回るために、変になるんですね。

興奮の回転と、のこぎり波の向きは、このような関係にあります。
- 反時計方向回転 ・・・ **通常型心房粗動：下向き粗動波**
- 時計方向回転 ・・・・ **非通常型心房粗動：上向き粗動波**

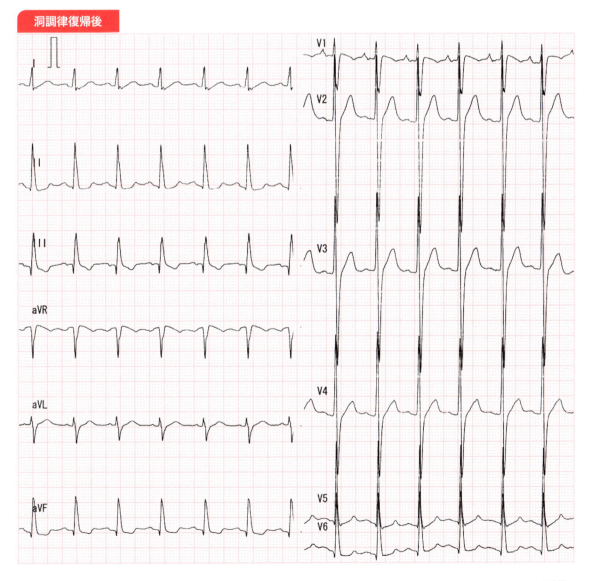

洞調律復帰後

Ⅱ、Ⅲ、aVF でクッキリとしたのこぎり波が見えたら、通常型と考えていいと思います。なお、同じ症例で粗動波の回転が逆になることもあるんだそうです（回転方向にこだわっても御利益はありません）。

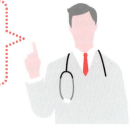

ムニャムニャした形の、のこぎり波もあることにご注意!!

この症例は ASD 術後なので、切開関連性心房粗動（incisional AFL）となります。紹介先でのカテーテルアブレーション時に確認されました。

Column

心房粗動ののこぎり波

心房粗動（atrial flutter：AFL）はネズミでは発生しません。粗動波がぐるぐる回るのに、ネズミの心房は小さすぎるようです。人間の心房の大きさが、ちょうどいいんですね。

通常は、三尖弁の周りを興奮が旋回します。このために、Ⅱ、Ⅲ、aVF誘導で、きれいな「のこぎり波」が出てきます。

開心術後の心房にできた傷を回るAFLは、興奮の方向が立体的に異なるので、診断も難しくなります。特に心房頻拍との鑑別ですね。12誘導心電図では診断困難な例もあり、不整脈専門医の協力が必要です。

通常は、あまり難しく考えず、Ⅱ、Ⅲ、aVF誘導でのこぎり波があったらcommon type、そうでないのはuncommon typeと考えて良いでしょう。

最近は、通常型心房粗動（common type AFL）を、**峡部依存型心房粗動**（isthmus dependent AFL）とも呼ぶようになりました。

なぜなら、AFLの興奮は、下大静脈と三尖弁の間の狭い部分（解剖学的峡部）で、伝導が遅くなります。そのため、のこぎり波は、急峻な部分となだらかな部分に分かれます。

また、通常型心房粗動で見るのこぎり波は、下向き（陰性）と表現されます。反時計方向に回転している場合が、私たちの見慣れたflutter波形です。

心房粗動の治療は、カテーテルアブレーションが1st choiceです（通常型の方が圧倒的に成功率が高い）。抗不整脈薬による除粗動・発作予防はまず無理です。せいぜいrate controlまで（βブロッカー、ベラパミルなど）。もちろん緊急時の電気的除粗動はありです。

通常型心房粗動について、森博愛先生のウェブサイトでは次のように解説されています。
「common typeの興奮旋回路としては、心房中隔および右房後壁を上行し、右房側壁および前壁を下行する反時針式に回る旋回路が認められています」

心房粗動時に、激しい運動をさせて交感神経優位にしたり、抗コリン作用のある薬剤を使って房室伝導を促進させるのは、御法度です。1:1房室伝導の誘発リスクです!!

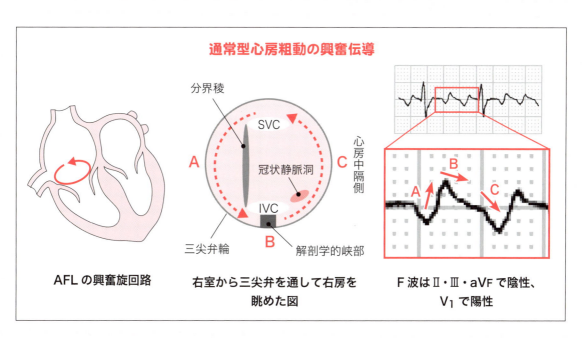

通常型心房粗動の興奮伝導

AFLの興奮旋回路 ／ 右室から三尖弁を通して右房を眺めた図 ／ F波はⅡ・Ⅲ・aVFで陰性、V₁で陽性

70代女性、大腿骨頸部骨折で入院

 70代女性。大腿骨頸部骨折で整形外科に入院しました。
入院時の心電図は、次のような心電図でした。

何の症状もないのですが、どうしましょう？　今後の対応を考えて下さい。

入院時

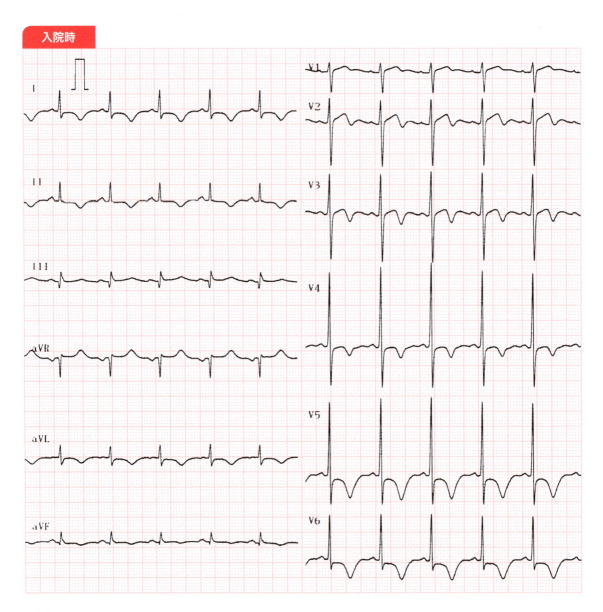

何の症状もないのに、心電図は広範囲にT波の陰転を記録しています。
心エコーでは、心尖部を中心とした心室瘤様の壁運動障害を示しました。

血液検査では、トロポニンⅠの最大値が 0.30 ng/mℓ で、CPK 上昇なし。困ってしまいました。壁運動障害のパターンで、側壁の虚血なのか？　たこつぼ心筋症なのか？　鑑別するのは、現実的には困難です。

整形外科の手術を1週間延ばしていただき、冠動脈造影を施行しました。予想したように、問題なし（intact）でした。心電図も壁運動も、すぐに改善しました。

結論は、「骨折ストレスにより発症した、たこつぼ心筋症」です。もし、心電図の異常に気づかなければ、予定通り大腿骨頸部骨折の手術を行い、たぶん順調に経過したはずです。

このように、私たちが知らないうちに、たこつぼ心筋症が発生し、人知れず治癒することが、けっこう起きているのでしょう。

入院時心エコー

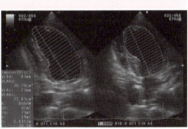

LVEF＝20.5%

1ヵ月後の心エコー

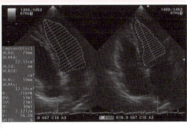

LVEF＝56.1%

1年後、患者さんが外来に来られたので、念のため12誘導心電図を記録しました。元気な心電図でした。

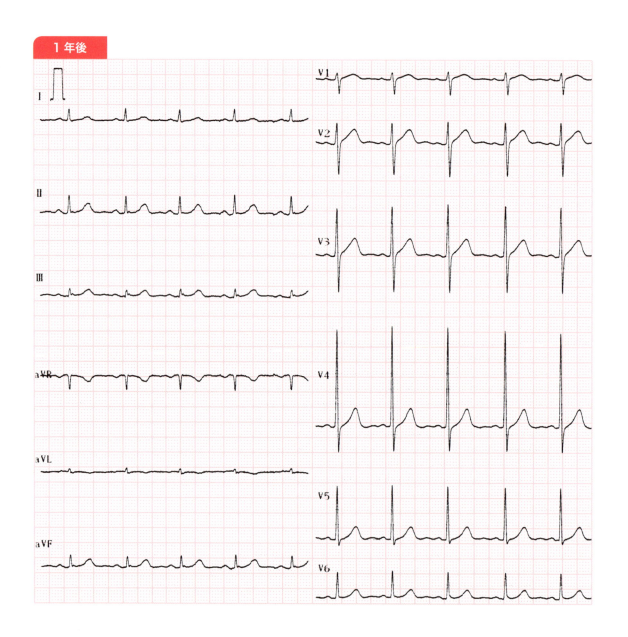

50代男性、透析患者の心停止

  50代男性。糖尿病が基礎疾患の透析患者さんです。
夜間、両下肢の強いしびれ・脱力感で、身の置き場が無くなって、ERを受診しました。この心電図を記録した直後に、PEA（pulseless electrical activity；無脈性電気活動）となりましたが、研修医たちが頑張って助けました。

いったい何が起きたのでしょうか？　心電図の解釈は？

ERにて

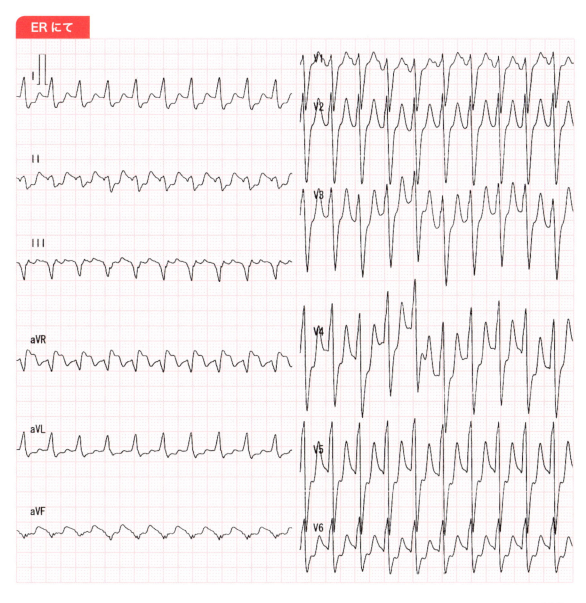

自己管理のとても悪い透析患者さんです。吐き気・頭痛と両下肢脱力感が強く、救急車で搬入されました。血液検査の結果を見ると、

K 7.4 mEq/ℓ	Na 118 mEq/ℓ	BS 988 mg/dℓ	BUN/Cr 79/6.2 mg/dℓ
pH 6.983	PCO$_2$ 58.3	PO$_2$ 46.8	HCO$_3$ 13.5
BE −17.9	SaO$_2$ 56.3%		

高 K 血症、低 Na 血症、高血糖、アシドーシスです。これでは気分も悪くなりますよね。透析前に体重を 8 kg 増やすこともあったようです。

幸い今回は薬物使用なしで、PEA を離脱できました。集中治療室管理となり、緊急で血液透析を施行されました。

ER での心電図を判読してみましょう。
- 頻脈
- wide QRS tachycardia
- T 波が尖っている（高 K 血症ですから）。
- Ⅱ、Ⅲ、aVF を見ると、flutter に見えないこともない。
- とすれば、2：1 伝導の心房粗動か。
- でも、PEA となったことの説明が難しい。

何でもありの心電図変化ですね。心室頻拍と言ってもいいでしょう。または、脚ブロック付きの通常型心房粗動（私はこっちの診断かな）。

本来涙ながらに感謝されたい症例ですが、患者さんは怒って医療側・家族の説得を聞き入れず、第 3 病日に自己退院してしまいました。

そりゃ、挿管しましたよ。中心静脈ルートも入れました。心マッサージもしましたよ。後で胸骨の痛みもあったでしょう。ER の医師たちは、死の淵から彼を救ったのですが…。医療は辛いですね。

でも、このとき頑張った研修医の先生は、今は循環器専門医を目指して大活躍されているのを、Facebook で確認しております（^_-）。

その後の安定期の心電図を見ると…、左室肥大ですね。

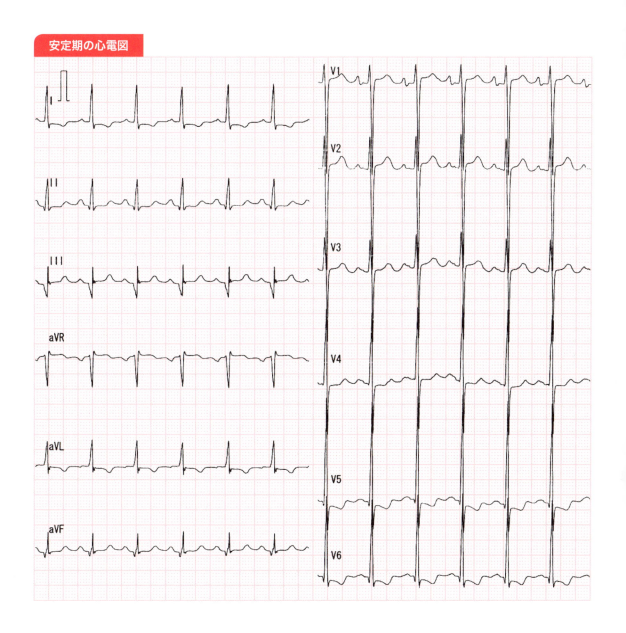

安定期の心電図

60代男性、上腹部痛でERへ

 60代男性。上腹部痛＆ショック状態でERへ搬入されました。すぐに心電図を記録したところ、wide QRS頻拍を呈しています。

心電図のみで確定診断できる病態です。

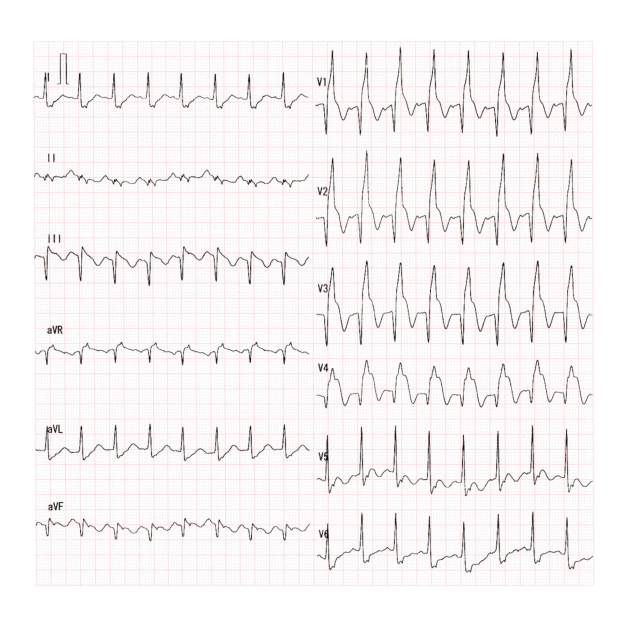

この心電図を瞬間的に、広範囲前壁でのACS（急性冠症候群）だと判定できることが、ERでは要求されます。

- 頻脈ですが、洞調律です。P波はⅡ、aVRで明確です。
- wide QRSはCRBBB（完全右脚ブロック）によるものです。でもちょっと変。
- $V_{5,6}$にある幅の広いS波は、CRBBB的に妥当です。
- でも、$V_{1,2}$にr波がありません。
- QR波形となっています。
- ST上昇が$V_{1～4}$、Ⅱ、Ⅲ、aVFにあります。V_4はbox-likeなST上昇です。
- ST低下はⅠ、aVL。たぶん$V_{5,6}$でも（基線の揺れが激しい）。

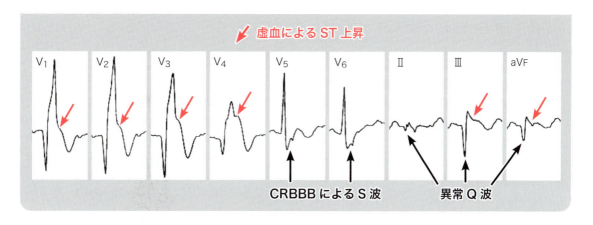

診断は、ACS（antero-septal AMI）with CRBBBです。V_1のr波がないのは、中隔の梗塞のためです。普通はQSパターンになるだけですよね。

ST上昇と低下の両方がある場合は、**主病変はST上昇のある方**です。この症例では、心尖部を巻いた大きなLAD（左前下行枝）でした。広範囲前壁梗塞に心室中隔穿孔のおまけつきだったため、すぐにCABG＆パッチ手術となりました。

CRBBBでは、左室の興奮性はそのまま表現されます。その上に、右室の伝導障害が乗っているだけです。この症例では、septal qの消失と、ST上昇がCRBBB上にあるわけです。この見方がいったん身につくと、もう迷いません。

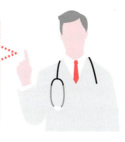

完全右脚ブロックの心電図は、左室の興奮性の上に右室の伝導障害が乗っています。

Case 078 50代男性のおかしな心電図波形

 一般外来に徒歩来院された50代男性の心電図です。この心電図を、どう解釈しましょうか？ なお、ACSではありません。

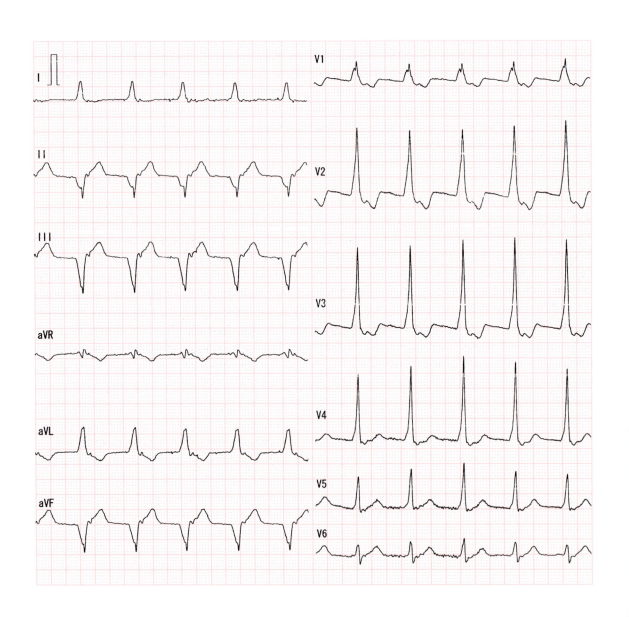

WPW症候群のような心電図ですね。P波がST部分にあるようにも見え、よくわからない心電図です。はっきり言って、お手上げです。これはもう、お師匠様にお尋ねするしかありません。

以下のコメント頂きました。

——なかなか珍しい心電図です。房室弁輪の近くに異所性心室調律のフォーカスがあれば、この形になっていいはずです。［心室調律＋逆行性P波］という診断でいいかと思います。副伝導路が調律のフォーカスになったという症例報告もあります。それもあり得るかも知れません——

心電図の良いところは、初めて見る心電図でも、それなりにその発生過程を推定できるところです。でも、ときにはとんでもない方向にミスリードもします。

なるほどこの症例は、上記の説明で理解できます。波形自体が問題ですので、ネットでの検索も難しかったです。わからないことは、よくわかっている方にお尋ねするのが一番！という症例でした。

なお、臨床的に器質的心疾患はありませんでした。

Case 079

40代男性、突然の動悸でERへ

  40代男性。深夜に突然、動悸が始まり、ふらつきながらも歩いてERを受診しました。以前に同様の発作があったそうです。収縮期血圧70mmHg、意識は清明です。心電図を判読して下さい。

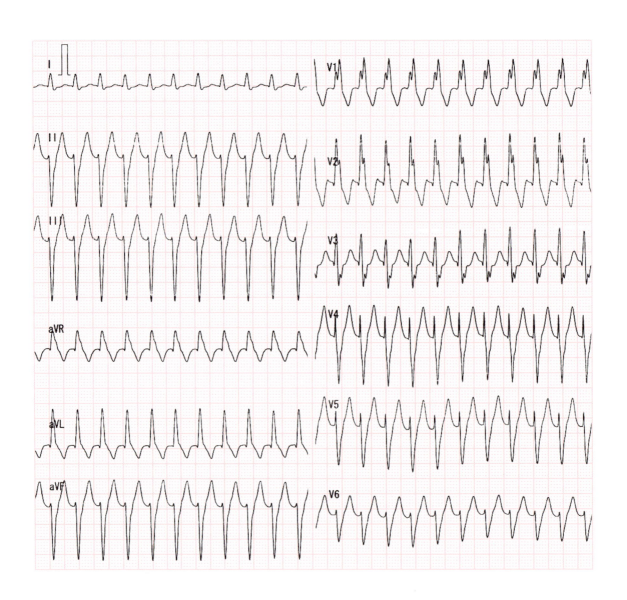

VT（心室頻拍）なのに、ときに歩いて来る患者さんがいます。この方も血圧は低めですが、ふらつきながらも歩いて来ました。もともとの心機能が悪くないんですね。ERで最初 ATP 静注が効かず、ベラパミル静注で VT 停止を得ました。以前は他院で管理を受けていたのですが、転居後はほったらかしにしていたようです。

心電図は【CRBBB + LAD】パターンで、ベラパミル感受性 VT です。この型の VT は、左室後壁のプルキンエ線維でのリエントリーと言われます。

- 左室から右室方面へ伝導が伝わるので、CRBBB 型となる。ただの CRBBB と思うには、$V_{5,6}$ の S 波がでかいのも特徴。
- さらに左軸偏位を示している。

比較的予後が良いのと、他の抗不整脈薬に比べてベラパミルがよく効き、器質的心疾患を持たないことが多いのが特徴です。ただし、あとから冠動脈疾患や高血圧性の心肥大を伴うと、もちろんハイリスクとなります。

下表は wide QRS 頻拍の鑑別方法です。メモか iPhone に覚えさせて下さい。

QRS 波形から wide QRS 頻拍を鑑別する方法

		心室頻拍	脚ブロック・変行伝導を伴う上室頻拍
QRS 幅		しばしば > 0.14 秒	≦ 0.14 秒が多い
胸部誘導に R(r)S 型の QRS 波形		まったくみられないことがある	認められる
胸部誘導に R(r)S 型の QRS 波形がある場合、R 波の始まりから S の谷までの時間		> 0.10 秒のことがある	ほとんどが ≦ 0.10 秒
左軸偏位 < −30 度		しばしばみられる	少ない
左脚ブロック+右軸偏位		みられればほとんどが心室頻拍	きわめて稀
右脚ブロック波形	V_1	単相性／Taller left rabbit ear／2 相性	3 相性 rSR／rR
	V_6	rS／QS　R/S<1	Rs／qRs　R/S>1
左脚ブロック波形	V_1 の始まりから S の谷まで	> 0.07 秒のことがある	ほとんどが ≦ 0.07 秒
	$V_{1,2}$ の S 波のノッチ	あり	なし

櫻田春水：不整脈薬物治療のゴール．メディカルレビュー社，1998，p197-228

Column

当直先で【頻拍発作】に出会ったら

当直先で医師は自分ひとり、または循環器で頼る先生がいない、という設定です。頻拍発作の患者さんが来ました。怖い、と思うのは正常な感覚です。どのように対応するのが良いでしょうか？ (-_-;*)

1 頻拍の定義

頻拍とは、「あなた（医師）が耐えられない心拍数」のことです。あなたが耐えられないのは、経験・知識がないこともありますが、もっと大切なのは、患者の状態が悪いことですね。

2 頻拍の診断よりも、まず患者さんの状態を把握する

頻拍でも、患者さんの状態が安定していれば、考える時間があります。意識障害や呼吸障害が生じていれば、緊急対応に切り替えます。
心肺停止のような場面は、ここでは除外しますね。臥位で血圧は少し低め、意識は正常、動悸感あり、という設定にしましょう。

3 すぐにモニター心電図を長めに記録する

あとで循環器医と相談するために、記録を残すことが大切です。

4 12誘導心電図を記録する

12誘導心電図なしで、頻拍の診断をしてはいけません（緊急状態を除く）。技師さんがいなければ、自分でやりましょう!!
モニター、12誘導とも長めに記録します。自動記録だと、5〜6心拍分しか残りません。どれくらい長く記録するのか？　診断に十分なだけ、です。

5 脈が整か・不整かを判断する

絶対性不整では、rapid Afib や pseudo VT または TdP を想起させます。

6 wide QRS か narrow QRS かを判定する

これで鑑別が大きく分かれます。注意すべきは、モニター心電図では判別困難なことがあることです。12誘導心電図が欲しいですね。

7 必ず以前の心電図と較べる

入院患者であれば、入院時心電図を探して下さい。どんなことをしてもです!!
もともとが脚ブロックならば、wide QRS 頻拍も上室性頻拍の可能性が高い。もともとが心房細動ならば、単なる rapid Afib か、よく見直して下さい。

8 鑑別診断

幅の狭い頻拍では、
- 洞性頻脈
- 頻拍状態の心房細動
- 上室性頻拍
- 2：1伝導の心房粗動（1：1の場合もあります）

幅の広い頻拍（wide QRS 頻拍）では、
- 心室細動
- 心室頻拍（TdPを含む）
- 脚ブロックを持った上室性頻拍・洞性頻拍
- pseudo VT（WPW 症候群の心房細動）

9 テンパって、頭が働かないときは…

Fax、写メ、Facetime、何でもいいから、知り合いの循環器医に心電図を見てもらうこと。これが最強の診断方法です。

では、Good Luck！

70代男性、外来での定期心電図

Case 080

 70代男性。循環器外来に通院中の患者さんです。基礎心疾患はありますが、状態は安定しています。定期心電図でST-T変化がみられました。肢誘導の小刻みなノイズは、無視して下さい。関心事はQRS〜ST-Tの部分です。

どうしてこんな波形になるのかを、1年目の研修医に説明して下さい。

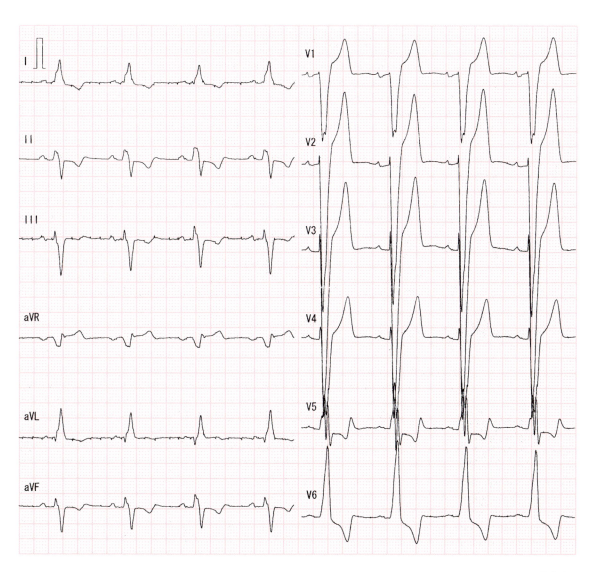

洞調律で、CLBBB（完全左脚ブロック）の所見です。QRSは幅広く、V_1でrSパターン、V_6で単相性の幅広いR波です。

上記の所見から、我々はパターン認識で、「CLBBB、ハイおしまい」にしますが、研修医はそれでは納得しないでしょう。いくつかの電気生理学的知識のおさらいが必要です。

- CLBBBでは、左室内の刺激伝導系が遮断されている。
- どう遮断されているかは本当はわからないが、QRS幅0.12sec以上をこう定義している。（つまり、あくまで人為的な定義）
- CRBBBと違い、左室自体の伝導障害なので、左室の心筋評価は難しい。
- ヒス束 ➡ プルキンエ線維と伝わらないので、通常の内膜側から外膜側への電気的興奮の伝播がない。（波紋のようにだらだらと横に伝わるだけ）
- よって、QRSの主軸とT波の方向性は、逆になる。同じことは、心室性期外収縮でも、右室調律でも認められる。

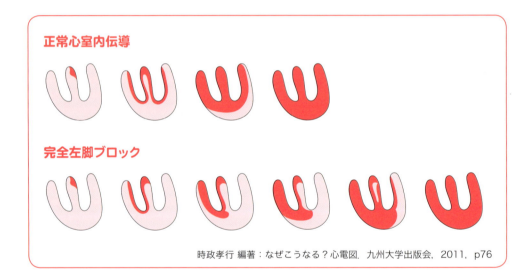

時政孝行 編著：なぜこうなる？心電図．九州大学出版会，2011，p76

さらに、
- 左軸偏位を伴うかどうかは、左脚の障害の程度によるらしい。
- CLBBBになるということは、それだけ左室心筋のダメージが強いと思った方がよい。

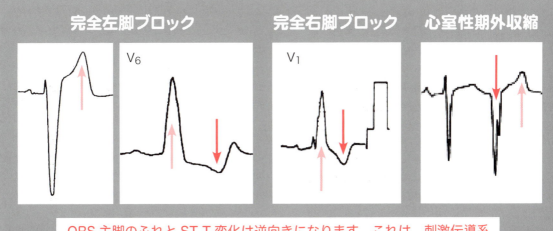

QRS主脚のふれとST-T変化は逆向きになります。これは、刺激伝導系を心内膜側から外膜側へ伝わっていないことを意味します。

この患者さんは拡張型心筋症で投薬管理中ですが、今は安定状況です。年4回の受診で済んでいます。

心電図で左軸偏位がみられます。V_2のST上昇は5mmを超えており、ACSの合併が気になります。心エコーでは、CLBBBがあるだけで、中隔の動きはparadoxicalになるので要注意です。

以上の説明で、研修医は納得してくれるでしょうか？ あまり納得してくれないと思います。難しいこと言って、煙に巻かれた気分じゃないでしょうか。さほど難解ではないのですが、心筋電気生理の基本から紐解かないと、すんなり腑に落ちないかもしれません。

CLBBBを見たら、基礎心疾患を想起する。antero-septal MIと慌てて診断するな！

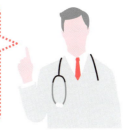

くらいを、今回のパールとして下さい。
（Case 004も参照して下さい）

Case 081

Multiple risk 患者の胸痛発作

Q 60代男性。10年前に異型狭心症と診断され、内服治療を受けるも中断。高血圧と脂質異常症を健診で指摘されるも放置。困ったことに喫煙者です。HbA1c ＜ 6.0%ですが、食後高血糖あり。早朝から断続的な胸痛発作があり、ERを受診しました。

心エコーでは壁運動は正常です。心筋逸脱酵素の上昇はなく、トロポニン I ＜ 0.03 ng/mℓ。心カテにて 4AV（房室枝）に有意な狭窄を認め、有症状の ACS として PCI が施行されました。その後 CPK、トロポニンの上昇はありませんでした。

ER 搬入時と翌日の心電図を提示します。結論を言いますと、この心電図から虚血発作を指摘するのは困難だと思います。では、この症例における 12 誘導心電図の意義は、何でしょうか？

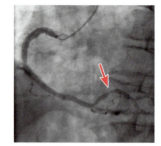

#4AV（房室枝）狭窄

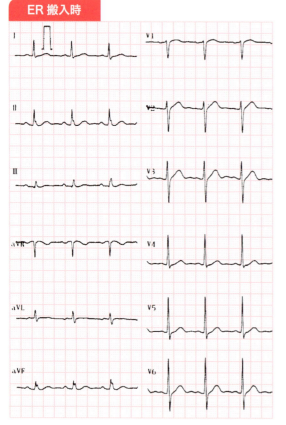

ER 搬入時

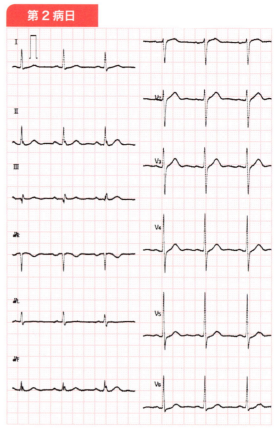

第2病日

この症例において、12誘導心電図は直接的に診断に寄与していません。では、余計な検査、あるいは無益な検査だったのでしょうか？

心電図で著明な ST 上昇や冠性 T 波が新たに出現すれば、理解は容易です。この症例では心電図は動かず、幸い心筋酵素系も著変ありませんでした。少なくとも、緊急 PCI の必要性はないと言えます。そこで、緊急の処置はせず、第 4 病日に PCI を施行しました。

この心電図の考え方です。
- そもそも、虚血発作ではなかったかも（これもひとつの考え方です）。
- 少なくとも緊急性のある虚血ではない（ST-T の active な変化がないことから）。
- 心エコーの壁運動と合わせ、重篤な障害がまだ生じていない。
- つまり、助ける価値の高い状況である。
- 心電図の穏やかさは、心筋の viability の高さを示唆している。

心筋虚血を疑った時点で、12 誘導心電図は何回記録してもよいのです。それにより失うものはありません。経時的に記録すれば、新たな変化をキャッチできます。症状が無くなった翌日に、冠性 T 波が認められることも、たびたびあります。最大の利点は、超低侵襲で、心筋虚血の情報を沢山得ることです。

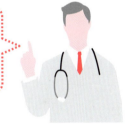

虚血を疑ったら、経時的に何度でも心電図を記録する。

この患者さんの場合、運良く心電図変化は出現しませんでした。それだけ問題が生じないうちに、加療できたとも言えます。薬物療法のみで加療を続ける立場もあるでしょう。しかし、multiple risk で有症状の患者では、PCI を選択しますね。

なお、第 2 病日の心電図の II、III、aVF は、よく見ると notch が増えているように見えます。これは、4AV 領域の虚血の結果かもしれません。でも、これだけで虚血性変化と言い切るのは難しいでしょう。

Case 082

70代女性、安定状況の患者

Q 70代女性。安定状況の患者さんです。
心電図から基礎疾患を推定して下さい。

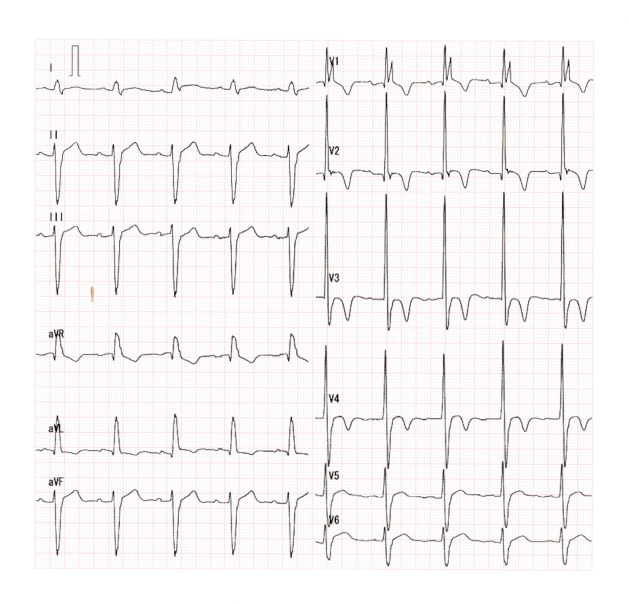

香港の夜のネオンサインのような、ど派手な心電図ですね。
見かけは派手でも、語りかけていることはシンプルです。

- wide QRS である。V_1 で RR′、V_6 に大きな S 波 ➡ 完全右脚ブロック。大きすぎますが、右室の肥大も合併しているようです。
- Ⅱ、Ⅲ、aVF で左軸偏位 ➡ 2 枝ブロック。よくある［完全右脚ブロック＋左脚前枝ブロック］のパターンです。
- $V_{3～6}$ のあまりに高い R 波 ➡ 左室肥大を想起させます。
- $V_{3,4}$ のしっかりした陰性 T 波（giant negative T には少し足りませんが）

肥大型心筋症を思わせますね。**心尖部肥大型心筋症**（Maron 分類のⅤ型）です。Maron 分類の図は、26 ページを参照して下さい。

なお、この患者さんはホルター心電図で sick sinus syndrome が確認されていますが、それはまた別の問題です。

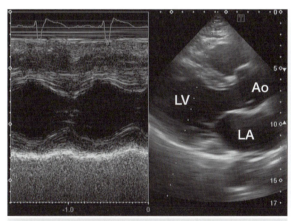

通常の左室長軸断面では心肥大を認識できない

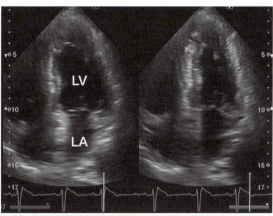

左室心尖部が強い肥大を示す

Case 083
50代男性、胸部不快感でERへ

  50代男性。胸部不快感が断続的に半日続き、がまんできずに深夜、ERへ来院されました。CPK 273 U/ℓ、トロポニンI 1.64 ng/mℓ。ハードな戦いの始まりでした。

まずはER搬入時の心電図を判読して下さい。

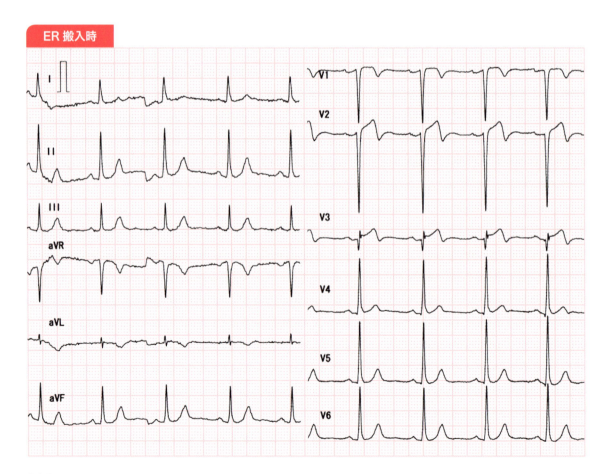

ER搬入時

急性の前壁中隔心筋梗塞の症例です。
ER 搬入時の心電図を素直に読んでみます。

- 洞調律。電気軸は正常です。
- PRWP（poor R wave progression）様。でも、よく見ると V_3 は QR で、RRWP（reversed R wave progression）です。
- $V_{1\sim3}$ の ST は上昇し、T 波の後半は陰転化しています。

この心電図のみで、急性か亜急性かは判断しにくいです。ですが、この患者さんは半日続く狭心痛があり、心筋酵素の上昇を認めました。また ER での、ちょいあて心エコーでは、明らかな前壁中隔の壁運動障害が認められました。

典型的な LAD（前下行枝）の ACS です。ER からの緊急心カテ出しとなりました。ところが、いろいろあってショック状態となり、カテ室での挿管・IABP 導入となりました。LMT（左冠動脈主幹部）レベルでの血栓性閉塞へと病態が進行したのです。LMT 病変に進行したときの心電図をみると、$V_{3\sim6}$、Ⅰ、Ⅱ、Ⅲ、aVF で著明な ST 上昇を示しています。

PCI 施行中に LMT 病変に進行

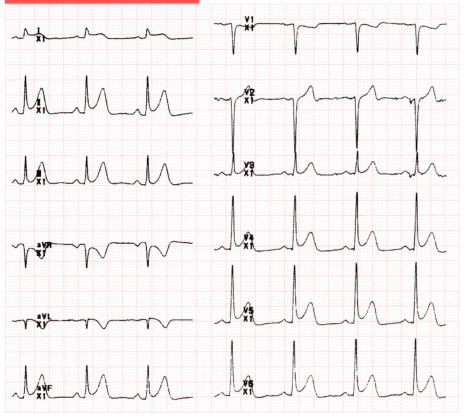

RCAが血流を保っていても、心尖部を回るLADまたは大きなLCXの血流欠損では、この症例のようにⅡ、Ⅲ、aVFでST上昇を示すことはよくあります。LCX病変もあるので、Ⅰ誘導のSTも上昇しています。

LMT病変の場合には、wide QRSになったり、異様なST低下を示したり、わけのわからない心電図になることもしばしばです。

この後、術者のすさまじい頑張りにより、冠動脈の再疎通に成功し、安定状況に復帰して、ICUへ入りました。その後の経過は良好で、一般病棟へ退室しました。みんな、ほっとした症例です。

ところが後日、さらなる展開がありました。次問へ続きます。

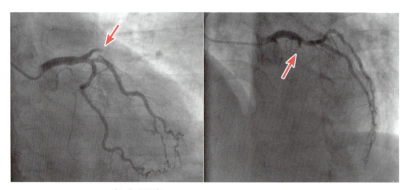

LAD #6 完全閉塞

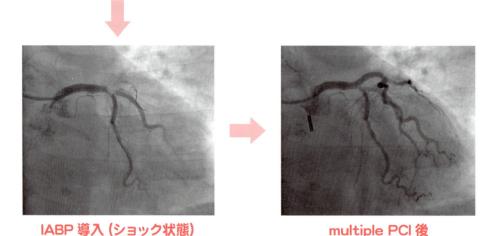

IABP 導入（ショック状態）　　**multiple PCI 後**

(前問に続く) 1週間後の出来事

　前問のACS症例のその後の出来事です。

LMT血栓との戦いを征して、無事に一般病棟へ移り、1週間がたちました。その日の午前中の心エコーでは、左室壁運動もほぼ問題ないところまで、改善を得ていました。ところが突然、胸部不快感・顔色不良となったため、急いで心電図を記録しました（症状出現から十数分後です）。

心電図診断を、急ぎ行って下さい。

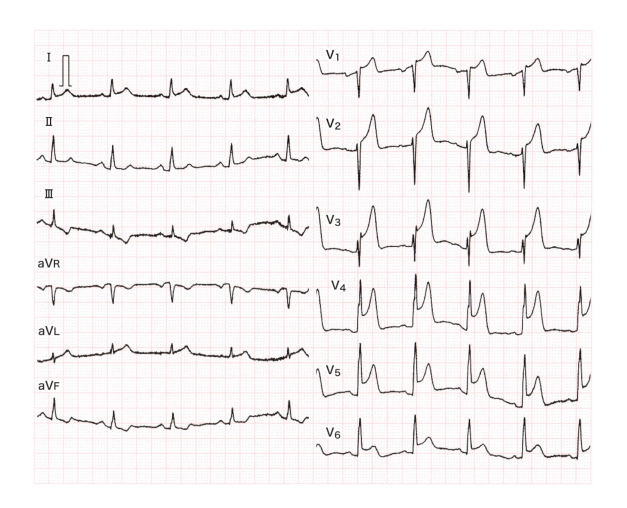

ICUではIABP管理でしたが、PCIが成功し、患者さんは内科病棟へ移されました。午前中の心エコーでは良好な左室壁運動を示していたのですが、ごらんのような心電図となりました。pre-shock 状況です。

- 洞調律です。
- $V_{1〜6}$、I、aVL で、ST 上昇が認められます。
- 特に $V_{3〜5}$ の ST 上昇は、明らかに急性期のそれです。

心電図を見ただけで、ACS（STEMI：ST-segment elevation myocardial infarction）だとわかりますね。

患者が胸痛を訴えたときに、すぐに 12 誘導心電図を記録して、その場で瞬間的に急性虚血だとわかります。診断自体に、他の検査を加える必要はありません。

すぐに、循環器科をコールして緊急心カテの準備、もしくはそれができる病院へ転送しましょう。心エコーや血液検査の結果を待つ必要はありません。典型例では診断が確定してしまいます。これが、ACS での 12 誘導心電図の偉大なところです。

この心電図を見たら、すぐに ACS !! と思える感覚を持って下さい。ただし、典型的な心電図を示さない症例も多々ありますので、rule out に使う場合には慎重にして下さい。

この症例は、SAT（subacute thrombosis）でした。LAD #6 のステント内での亜急性血栓性閉塞です。再度の PCI が施行され、血流はきれいに再開しました。

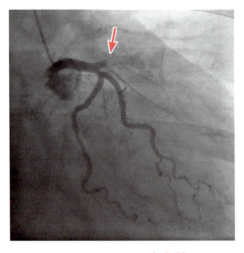

LAD ステント内血栓

70代男性、胸痛発作

Case 084

 70代男性。突然の胸痛でショック状態となり、搬入されました。救急車内で一過性の心肺停止もあったとのこと。

ERですぐに12誘導心電図を記録しました。至急、判読をお願いします。

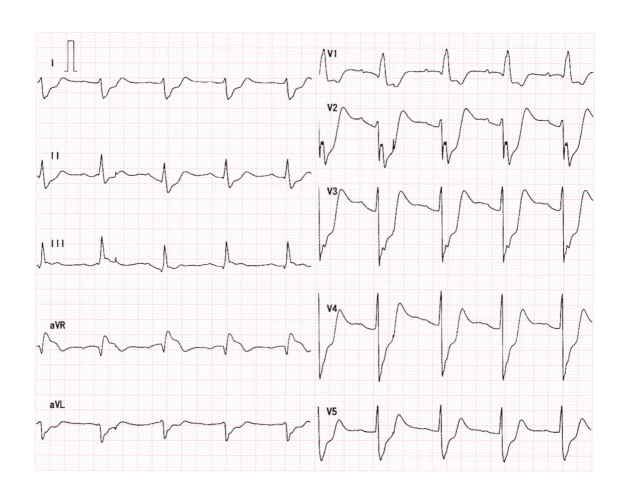

心電図所見をまとめてみます。

- 洞調律で、1度房室ブロック
- 完全右脚ブロック
- V₁〜5まで、著明なST低下
- Ⅰ、aVLでもST低下あり
- aVRで、STは上昇 ➡ 心基部に虚血が及んでいる
- 右軸偏位

この異様なST-T変化は、ACSを想起させます。胸部誘導のST低下は、①後壁のST上昇のミラーイメージか、②LMT病変による左室全体の重篤な虚血の反映、のどちらかだと考えられます。

下後壁に壁運動が限局していれば、RCA or LCXの病変です。
さて、責任冠動脈はRCAなのか？ LCXなのか？

悩むのは緊急PCIが済んでからでよいのですが、一応考えてみましょう。

徐脈であることと、房室ブロックがあることより、責任冠動脈はsinus node artery、AV node arteryに分布しやすいRCAの可能性が高いかと思われます。さらに、右室の拡大（右室梗塞）合併ならば、RCAで確定です。

この症例は、IABPサポート下に緊急心カテとなりました。RCA #2 99%、LCX #11 99%、さらにLAD分岐部病変と、**3枝病変**でした。PCIは、両枝にわたり施行されました。

ずいぶんと派手な心電図変化は、3枝病変のためだったようです。また、回旋枝・右冠動脈のどちらか1枝のみでは、ショックはなかなか説明しにくいです。この症例では、迷走神経の過緊張も血圧低下に関与していると思われます。

60代女性、前日からの咽頭痛と心窩部痛

 60代女性。徒歩で来院しました。「昨晩から、喉が締め付けられるように痛んで、みぞおちがシクシクするんです」との訴えです。
血圧90/70mmHg、脈拍55/min、呼吸状態は平静です。研修医は、念のため心エコーを行いましたが、壁運動は良好に思えました。

来院直後の心電図を判読して下さい。

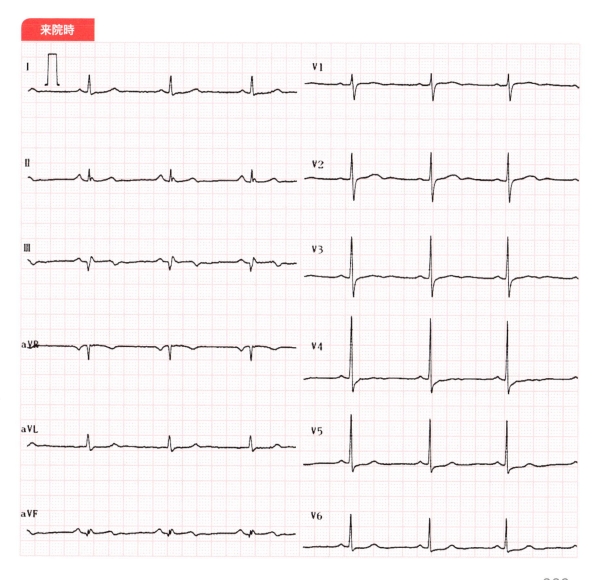

来院時

来院時の心電図を見てみましょう。

- 洞調律。房室ブロックなし。
- 疼痛がある割に頻脈ではないが、怪しむほど徐脈でもない。血圧が低めなのはちょっと気になりますが。
- Ⅲ誘導で、ST 軽度上昇と T terminal 陰性化があります。Q 波もみられますが、**【Ⅲ誘導単独の Q 波は虚血と考えない】**の法則があります。
- aVF もⅢ誘導に似て、ちょっと変です。

これらの所見を全部足しても、急性心筋虚血とのアラームは鳴りません。心エコーをしても、下後壁の運動障害はいまいちはっきりしない。どうしたものかと研修医は悩みつつ、ACS のレッドフラッグは降ろそうとしていたところ、血液検査の結果が出てきました。

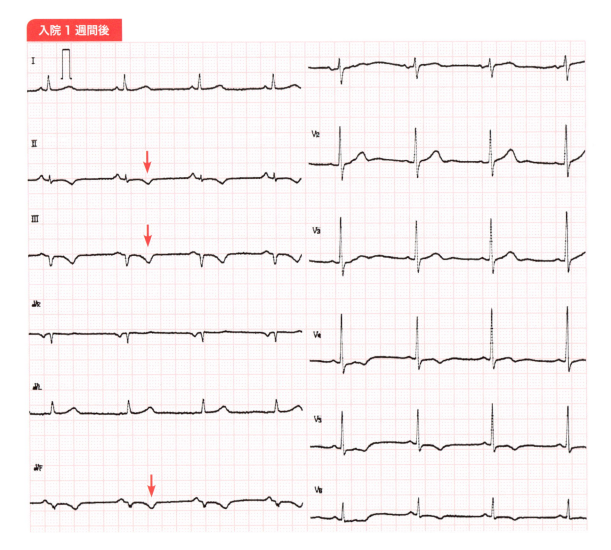

入院 1 週間後

ゲッ、CPK とトロポニン値の上昇!! すぐに循環器科をコール!! 速やかにカテ室に運ばれ、RCA #2 の完全閉塞に対して PCI が行われました。PCI は成功し、最終的に患者さんは元気に退院しました。

入院 1 週間後の心電図を見てみましょう。
- Ⅱ、Ⅲ、aVF で T 波の陰転化が明瞭です。
- Ⅲ、aVF 誘導では、QS パターンとなっています。
- $V_{5,6}$ の T 波も少し陰性化しています（ER での心電図を見返すと、$V_{5,6}$ の ST は低下しています）。

誰が見ても明らかな下壁の虚血ですね。この 1 週間の変化を比較すると、この間に ACS が起きていたことがわかります。PCI が成功していなかったら、もっと大きな変化が出たでしょう。

しかし、私たちは ER の段階で ACS を発見する必要があります。何が、私たちに必要だったのでしょうか？

心電図のみでは、ACS を確定できなくても仕方ない症例だと思います。ちなみに、来院 2 時間後の 2 回目の心電図も、あまり変化はありませんでした。発症からすでに半日ほど経過してるので、そんなに大きく心電図は動かなかったようです。

①症状に対して、どれだけの重みづけをするのか？
②心エコーによる壁運動評価の技量アップ

この 2 つが、この症例の教訓です。入院翌日、心エコーの専門技師による評価では、下後壁が mild hypokinesis でした（1 週間後に正常化）。

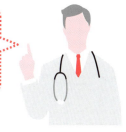

ACS 疑い症例は、それが ACS でないとわかるまで、ACS として扱う。

この原則が、ER ではすべてですね。幸い、きちんと心筋酵素測定をしていましたので、診断確定へのタイムラグは最小限で抑えられました。

Case 086

40代男性、ぼんやりとした胸部不快感

Q 40代男性。午前零時、就寝中に突然の胸部不快を感じ、午前2時半に来院しました。そのときの症状は、ぼんやりしていて、いまいちパッとしませんでした。

まずは、ERで記録した心電図を判読して下さい。

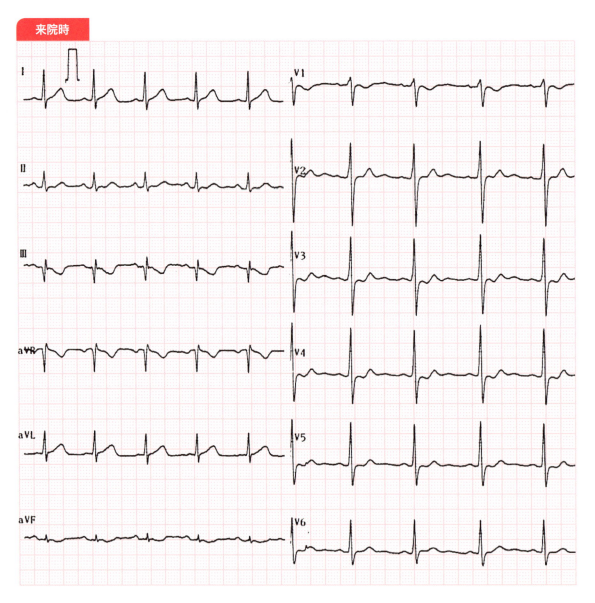

来院時

自覚症状があるからこそ、ERに来られたのですが、苦悶様の症状ではありません。初回の血液検査でも、問題となる所見はありません。ただ、ACSは否定できないので、経過観察を行うこととしました。

すると、早朝、モニター心電図に次の波形が出現しました。

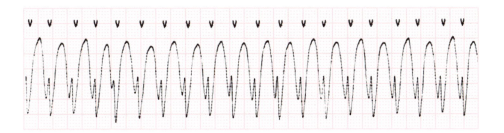

もう迷うことはありませんね。循環器科をコールして、ACSとして対応しました。LCX #13の完全閉塞に対し、PCIを行いました。

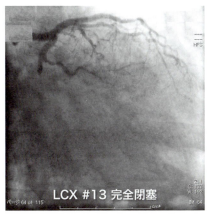
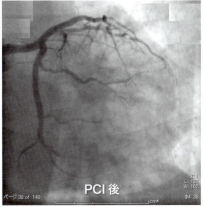

ここで、来院時の心電図をもう一度見直してみましょう。

- 洞調律です。脈拍は70/minで安定。
- Ⅰ、aVLでST上昇に見えなくもない（後付け？）。
- Ⅱ、Ⅲ、aVFで若干ST低下。Ⅲ、aVFでT波陰転。
- Ⅲ誘導にQ波（あまり意味付けできない）。
- $V_{2\sim5}$のST-Tが、なんか変。ちょいST低下ありかも。

胸痛＋心エコーで後壁の壁運動障害があれば、ACSとして扱うべきです。でも、この時点での医師のエコー（慣れた技師さんではない）では、壁運動障害を指摘できていません。

この症例は、症状（パッとしない胸部不快感）にいかに重みづけするかが問題でした。この重みづけは、半分医者の勘です。患者さんは40代の若さですが、高血圧・脂質異常症・喫煙のリスクが多重していました。レッドフラッグが立ちそうですね。

でも、ですね。

- ACSと思ったが、➡ GERDだった。
- ACSと思ったが、➡ アルコール性膵炎だった。
- ACSと思ったが、➡ 2日後に帯状疱疹が水疱で判明した。
- ACSと思ったが、➡ 不安神経症だった。

こんな経験は誰しもあるはず。そのため、深夜に循環器科の医師をたたき起こすことに若干のためらいを生じることもあります。

この症例は、モニター心電図でのVT出現で決断がなされました。これが、心電図で経過を追っていくことの大切さなんですね。

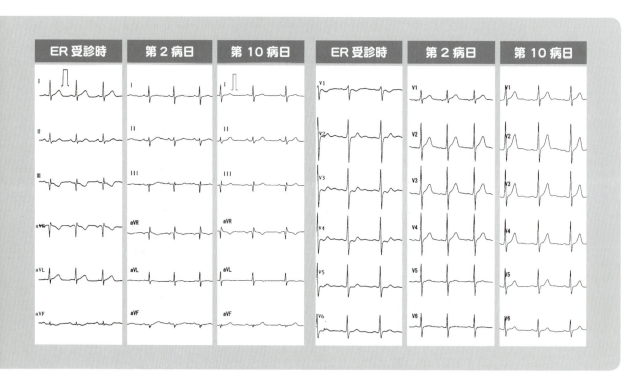

20代男性、突然の胸痛で受診

Case 087

 20代男性。突然の胸痛発生で、寝ておられずに、早朝にERを受診しました。とりあえず、胸部レントゲンと心電図が記録されました。胸部レントゲンは問題なし。

さて、心電図を判読して下さい。

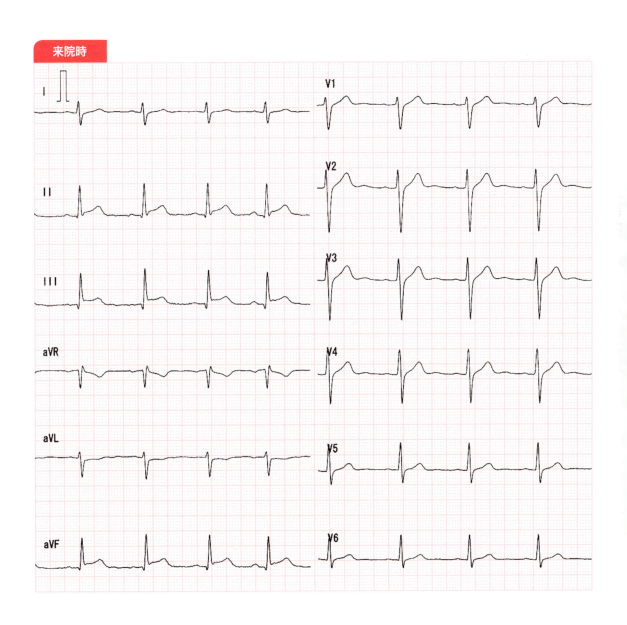

来院時

40歳以下のACSは、男性では5％内外あります。男性のACSを20例経験したら、1回くらい遭遇する勘定です。しかし、20代はさすがにまれです。

若年者のACSには一定の傾向があります。

- 喫煙者
- 肥満（メタボリックシンドロームが多い）
- 糖尿病または耐糖能障害
- 重度の脂質異常症

上記を複数持っていることが多いようです。この患者さんは、耐糖能異常はありませんでしたが、極度の肥満と喫煙、そして脂質代謝異常を持つ症例でした。リスクファクターを複数持つ男性の胸痛は、ACSを鑑別の上位に持ってくるべきです。少なくとも、頭から除外するのは、ダメです。

この患者さんは20代の喫煙者ということで、気胸の鑑別に胸部レントゲンを撮影し、心外膜炎の鑑別に心電図を記録したわけです。まさか、Ⅱ、Ⅲ、aVFでST上昇、aVLでST低下（ミラーイメージ）が認められるとは…。

すぐに冠動脈造影を行い、RCA #2の完全閉塞が確認されました。PCI施行時、血栓が大量に吸引されました。CPKは1960 U/ℓ、トロポニンⅠは22.4 ng/mℓでした。

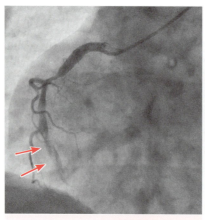
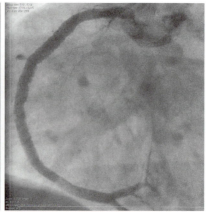

RCA #2 完全閉塞　　　　PCI後

> 若くても、multiple risk の男性の胸痛は、ACS を鑑別の上位に。

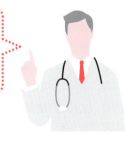

発症 10 日目の心電図で、T 波の陰転（Ⅱ、Ⅲ、aVF）を認めます。異常 Q 波はⅢ、aVF にあります。Ⅱ誘導の Q 波は、幅が 40 msec にちょっと足りませんが、合わせ技で、これは下壁の虚血ですね。

発症 10 日目

I　Ⅱ　Ⅲ　aVR　aVL　aVF

V1　V2　V3　V4　V5　V6

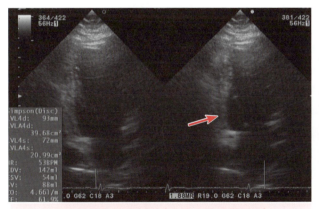

心尖部長軸二腔断面（後壁の壁運動低下）

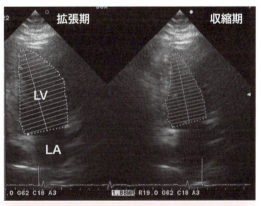

左室内腔トレースで、壁運動低下が理解しやすい

80代男性、糖尿病性腎症で嘔吐・脱力

Q 80代男性。嘔吐・脱力をきたし、ERに搬入されました。糖尿病性腎症で、インスリン自己注射に加え、16種類の内服薬を飲んでいます。ARB、スタチン、ACE阻害薬、カルシウム拮抗薬、抗血小板薬複数、高尿酸血症治療薬など。その中にピルジカイニド（サンリズム®）もありました。

ER搬入直後の血液検査は、BUN 23mg/dℓ、Cr 1.70mg/dℓ、Na 138mEq/ℓ、K 4.3mEq/ℓ でした。

この心電図を判読して下さい。

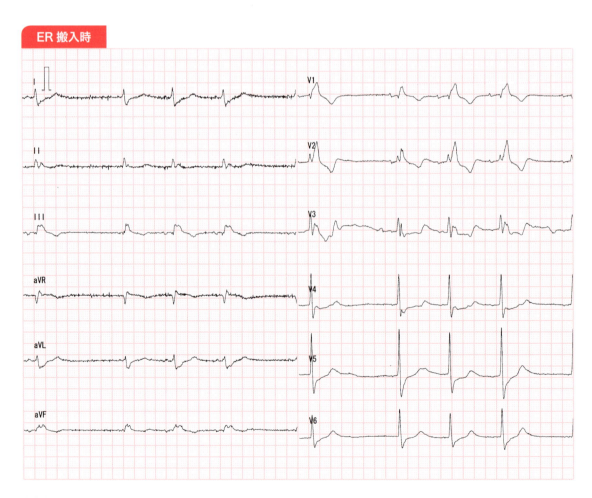

ER搬入時

ピルジカイニド中毒での入院でした。ピルジカイニド（サンリズム®）は、pure な Na チャネル抑制系の抗不整脈薬です。シンプルで使いやすい薬で、日本ではよく使われています（ただし、日本だけで販売されています）。私もよく使います。

完全な腎排泄性です。ここが注意点‼ 腎障害のある患者では、簡単に蓄積してしまいます。まして、なんらかの理由で脱水状態となり尿量が減ると、さらに高濃度となります。

では、CCr に合わせて、サンリズム® の用量調節を行うのか？ 馬鹿なことをしてはいけません。腎機能にちょっとでも問題のある場合は、サンリズム® は使わないことです。似たような効果を期待できる抗不整脈薬で、肝代謝性のアスペノン® やプロノン® に切り替えればいいだけです。山下武志先生もおっしゃっているように、**Do Not Harm!** が抗不整脈薬使用の鉄則です。

抗不整脈薬を漫然と投与するケースは、実はほとんどないのです。あるとすれば、
- **致死的不整脈の予防** ➡ アミオダロンの仕事で、サンリズム® の出番はない。
- **発作性上室性頻拍、発作性心房細動の予防** ➡ カテーテルアブレーションが施行できず、しかも自覚症状が大きいので、仕方なく薬物で予防を図る場合。

抗不整脈薬を長期に服用している患者さんがいたら、よくよくその理由を探って下さい。まして、サンリズム® を糖尿病性腎症に定期投薬するのはとってもリスキーなんです。

この症例は、薬物除去目的で透析を行いました。透析での除去率は 30% ほどとあまり高くないのですが、急ぐときは、ほかに手段がありません。約 1 時間の透析で、QRS 幅が急に狭くなりました。透析前後の心電図を比較すると、wide すぎる QRS が narrow に戻っています。P 波の不安定さ（洞房ブロックか）も消えました。

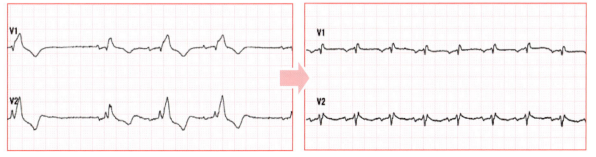

抗不整脈薬をどうしても投与せざるを得ないときは、投与前後で心電図の比較を十分に行って下さい。ポイントは、

- QT 延長の有無
- 電解質バランスの乱れ。腎機能・肝機能の変動（低カリウム血症は危険!!）
- QRS 幅の奇妙な延長
- 徐脈・頻脈・変な不整脈の出現

ねっ、面倒くさいでしょう。大変なんですよ、抗不整脈薬を患者さんに出すのは。しかも、益があるんだか有害なんだか、よくわからないことがたびたびあるので、

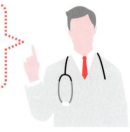

迷ったら、抗不整脈薬は投与しない。

これが原則と私は心得ております。

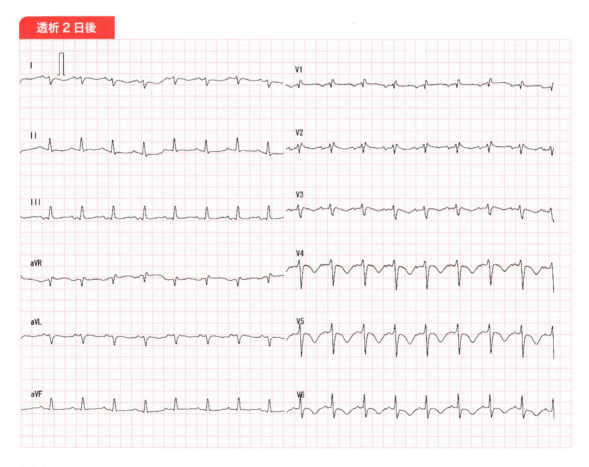

透析 2 日後

不整脈の薬物治療：略伝

昭和の時代、不整脈の治療薬選択は経験主義に近かったと言えます。もちろん、基礎医学（生理学）の理論はちゃんとありました。それを実臨床に飛躍させて使っていたんですね。EBMなし。

例えば、抗けいれん薬のフェニトイン（アレビアチン®）。脳での異常な電気的発火を抑えるのだから、心筋での異常発火＝心室性不整脈も抑えるはず…。ここまで単純な発想ではなかったでしょうが、不整脈治療の本にちゃんとアレビアチン®が載っていました。

マラリア治療薬のキニーネの兄弟キニジン。強力な薬でしたが、催不整脈作用も強く、心室頻拍（TdP）が起きました。これは「キニジン失神」と呼ばれていました。

プロカインアミド（アミサリン®）の内服薬もありました。3～4g/dayというサプリメントみたいな用量です。日光過敏症など副作用てんこ盛りでした。

その後CAST studyを経て、チェス理論のように電気生理学的に薬剤を選んでいくSicilian gambitが提唱されました。それでもアウトカムの改善はありませんでした。

そうこうするうちに、カテーテルアブレーションの勃興で、多くの危ない不整脈が治療可能となりました。しかもアブカテが成功すると、もう薬も要らなくなるか、かなり減ります。医師と手が切れる場合もあります。

こうして多くの英知と経験が結集されて、得られた結論は、**【抗不整脈薬は要らない。患者が困っていない不整脈治療には】**でした。

心室性期外収縮が出ようが、上室性期外収縮が出ようが、患者さんが困っていないならば、薬の投与は慌ててはいけないんですね。どうしても、それを治したり、抑えたりしなくてはいけない必然性（エビデンス）があるときだけ、投薬を考えます。もちろん、アブカテで済めば、アブカテ優先です。

例外として、ICD植え込み後に心室頻拍・心室細動の発生予防で、アミオダロンが併用されることがあります。どうして効くのか生理学的にはよくわからない多岐にわたる作用機序を持っている薬です。

一般医がきちんと向き合うべき不整脈は、たぶん心房細動だけです。

Rate control & Rhythm control。それ以外は不整脈専門医に丸投げ！　これも一般医の正しいスタンスのひとつだと思います。

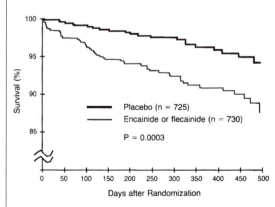

Preliminary report: effect of encainide and flecainide on mortality in a randomized trial of arrhythmia suppression after myocardial infarction. N Engl J Med 1989;321:406-412

CAST study（Cardiac Arrhythmia Suppression Trial 1）は、1989年NEJMに発表されました。「心筋梗塞後にPVCが多発する群は、突然死が多い。不整脈死と考えられる。ならば、PVCキラーと呼ばれる抗不整脈薬を投与したら、死亡率が減らせるはず」ということで、選ばれたのはフレカイニドとエンカイニドの2剤（Vaughan Williams分類クラスⅠ）。プラセボとの二重盲検試験でした。結果は、抗不整脈薬投与群の方が死亡率が高かったというショッキングなものでした。よかれと思って治療しても、エビデンスは逆の結果になり得る。それを教えてくれたEBMのお手本のような試験でした。当時の循環器医にとっては、ほとんどトラウマでしたけれど。

Case 089 ピルジカイニド中毒、その後

 Case 088 の患者さんが呼吸不全を起こしました。ピルジカイニド中毒が治った後のことです。幸い、対症療法的な加療により、自然に急性期を脱しました。

状態がやや落ち着いた後の心電図です。いったい、何が起きたのでしょうか？

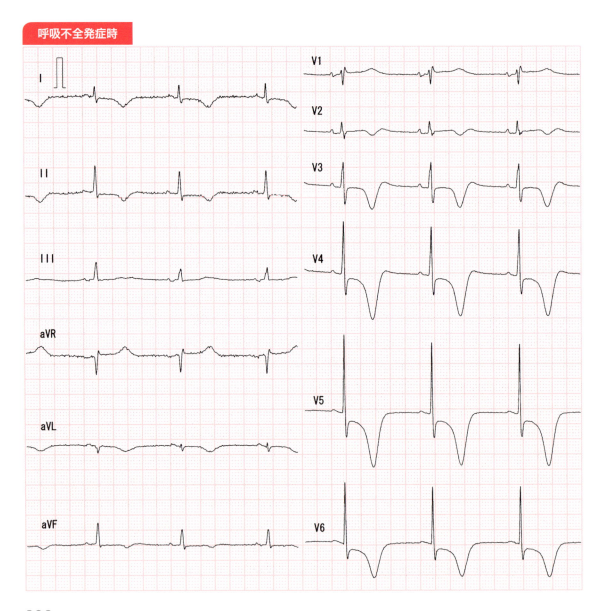

呼吸不全発症時

いつものように、まず心電図を素直に読んでみます。

- 洞調律
- giant negative T 波が形成されています。
- $V_{4～6}$ で ST 低下が著明
- T 波の陰転化は、V_1、aVR、Ⅲ以外のすべての誘導で認められます。

素直に読むと、心尖部肥大型心筋症となります。でも、短時間で起きた T 波の変化ですので、たこつぼ心筋症か虚血発作を強く示唆していると思います。透析 2 日後の心電図（234 ページ）を見直すと、すでに胸部誘導で T 波がすべて陰転化しています。

たこつぼ心筋症は、ときにショック状態となり、てんてこ舞いの大騒ぎになります。何で起きるのかは、よくわかりません。内視鏡検査をしただけで起きることもあります。日本で多いのは、心尖部が瘤となり、心基部が過剰運動をする **ballooning 型**なので「たこつぼ」と呼ばれます。左心室の中間部に壁運動障害が起きる mid-ventricular 型は、数は少ないです。

ぜひ知っていて欲しいのは、**いつの間にか起きて、いつの間にか治っているたこつぼ心筋症がとても多い**ことなんです。

心電図や心エコーを撮って偶然気付いたという例が、けっこうあります。何もないのにこれらの検査をする理由はないので、見過ごされてしまいます。ただの風邪だと思っても、検査（綿棒ぐりぐり）するとインフルエンザが見つかるのに似ています。問題が起きないんだから、そのままでいいのかもしれません。

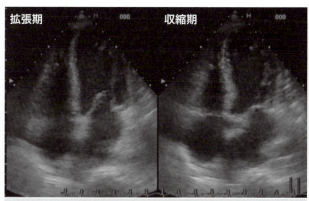
発症時：心尖部が心室瘤化

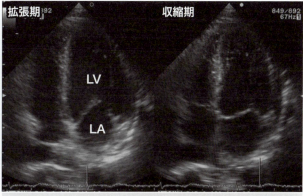
2 ヵ月後：心尖部の収縮性が改善

不整脈での急死例には、たこつぼ心筋症が隠れているかもしれませんね。だからといって、ドキドキしながらモニターを監視するしか、やることはないのですが。

麻疹がそうであるように、たいていは予後良好です。でも、麻疹で亡くなる方がいるように、たこつぼ心筋症が致死的転帰をとることもあります。見つけちゃったら、循環器科に丸投げして下さい。

2ヵ月後の心電図を見てみましょう。陰転化したT波がかなり改善しています。

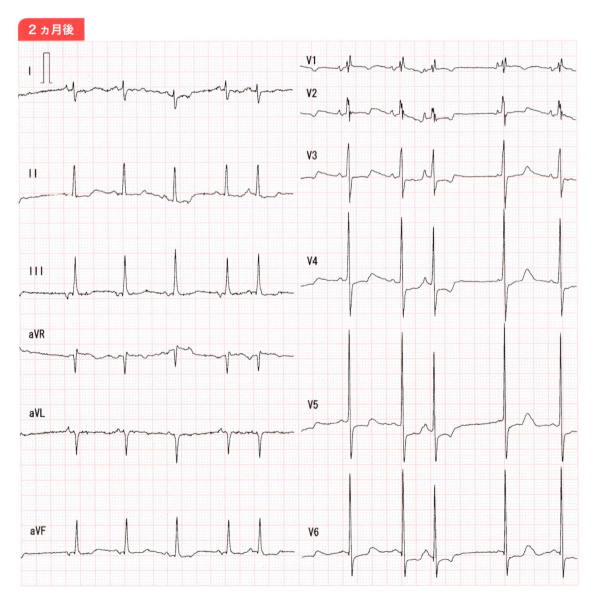

2ヵ月後

60代男性、入院時の心電図

 60代男性。心の病で長らく入院されています。今回は、脱水・食思不振の治療のため転院してきました。脱水症状は、補液ですぐに治りました。

心電図から、病態を推定して下さい。

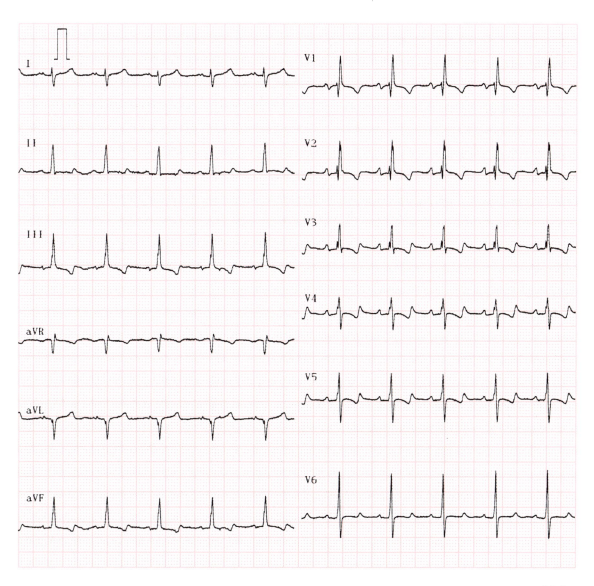

答えは、ASD（心房中隔欠損）で、肺高血圧症です。Mental retardation が基礎にあり、今まで循環器的診断が遅れていたようです。心電図を見てみましょう。

- 洞調律です。
- CRBBB でしょうか（ぎりぎり）。
- $V_{5,6}$ の S 波は、やけにシャープで深いです。
- $V_{1,2}$ の P 波（右房成分）がやや尖っている（読み過ぎかも）
- 移行帯が V_5 と V_6 の間になっている。
- $V_{2\sim5}$ の ST-T 変化が、ちょっと変。
- $V_{1\sim3}$ に、高い R 波がある。

右心負荷像と、素直に判定しましょう。

- $V_{5,6}$ の S 波が深く狭いのは、右室肥大の反映でしょう。
- 肺性 P 波にも見えますが、感度・特異度ともに低く、当てにはなりません。
- 移行帯が $V_{5\sim6}$ になっているのは、右心系の拡大を意味しているのでしょう。
- V_1 の T 陰転は優しい形をしており、CRBBB の二次変化で納得できます。
- V_2 以後はやや strain pattern 風で、かつ T 波最終部が陽転しています。

「ただの CRBBB にしては、何か変だな。心エコーやってみるか。聴診でⅡp 成分の亢進があるかも。右心負荷の有無を確かめてみよう」と思えれば、もう十分に心電図の役割は果たされています。

この年齢での右心負荷は、COPD の進行例、肺塞栓の繰り返し、膠原病（強皮症）の進行像をまず疑いますが、この症例は先天性心疾患の初回指摘例でした。ASD は低圧系（心房）でのシャントであり、成人になるまで見逃されることが、かつてはよくありました。

心窩部からの trans-hepatic な四腔断面を示します。心房中隔と垂直になるため、左房から右房への短絡血流がカラードプラできれいに描出されています。

動画はこちら

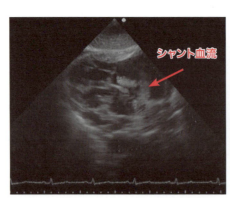
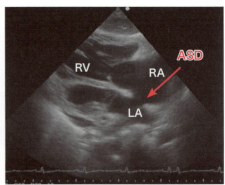

70代女性、呼吸状態が急速に悪化

 呼吸苦で搬入された70代女性。炎症反応陽性で、呼吸苦と咳嗽がありました。入院とし、肺炎として加療するも、呼吸状態が急速に悪化しました。ややdry sideに持っていきつつ、抗菌薬を使用しましたが、状態は悪化。BNP、トロポニンも上昇しました。よく聴診すると、肺雑音以外に心尖部に収縮期雑音を聴取するようになりました。

入院時（深夜）と翌日の心電図を提示します。心雑音も考慮して、臨床診断を考えて下さい。

Case 091

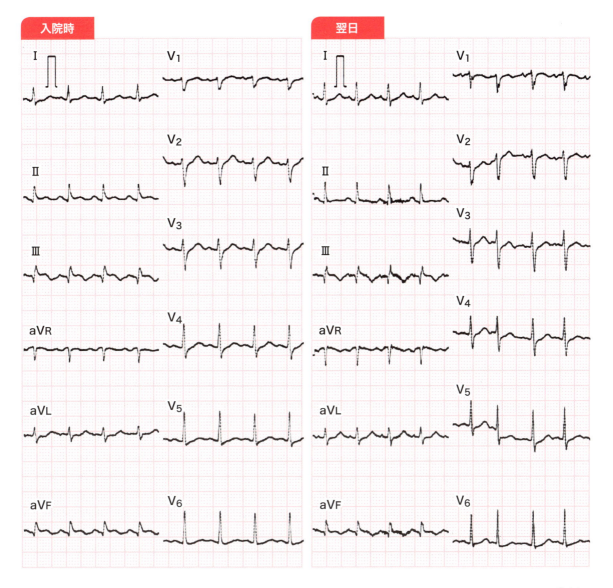

入院後、急速に呼吸状態が悪化した症例です。ER 搬入時と 24 時間後に記録された心電図を比較してみましょう。

- Ⅱ、Ⅲ、aVF で、ST 上昇を認めます。
- Ⅲ、aVF に Q 波。
- Ⅲ誘導では冠性 T 波を示しています。
- 翌日の心電図では ST 上昇が戻り、T 波陰転化が少し進んでいるように見えますが、気のせいかも。
- 真の心筋虚血かは、心エコー所見が必要ですね。

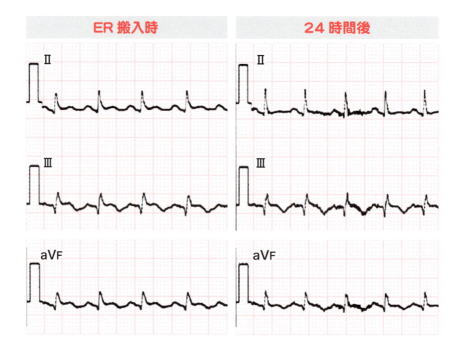

ここで心雑音があるとなると、普通は乳頭筋不全＝僧帽弁逆流を考えます。でもこの症例では、**心室中隔穿孔**でした。

通常、心室中隔穿孔は、LAD 領域の ACS で大きな左心室瘤を形成した場合の、機械的合併症として発生します。RCA 領域の合併症としては、私は初めて経験しました。

紹介先の心カテでは（手術を前提としたので紹介しました）、小さな回旋枝と RCA #1 の完全閉塞で、開心術となっております。

では、ERの心電図から心室中隔穿孔が予測できるか？　もちろん無理です。ACSとして認識し、収縮期心雑音の存在から、心エコーで心室中隔穿孔の可能性を評価しましょう。

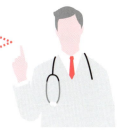

心電図だけで、ACSの機械的合併症はわかりません。

診断のコツは、右室内のモザイク・カラードプラ像の存在を認識することです。右室内に高速血流は基本的に存在しません。それがあれば、どこかに心室中隔穿孔があるはずです。

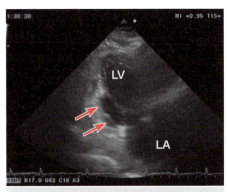

後壁の心室瘤形成

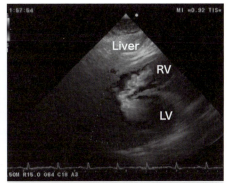

心室中隔穿孔のLV → RV flow

NOTE　急性心筋梗塞の機械的合併症：心室自由壁破裂、心室中隔穿孔、乳頭筋断裂の3つです。これらに特有の心電図波形はありませんので、その存在を常に念頭に置くことです。治療手段は、心臓外科医にすがるしかありません。相談できる仲の心臓外科医を、必ず持っていて下さい。

60代男性、労作性の呼吸苦で入院

 60代男性。労作性の呼吸苦で入院しました。
劣悪な空気環境で働いており、5年前に禁煙するまではヘビースモーカーでした。
安定状況での心電図です。何が起きているんでしょうか？

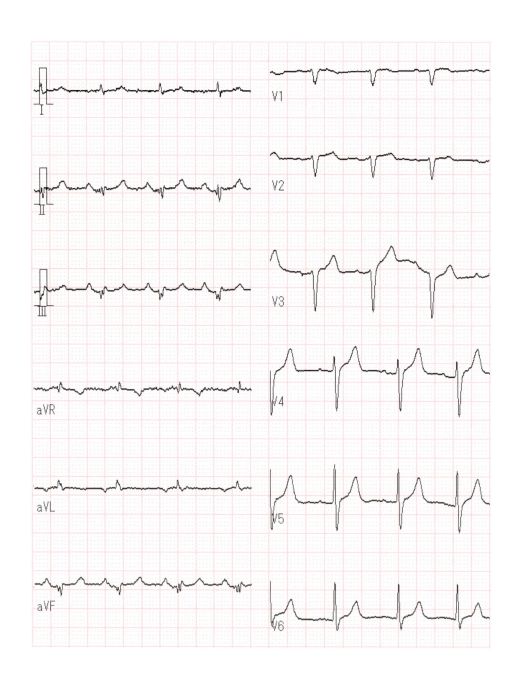

心電図を判読してみましょう。

- 洞調律
- 肢誘導が low voltage
- aVR = aVL で、Ⅰ誘導も R = S。たぶん立位心。
- Ⅱ、Ⅲ、aVF が Q 波に見える。でも ST-T は問題なさそう。
- 拡大してよく見ると、Q 波じゃなくて、複雑な QRS 波形か？
- $V_{1～3}$ で、QS パターン。
- 移行帯は、V_5 近く。
- 肺性 P 波のようにも見える（Ⅱ、Ⅲ、aVF）。

病歴も加味すると、右心系への負担像が考えられます。COPD？　もしかして、pseudo-MI pattern？

悩んでも仕方ないので、胸部レントゲンです。右肺が無いみたい。少なくとも横隔膜直上は気胸の状態です。でも、正常肺がどこなのか、よく（・_・?）わからない。

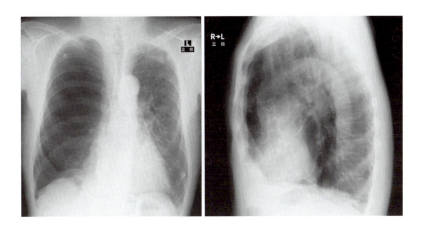

そこで、胸部 CT も撮影してみました。荒蕪肺（こうぶはい）（destroyed lung）です。

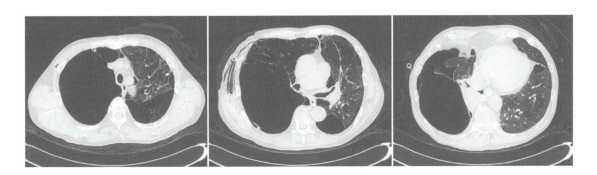

あらあら、右肺はほとんど無いし、左肺も大きなブラが多数あります。残存部もどれだけ機能しているか、怪しいもんです。普通は大慌てですが、この患者さんは以前からずっとこの状態です。トロッカーを入れるべきか否か、などと悩みません。（入れようとしては、いけません！）

「せんせい、どうして私は動くと、息が苦しくなるんですかね？」

「それは、肺があんまり無いからなんですよ」

という会話が、毎日の挨拶代わりでした。

心エコーでの壁運動障害はありません。右室圧はさすがに上昇していました。

心電図から、この荒廃した肺の状態を推定するのは無理でしょう。「なんかおかしいなあ、右心系か肺か、どっちかがおかしいよね…」と思って頂けたらいいんです。教科書的な典型例ではないでしょうが、実臨床はこんなのばっかりですね。

NOTE Ⅱ・Ⅲ誘導で尖った高いP波（2.5mm以上）が生じた場合、肺性P波の可能性があります。しかし、心電図で高電位のP波を認めても、心房内の発火位置が高位なだけの場合があります。逆に、この症例のように、肺性P波が出てもよさそうな症例で、ぱっとしないこともよくあります。結局、rule in も rule out もできないんです。ほどほどに考えて下さいね。

Column

Low voltage を悩まない

心電図を見ていて、電位が低いことに悩みませんか？

胸部誘導または肢誘導にて、QRS の振幅が 10 mm（1.0 mV）をすべて超えない場合が、まあ皆が納得する low voltage の基準でしょう。

でも、「胸部誘導すべてで、この基準を満たすことはなかなかないよ」とお師匠様もおっしゃっていました。

肢誘導全体での low voltage は、ときどき見ます。横隔膜挙上により総合ベクトルが水平方向に起き上がり、肢誘導で電位が低下する、と説明されています。

しかし、COPD で、総合ベクトルが真下を向いているはずなのに、肢誘導が low voltage である…。これはどういうわけでしょうか？

「このようにうまく説明できないことは、心電図ではよくあることで、いちいち気にする必要はありません」これもお師匠様が教えて下さったことです。

....

10 年ほど前に、宮崎で開業された A 先生からお電話を頂きました。

（A 先生）「先生、20 代の男性で、急な左胸痛なんですよ」

（私）「若いですね」

（A）「心電図が変なので、そちらに Fax していいですか？」

（私）「どんな風に変ですか？」

（A）「なんだか、胸部誘導で電位が妙に低いんですよ」

（私）「それは、左の気胸ですよ。すぐに胸部レントゲンを見てみましょう」

（A）「えっ！ じゃあ、胸写を撮って、また連絡します」

（10 分後）

（A）「先生すごいですね!! やっぱり左気胸でした。心電図も見ないで、よくわかりましたね!?」

....

やった〜！ 心電図を見ずに心電図診断をした！ オレって、いかしてる〜!!

30 年医師をやっていて、左気胸で胸部誘導が low voltage 化するとの知識が役に立ったのは、後にも先にもこれ 1 回だけでした。

若い男性が息苦しくて、呼吸音減弱があれば、救急医はすぐに胸部レントゲンを撮影して、胸腔チューブを挿入します。心電図を記録しておこう、などとつまらないことは、皆考えておりません。

このようなオタッキー心電図カルトクイズに答えられても、臨床ではほとんど役に立たないんですね。

Low voltage の原因

- 肺気腫状態
- 心嚢液・胸水の大量貯留
- 単に太りすぎ（電極までの距離が遠のき、電位が下がる）
- 心筋障害・虚血の進行
- 甲状腺機能低下症（心筋の起電力自体が低下）
- 心電図ベクトル方向の変化（横隔膜挙上による肢誘導低電位）
- 左肺の気胸
- よくわからないけど低電位 ➡ とても多い

Low voltage を見たら、一応、原因を考えましょう。でも、原因がわからなかったら、そんなもんなんだ、とあっさり手を引いて下さい。

Case 093 入院患者さんの夜間の胸痛

Q 90代女性。病棟にて深夜に胸痛を訴えました。認知症もあり、たぶん気分的なものなんだろうなあ（10分もすると、痛かったことを忘れています）と思いつつ、一応ACS否定の意味も込めて心電図を記録することに。

ところが、太って乳房が大きすぎるのもあって、なかなか電極がうまくくっつかず、ノイズもなぜか無くなりません。苦労して3人がかりでやっと心電図を記録しました。

心電図を見て「あっ!!」 この心電図の何が問題ですか？

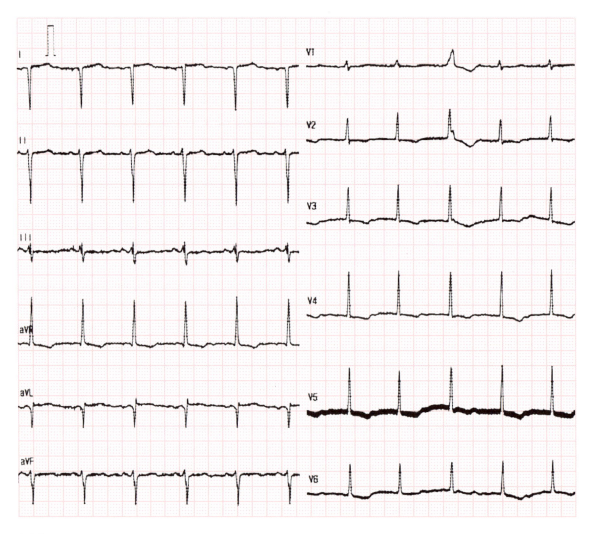

左右上肢の肢誘導の付け間違いですね。

昔、マーフィーの法則というのがありました。
「起こらないといいと思うことは、必ず起きる」
「トーストが落ちるときは、必ずジャムを塗った面を下にして落ちる」

このノリで行くと、

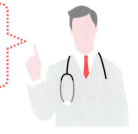

心電図の電極付け間違いは、苦労したときにばかり起きる。

生理機能検査室の技師さん達は、深夜半分眠っていても、決して電極を付け間違えません。電極の部位を、色で覚えているんですね。私など滅多に自分で記録しないので、全然覚えません。

なお、電極を付ける場所は、前腕・下腿でも、上腕・大腿でも、同じ波形となります。胸部に付けると、さすがに変化しますけど。

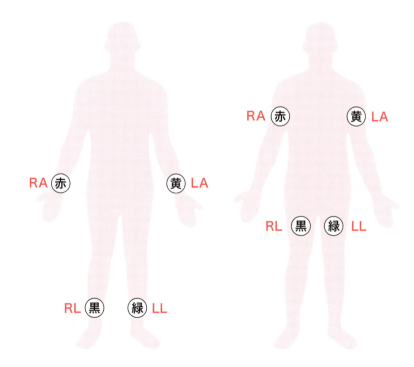

左右の上肢誘導を付け間違えると、起電力のベクトル方向が左右逆になるので、以下のような変化が生じます。なお、下肢誘導の左右が違っても、何も問題ありません（ってか、わからない）。

- Ⅰ誘導が、まるでaVR（＝Ｒ波が下向きで、Ｐ波も下向き）
- aVRが、まるでⅠ誘導。

だと、左右の上肢の電極付け間違いです。ここだけはチェックしましょうね。
忘れたころに必ずやって来る、電極付け間違いでした。

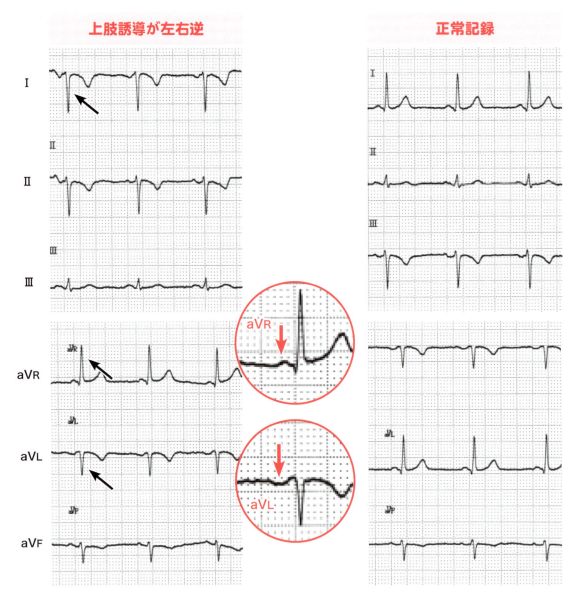

80代男性、偶然記録された不整脈

 80代男性。偶然記録された心電図です。
不整脈診断をして下さい。

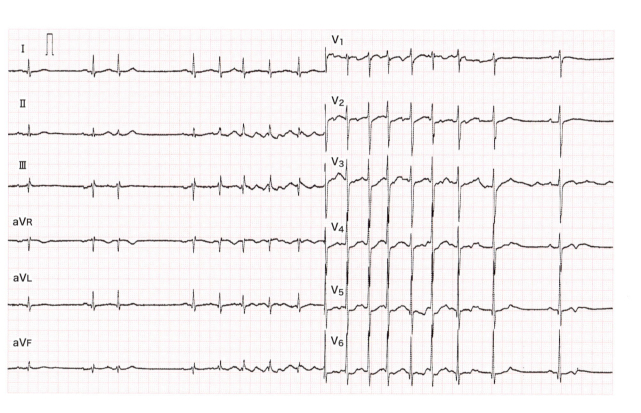

答えは、(とても短い) 発作性心房細動です。5～15 拍目までが発作性心房細動と考えました。

- 4 拍目は、P 波が認められます (肢誘導の黒三角)。
- 6・7 拍目の QRS 直前は、flutter 波にも見えます (赤矢印)。
- RR 間隔は絶対性不整で、flutter 波 (?) と QRS との間隔もばらつきます。
- 9～15 拍目の RR 間隔も不整で、整数倍ではありません。
- P′ 波に見える基線の揺れも、fibrillation wave に過ぎないようです。
- 17 拍目から、明らかな P 波が再度見られます。

上記より、偶然検出した発作性心房細動と考えました。粗動が起きようとしてすぐ止まった、との解釈もあるかもしれません。上室性期外収縮の多発も、ありでしょうか？ よくわからないときは、心房細動として処理しています。

この症例は、洞調律の部分を見ても複雑な ST-T 変化を示しており、心筋障害を十分に考えさせます。高齢でもあり、発作性心房細動が起きても少しも不思議ではない状況ですね。

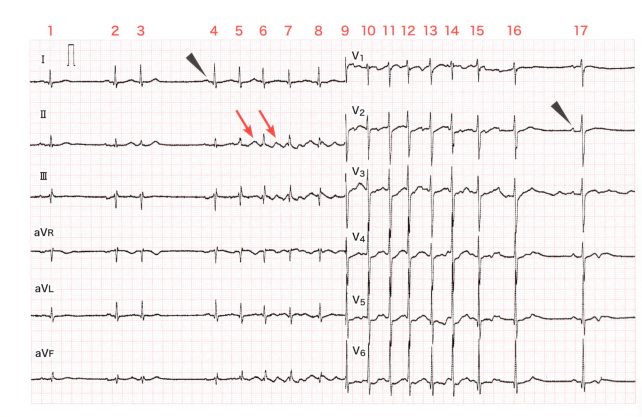

90代男性、心窩部痛でERへ

  90代男性。突然の心窩部痛で深夜に救急車で搬入されました。寝たきりで認知症がありますが、胸が痛いと、自分で指差すことはできます。発症後90分ほどでERに到着。搬入時の血圧126/70mmHg、心拍数90bpm、呼吸数24/min、体温36.7℃、SpO$_2$ 99%でした。すぐに心電図を記録しました。

ただちに心電図を判読し、今後の方針を決定して下さい。

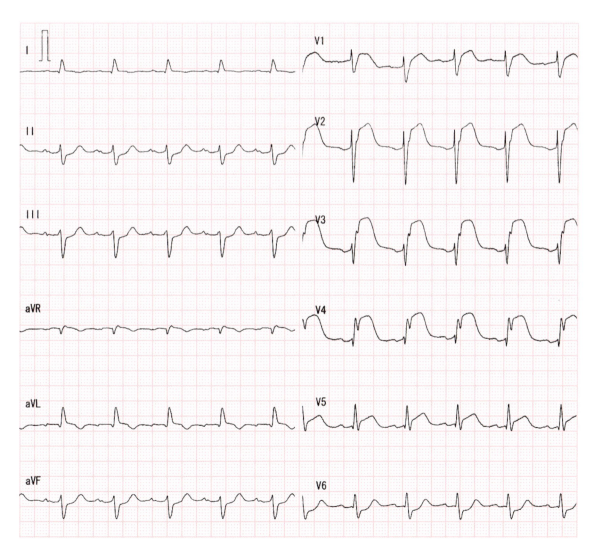

心電図を判読してみましょう。

- 洞調律です。
- P 波が下壁誘導で 2 峰性（今はどうでもよい所見です）。
- 左軸偏位です（深く考えません）。
- aVL で、ST 上昇と T 波陰転化があります。

上記の所見は、今は深く考える必要はありません。大切なのは、

- $V_{1\sim5}$ の著明な ST 上昇。
- $V_{2\sim4}$ は、box-like な ST 上昇を示している。

これだけで、**広範囲前壁梗塞の急性期**と判定できます。他の解釈はありません。心電図が最も得意として、かつ有用な場面です。

血液検査の結果は、CPK 162U/ℓ、トロポニン I 1.91ng/mℓ、GOT 33U/ℓ、GPT 16U/ℓ でした。血液酵素学的所見と症状からも、ACS と判定できます。CPK 値がまだ高くないことから、また発症経過時間から、緊急 PCI の適応と考えられます。

心電図は、STEMI（ST 上昇型心筋梗塞）を示しています。Recanalization も十二分に考えられます。ただ、社会的背景を考慮して、PCI を行うかどうかは臨床判断が必要かもしれません。

残念ながら、それを決定する前に、心破裂による心肺停止が起きてしまいました。ER 搬入後 40 分のことです。心破裂は、心筋壊死が進行して起きる場合と、このように超急性期に起きる場合があります。周囲の正常心筋が代償性に過剰収縮し、梗塞部を引き裂いてしまうと思われます（blow out type：限局性の線状破裂）。

多くの症例では、突然死となります。この患者さんも、「アーーーッ」と声を上げるとともに、呼吸停止→ EMD（electromechanical dissociation；電気機械解離）となりました。心破裂の診断は、心エコーにて行いました。

NOTE　**再灌流（recanalization）** によって、冠血流は再開され、それ以上の虚血・壊死の進行を防ぎます。でも、再灌流障害と呼ばれる大きな問題もあるんです。再灌流時不整脈、心筋スタニング、No reflow 現象、心筋梗塞の拡大。これらは再灌流による Ca 過負荷が、大きな原因とされています。

60代男性、昨夜からの胸部不快感

 60代男性。昨夜から続く胸部不快感で、午前中に受診しました。「なんか胸焼けみたいなのが、昨夜から何回かあるんです。今はいいですけど、心配で来ました」とのこと。高血圧・脂質異常症・2型糖尿病があり、内服加療中です。バイタルは安定しています。現役の喫煙者で、20本/42年間。胆石症術後です。

心エコーで明らかな壁運動異常はありません（almost normal study）。聴診でS4がある（ような気がします）。血液検査は、CPK 169U/ℓ、BNP 15.9pg/mℓ、トロポニンI 0.03ng/mℓ。

この心電図を見て、あなたならどう対応されますか？

Case 096

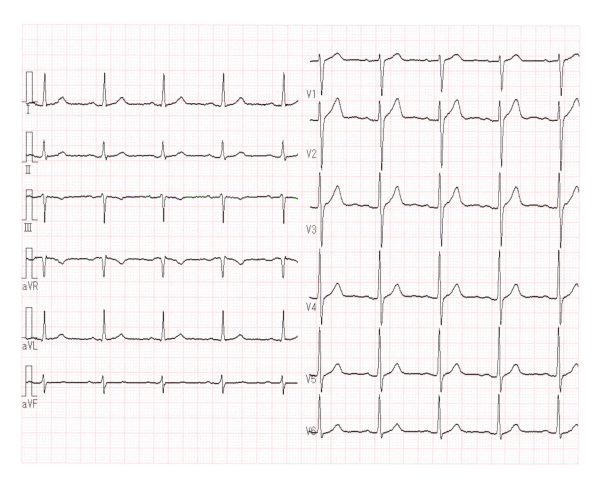

255

我々は、緊急心カテを選びました。LMT（左冠動脈主幹部）を含む2枝病変でした。そこで、CABGの適応も考慮し、心臓外科を持つ施設へ転院としました。ところが翌日、転院先で急変し、緊急のPCIとなったようです。

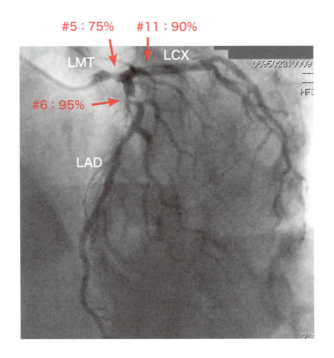

心電図はどう見ても、正常心電図にしか見えません。トロポニンIは翌日0.16 ng/mℓと上昇しましたが、心電図は翌日も変化しませんでした。

この患者さんの場合、緊急心カテ施行を決めたのは、前述のように盛り沢山のリスクファクターの存在でした。そして、「虫の知らせ」のような直感です。心電図が明らかな変化を生じていない＝冠動脈を助けるならば今のタイミングであることを、この症例は教えてくれます。

実際にライブでこの患者さんを診ないと、判断はつかないかもしれません。臨床判断は、良い方にも変な方にも、ぶれますから。

いざというときに、フレンドリーに対応してくれる心臓外科を持つ紹介先があるのは、大切なことですね。

80代女性、どういう状況を考えますか？

 80代女性。「先生、心電図こんな風ですけど、どうしましょう？」と、いきなりこの心電図を初期研修医から渡されました。

どういう状況を考えますか？

Case 097

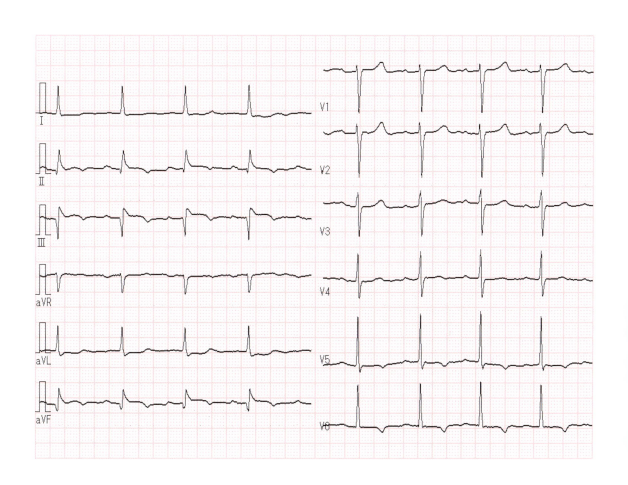

この患者さんは3年前に急性心筋梗塞を発症しており、以後この心電図と同じ波形を呈しています。

でも、初めてこの心電図を見たら（特に何かの症状があったならば）、こんな会話が交わされるはずです。

研修医 「Ⅱ、Ⅲ、aVFで、ST上昇を示してるんですよ」
指導医 「Q波も、すでに出ているな」
研修医 「発症後、半日くらい経過したACSでしょうか…」
指導医 「すぐに緊急冠動脈造影を手配しよう。どういう症状で来たのかな？」
研修医 「なんか、疣痔の痛みで予約入院らしいですよ。入院時心電図…」
指導医 「ヘモ………？」

心エコーでは、下後壁の壁運動が広範囲で低下しています。PCI後です。心機能は低下していますが、心不全発作は出現していません。

前下行枝の心筋梗塞で$V_{1～3}$でST上昇が残るように、下後壁でもST上昇が長年残存することがあります。心室瘤なしで、です。現実にこのような症例が多く存在します。

動画はこちら

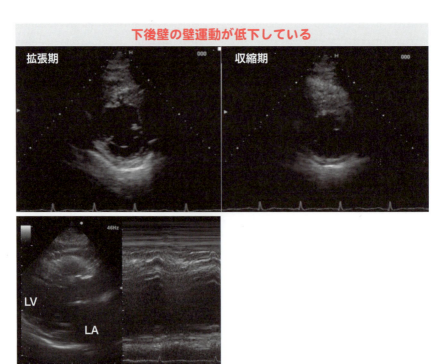

下後壁の壁運動が低下している

70代女性、意識障害で緊急搬入

Case 098

 70代女性。意識障害があり、ERに緊急搬入されました。取り急ぎ心電図を記録しました。それ以外の検査結果は、まだ出ていません。

心電図を見て、どう行動するかを考えて下さい。

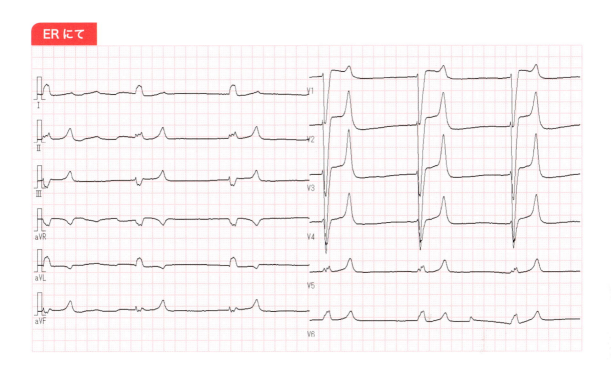

ERにて

答えは、「高K血症による心電図変化」です。

- P波が無い
- 著明な徐脈
- wide WRSである
- 胸部誘導のT波が、いわゆるテント状に高く尖っている（触ると痛そう…）

血清K値は6.7 mEq/ℓでした。著明な脱水状態でしたが、認知障害もあり、自覚症状を言えないことが発見を遅らせたようです。

高K血症は、まず心電図自体を治療します。開心術のときは、カリウムを上行大動脈（→冠動脈）に入れることで、心拍動を止めますよね。同様に、このような心電図をボーッと見ていると、心臓が止まってしまいます。やるべきことは、

- Ca製剤を静注して、Kと拮抗させる。
- インスリンとブドウ糖で、Kを細胞内に押し込む。
- 輸液と利尿剤で、尿中にKを排泄させる。

このように治療するわけですが、上記の知識だけでは国家試験対策で終わります。自分の病院のレジメに従い、実務的に覚えて下さい。どの製剤（商品名で覚える）を、どれだけのスピードで入れるのか。インスリンとブドウ糖の比率は？ どれくらいの輸液量を、どれだけの時間で入れるのか。利尿剤は何をどれくらい使うのか？（これは状況により異なります）

この症例では、高Ca血症はあり得ないので、とりあえず体表面ペーシングをスタンバイしながら、Ca製剤をゆっくりと静注開始していいと思います。血清K値の検査結果が出るのに、運が良くても15分はかかりますので。

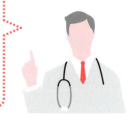

高K血症を心電図で判断し、治療まで行えて、初めて心電図の知識は生きたものになります。

3日後、血清K値は3.8mEq/ℓとなりました。その日の心電図を提示します。

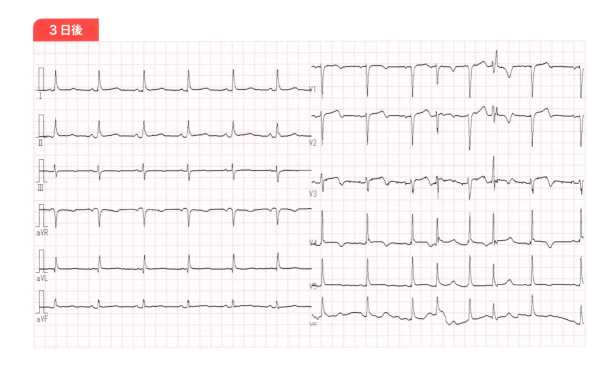

なお、高K血症では、心房筋の伝導も減衰し、ついにはP波が消失します。しかし、洞結節から房室結節への伝導自体は残っていて、洞結節の自動能は伝達されます。sinoventricular conduction（洞室伝導）といいます。12誘導心電図から読み取ることは無理ですけど。

NOTE **高K血症の心電図変化**：高K血症は、急激に生じた場合の方が心電図異常を起こしやすいです。いきなりの心停止もあり得ます。再分極相では、細胞外に流れ出るカリウムが増えています。活動電位の持続時間は短縮して、T波は尖ってきます。幅が狭く先鋭化して左右対称形のT波を、**テント状T波**といいます。浅くなった静止膜電位でナトリウムチャネルが不活化され、活動電位の立ち上がりが鈍くなり、QRS幅は拡がります。「P波はない・QRS幅は広い・T波は狭く尖る・徐脈」ならば、高カリウム状態をまず考えましょう。

Case 099

60代男性、呼吸苦で来院

Q 60代男性。呼吸苦で来院されました。心電図と胸部レントゲンから、臨床診断をして下さい。

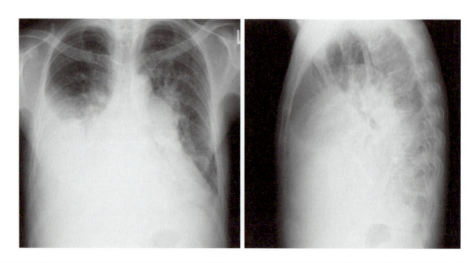

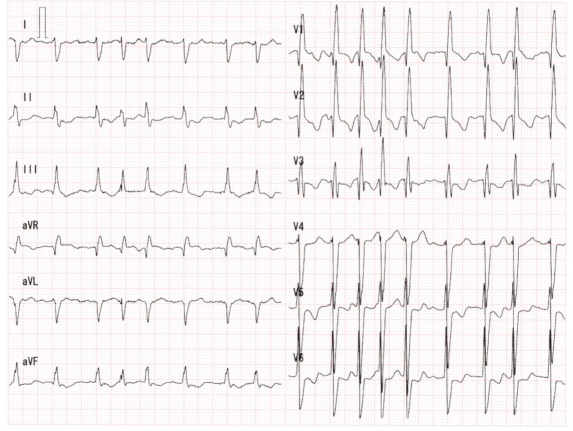

心電図は心房細動、完全右脚ブロック、著明な右軸偏位を示しています。胸部レントゲンは胸水貯留（右＞左）、左2弓（肺動脈）の拡大を認め、側面像では心陰影の後方への拡大（右房がでかい！）が明らかです。心エコーで ASD（心房中隔欠損）と診断し、手術のために転院となりました。

ASD は、今でもよく見る先天性心疾患です。なぜかというと、心室での欠損孔と違って、

- どでかい心雑音になりにくい。
- そう簡単に血行動態が破綻しない（例が成人となる）。
- よって、けっこう健康に育ち、出産までする女性もいる。

もちろん、合併心奇形やその重症度により、病態の進行は様々です。また、小児健診が発達した現在では、多くの症例は早期に見つかります。それでも見逃されて、普通の内科に来ることが、やっぱりあるんですね。

その気になって診ると、診断は難しくありません。

- **Ⅱ音の固定性分裂**
  - ➡ これは、その気になって聞かないと、あっさり見逃します。
  - ➡ Ⅱ音がとにかく割れている（"固定"にこだわらない）。
  - ➡ ただし、完全右脚ブロックだともともとⅡ音は割れていますので要注意。
- **相対的肺動脈弁狭窄**
  - ➡ 肺動脈の血流増加により、肺動脈弁領域での収縮期雑音あり。
- **労作性の息切れ**
  - ➡ 右心不全の徴候。これが出たら心不全はもう本物です。

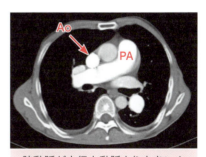

肺動脈が上行大動脈より大きい！

成人の場合、喫煙や他の疾患のオーバーラップで惑わされることがあります。理由のわからない肺高血圧を見たら、必ず ASD を鑑別に入れて下さい。腕の良い心エコーの技師さんが居れば、すぐに診断してくれます。研修医の皆さんは、少なくとも「右心系がでかい」くらいは、心エコーでわかる技量を必ず身につけて下さいね。

状態が少し安定してから撮影した胸部造影 CT では、右心系の著明な拡大と肺動脈の拡大が認められます。肺塞栓像は認めません。

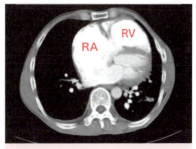

右心系の著明な拡大（左室を圧排）

ASDの典型的 patch closure 手術を施行して、5年経過しました。胸部レントゲンは、別人のようにシャープな心陰影となりました。PAtomy を行い、肺動脈も少し細くなっています。幸い進行性の肺高血圧症は起きておらず、ADL は自立しています。

心電図も、以下のように改善しました。
- 調律が心房細動から洞調律へ
- 右軸偏位が軽減
- QRS 幅が narrow に

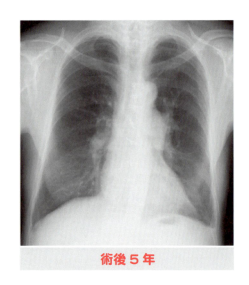
術後5年

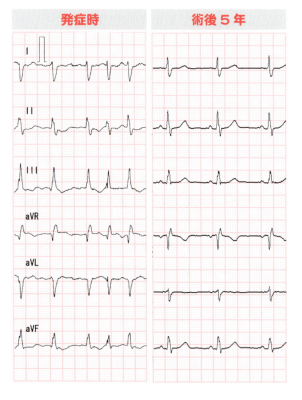

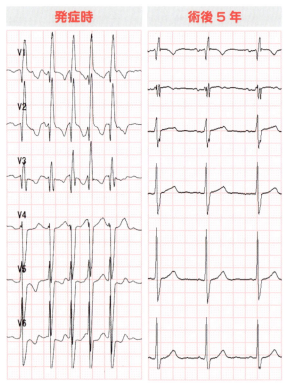

80代男女、同じ病態の心電図

 80代の男女二人の心電図です。
心電図から疾患名を推測して下さい。答えは二人とも同じになります。
（ヒント：心電図の記録ミスではありません）

Case 100

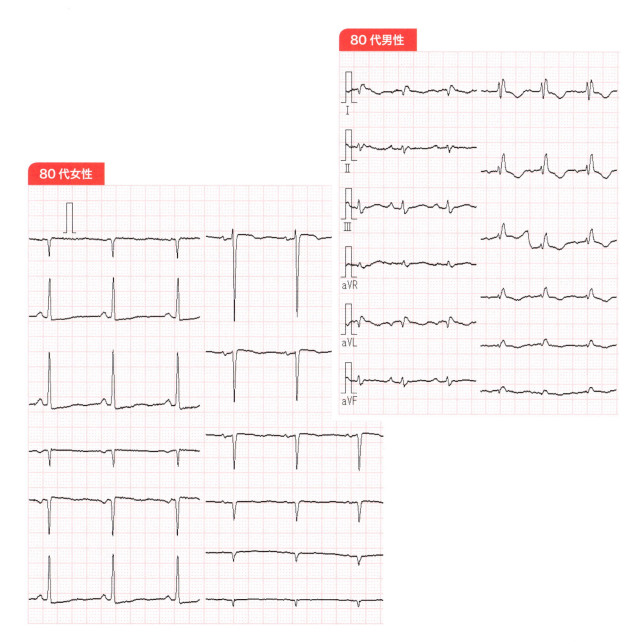

答えは、右胸心です。内臓逆位の一症候ならば、単に臓器がすべて逆になっているだけで、問題は生じません。

まずは80代女性の心電図を見てみましょう。
- Ⅰ誘導では、右軸偏位（R/S＜1）
- 胸部誘導で、次第にR波が低くなる（$V_{5,6}$でほとんど無くなる！）。
- P波は、たぶんⅠ誘導で陰性。aVR/aVLは陰性＝心房が立位？

左右電極の付け間違えでは、胸部誘導が説明できません。

胸部レントゲンで、右胸心が証明されます。
腹部レントゲンで、胃泡が右にあり、内臓逆位と思われます。

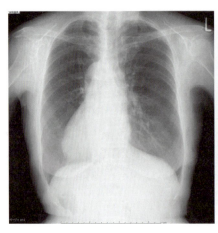
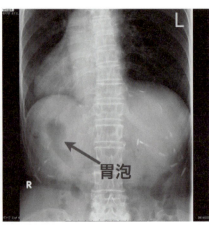

胃泡

80代女性・右胸心

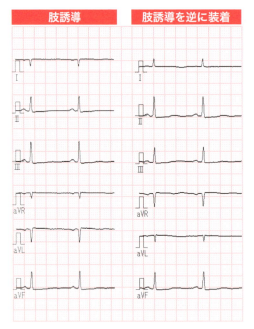
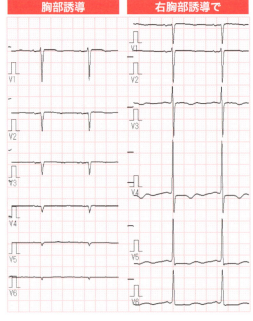

次に80代男性の心電図を見てみます。
- 完全右脚ブロックがあります。
- 胸部誘導で、R波がどんどん小さくなります。
- Ⅰ誘導でQRパターン。P波が陰性。
- aVRでたぶんP波が陽性。aVLは陰性、aVFは陽性。

完全右脚ブロックが基礎にあるため、よけい混乱しますが、右胸心と考えるとすべてが理解されます。

胸部誘導で電位が下がっていく病態として、ほかに、①左肺の気胸、②COPD（肺気腫）をまず想定せねばなりません。右胸心との鑑別は、通常の胸部レントゲンで十分です。CTを撮れば、内臓逆位が確認できます。

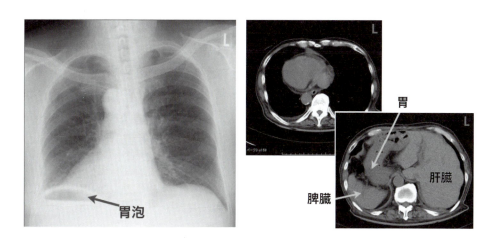

80代男性・右胸心（完全右脚ブロック）

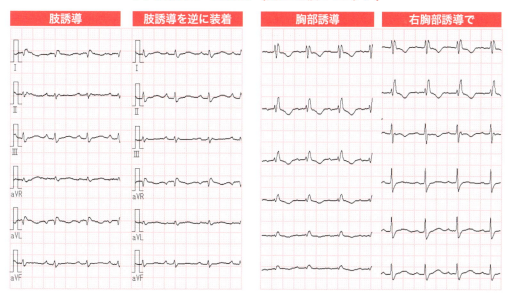

Case 101

60代女性、定期受診時の心電図

  60代女性。糖尿病でかかりつけの患者さん。5日ほど前に感冒様症状と咳があり、近医で感冒薬を処方されていました。ちょっと、しんどかったようです。当院の来院日には体調も戻り、元気に内科外来を受診しました。そのときに記録した心電図です。

素直に心電図を判読して下さい。

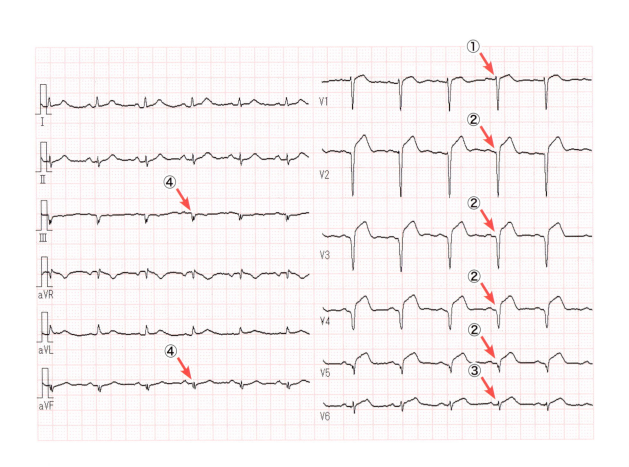

いつもと違う心電図に、主治医はビックリ!! すぐに循環器科へコンサルトされました。

心エコーでは、
- 心尖部に心室瘤形成を認めます。
- 短軸像では9時→12時→3時方向で収縮性が低下しています
- 大きめの前壁中隔梗塞による壁運動障害です。
- 心筋の菲薄化・線維化はなく、まだviabilityは十分ありそうです。

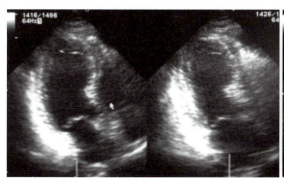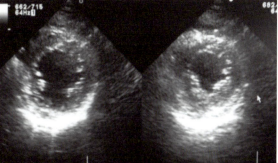

前壁中隔の虚血と心室瘤

さて、心電図のどこが問題だったのでしょうか？

① 小さな r 波があります。心室中隔の上部は少し生きています。
② $V_{2～5}$ は、ほぼ QS パターンです。ST 上昇もあります。素直に虚血と考えてよいでしょう。
③ V_6 で小さな r 波です。心筋は生きてるんでしょうけど、弱々しいです。通常は、V_5 の次に大きな R 波が出てくるべき場所です。
④ Ⅲ、aVF にも QS パターンがあります。LAD（前下行枝）が長く、下壁にまで虚血が及んでいる可能性を示します。実際、心室瘤を形成しています。Ⅱ誘導に R 波が十分残っているのは、RCA（右冠動脈）が intact であったことが理由なのでしょう。

$V_{1, 2}$ にある r 波が $V_{3, 4}$ となるにつれて無くなることを、**RRWP**（reversed R wave progression）と呼びます。通常はあり得ないことで、LAD 領域の虚血の存在を考えさせる所見です。この症例では、QS パターン & ST 上昇となっており、ischemic damage 以外は想像しにくい状況です。

本人が元気なので、翌日、心カテ・PCIを行いました。

LAD #7の完全閉塞を確認し、ガイドワイヤーを通過させ、ステントを留置しました。確認造影で、閉塞部位の再疎通と、その後の#7以後の長いLADを撮影しました。大きなLADの中程での閉塞でした。これが、aVRでのST上昇を生まず、Ⅱ、Ⅲ、aVFでのST低下（ミラーイメージ）を生じなかった理由かもしれません。あるいは、すでに時間が経っていたからでしょう。

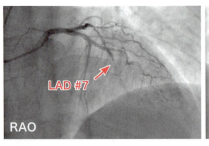
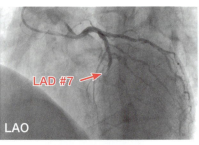
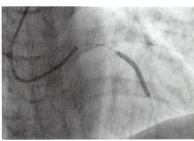
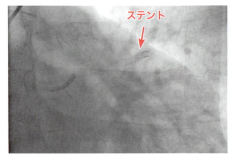
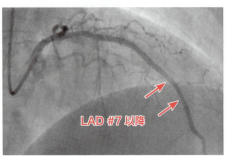

この患者さんは、おそらく発症4〜5日くらいのACSで、一番危ない時期（不整脈死）を自力で乗り越えて、外来定期受診したわけです。ラッキーな方です。

糖尿病では、無症状なACSが多いとされていますが、実際は1〜2割くらいで、大多数は痛みに鈍感ではありません。この患者さんの先行する感冒様症状は、ACSの症状だったのでしょう。

> **DMのsilent ischemiaに注意。
> 先行症状を見逃さない!!**

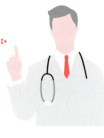

70代女性、発熱と呼吸苦で入院

 70代女性。弟さんと二人暮らしで、全介助の状況です。うまくしゃべることができません。発熱と呼吸苦でERに搬入されました。左上肺に明らかな肺炎像があり、その治療目的で入院となりました。入院時心電図をとったところ、以下の所見を得てしまいました。

心電図を判読して、治療方針を決定して下さい。

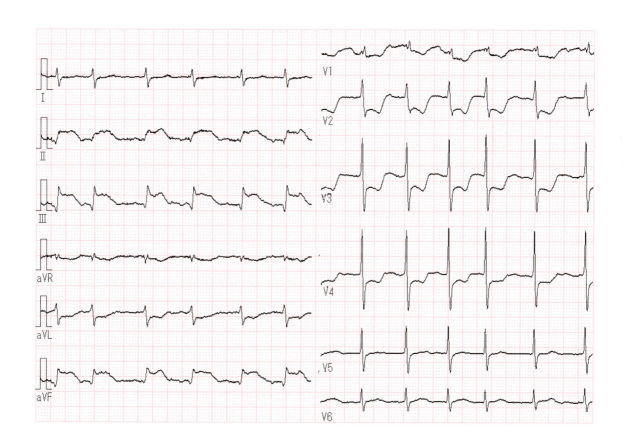

誰が見ても ACS の心電図です。Ⅱ、Ⅲ、aVF の ST 上昇が主体で、V₁~4、aVL の ST 低下がミラーイメージですね。

経時的な変化を見てみましょう。am 6:34 → am 7:20 の時間経過で、V₆ の新たな ST 上昇が認められます。このような短時間で心電図での ST 変化が出現することも、ACS の証左となります。

搬入時の血液検査では CPK、トロポニン I はまだ有意の上昇を示していませんでした。心電図所見からは心房細動で、下壁・後壁・側壁の梗塞パターンです。

冠動脈造影を行ったところ、RCA（右冠動脈）はとても小さく、右室しか栄養していません。LAD（前下行枝）は、心尖部を巻くくらい大きめです。LCX（回旋枝）も相対的に大きいはずです。支配領域は、RCA がほとんどないのですから、下壁・後壁・そして LCX の守備領域である側壁です。

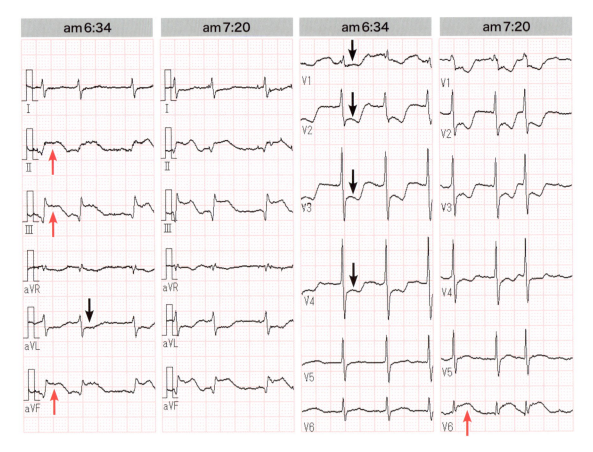

冠動脈造影

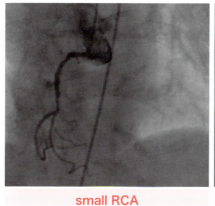
small RCA

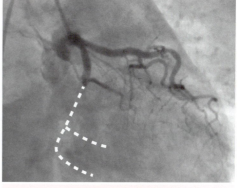
LCX #13 完全閉塞

自由壁を主に担当するLCXは、その障害だけで心不全を発生することは、普通ありません。しかし、他の冠動脈領域が代償性に過剰運動をすることで、ACS急性期に亀裂を生じ、心破裂を起こすことがあります。

この症例は、PCIを施行し、再疎通に成功してステント留置を行う準備中に、突然の心肺停止を来しました。PCPSを含め、あらゆる対応を試みるも、心臓は蘇りませんでした。

ご遺体の解剖にて、後側壁のスリット状の心破裂を確認しました。病理的には、心筋障害部はまだ好中球浸潤のレベルであり、ACS早期の心破裂でした。このように、急性期に懸命に戦っても、神に持って行かれるACS症例があります。

PCI 再疎通

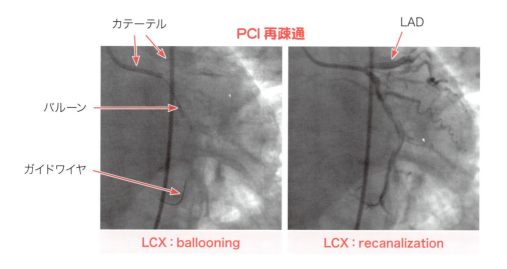

LCX：ballooning / LCX：recanalization

60代男性、陳旧性心筋梗塞

Q 60代男性。陳旧性心筋梗塞で通院中の患者さんです。
心電図を読んで、心エコー像を想像してみて下さい。

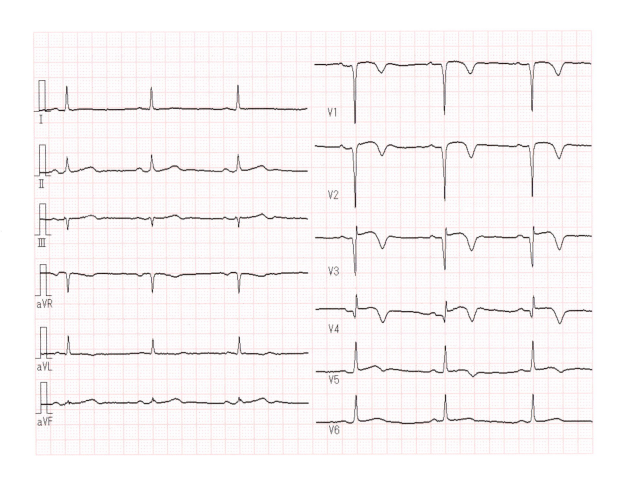

心電図は、どうみても前壁中隔梗塞を示しています。

- $V_{1\sim3}$ で異常 Q 波
- $V_{1\sim4}$ で ST 上昇。冠性 T 波も形成されています。
- 心室瘤くらいあるよね… という心電図です。

心エコーでは心尖部が狭く膨隆しており、収縮期に顕著に拡張する、**仮性心室瘤**（pseudoaneurysm）の所見を示しています。

もちろん、心電図のみからこれを想像することはできません。ただ、「心尖部付近はたぶん動いていないだろう」とは心電図で十分に感じさせます。

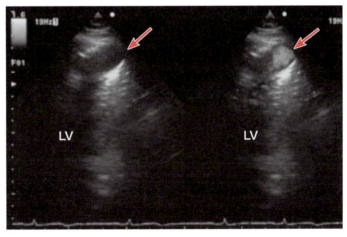

心尖部の仮性心室瘤

80代女性、脳梗塞後の徐脈

80代女性。元気に独居で暮らしていたのですが、脳梗塞を発症、ER経由で入院となりました。心原性脳梗塞として定型的加療を脳外科で受け、順調に経過して、リハビリテーション病院へ転院となりました。半介助ながら、元気でよく食べ、リハビリを受けていたのですが、徐脈が著しくなり、精査目的でまた当院の循環器科管理となりました。

いったい何が起きたのでしょうか？　調べるべきことは？

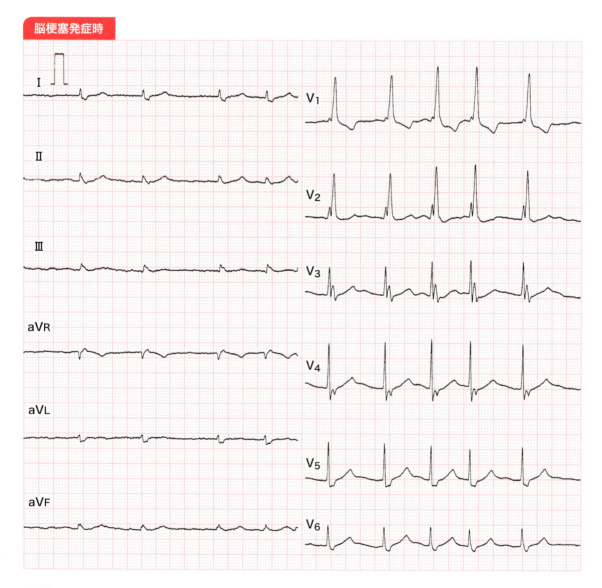

脳梗塞発症時

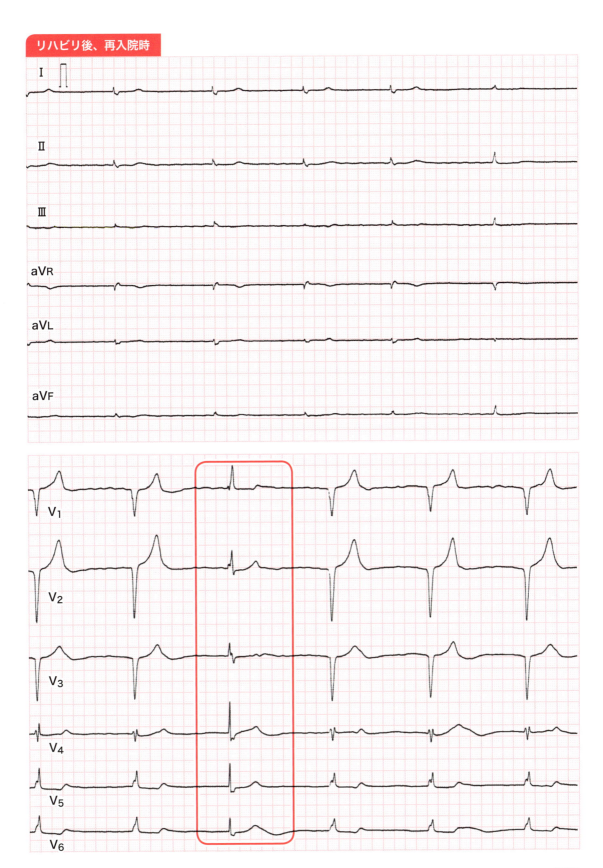

慢性心房細動の患者で、リズムが整になったときは、すぐに12誘導心電図を記録します。特に徐脈の際は、気をつけて下さい。

P波があるときは、単に洞調律に戻っただけですね。でも、慢性化している心房細動が一時的に洞調律に戻っても、安心はできません。ほぼ間違いなく、すぐに心房細動に戻るからです。

再入院後の徐脈の心電図を見ると、
- RR間隔が整なのに、P波が無い。
- 完全房室ブロック＋異所性ペースメーカーの作動です。

さらに1つだけ、完全右脚ブロックパターン（脳梗塞発症時と同じ）が見られます。胸部誘導3拍目だけ、たぶん房室伝導はつながっています。完全房室ブロックも、ホルター心電図などで見ると、ときどき房室伝導がつながっている部分を認めることがあるんですね。

この症例は、高カリウム血症など電解質異常はなく、ACSとしての酵素学的異常・壁運動障害はありません。治療薬に入っていたβブロッカー（アーチスト®）と認知症治療薬（アリセプト®）を中止しました。それにより、伝導回復を図りました。しかし、完全房室ブロックはますます強固となり、改善しませんでした。

遠方に住んでいる娘さんに来て頂き、永久ペースメーカーの適応を相談しました。患者さんは今回の脳梗塞で認知症が進行しており、本人の判断能力は当てにできない状況です。

ペースメーカー植え込みをしても、すぐ重度の認知症に移行する可能性があり、難しい状況です。何もしなくても（ペースメーカー植え込みをしなくても）、患者さんは今は困っていません。でも、夜間は30/min近くに心拍数が低下します。

医療面接を繰り返し、最終的にペースメーカー植え込みと決まりました。このまま安定状況で経過して、植え込み術を行うはずでしたが……

次問に続きます。

（前問の続き）徐脈から失神発作に！

Case 105

Q 前問の徐脈の患者さんの、その後です。
ペースメーカー植え込みの担当医が患者さんを訪れたところ、白目をむいて、アワを吹いていました。けいれん発作です。心肺蘇生を行い、数分でリカバリーしました。経過観察のためICUに入室。そこで、下のモニター心電図を記録しています。

いったい何が起きたのでしょうか？

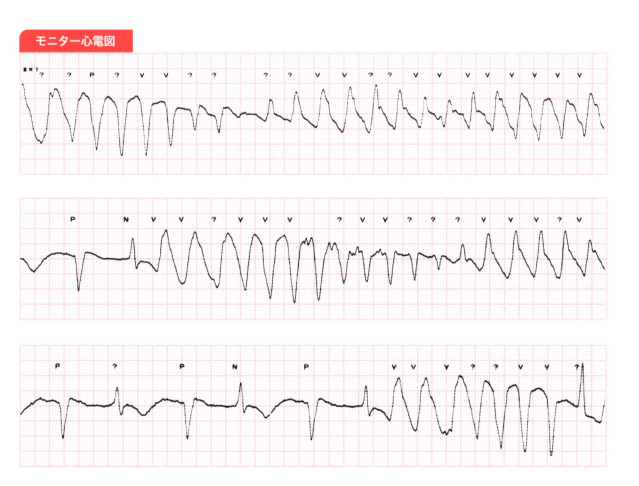

モニター心電図

TdP；Torsade de Pointes（トルサード・ド・ポアント）ですね。
捻れた心室頻拍が認められます。出たり引っ込んだりを繰り返すので、心室細動に移らない段階でのDCは、ちょっと待った!! 徐脈でないならば、マグネシウム製剤の静注もありです。

問題はQT時間です。わざわざ測定しなくても、一目で延長しているのがわかります。電解質異常は認めていません。徐脈は、TdPを誘発しやすくなります。

一時ペーシングで心拍数を増すと、心室頻拍はピタッと止まりました。ペーシングで心拍数を増やすことで、QT時間はかなり短くなっています。

なお、横軸方向の心電図自動診断は、かなり正確だそうです。手計算で計るより、心電計が示すQT/QTc時間の方が当てになります。どう見ても計り間違い？と思えるときは、循環器科の医師に計らせて下さい。こんなことで一般医が悩むことはありません。

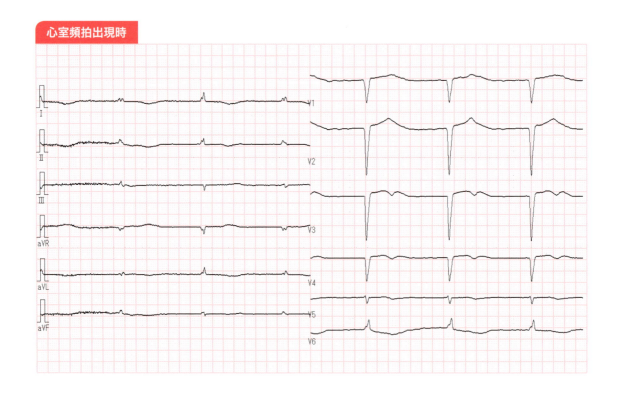

心室頻拍出現時

いちばん最初の心電図（276ページ）に戻りましょう。もともと右脚ブロックで、心房細動でした。

その後、完全房室ブロックに移行した際の波形（277ページ）は、完全左脚ブロック型です。QT時間も長いです。この時点での早めのペースメーカー植え込みが、今思えば妥当です。

社会的適応の点で考え込んでしまい、また娘さんが遠方に住んでいたため面接までの時間がかかってしまいました。ADLのしっかりした、かつ認知の問題のない方ならば、ERの時点でペーシング開始が妥当だと思います。

徐脈はTdPを誘発しやすくする。

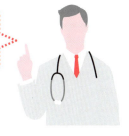

一時ペーシング後

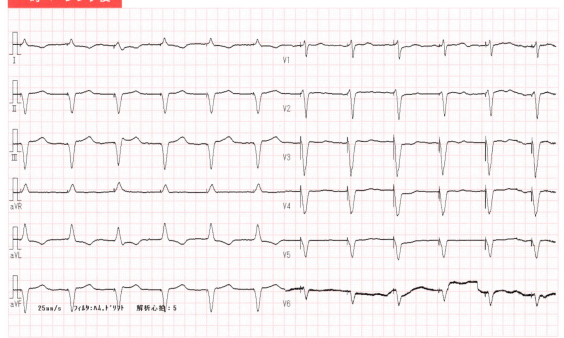

60代男性、心雑音あり

 60代男性。元気な外来患者さんですが、心雑音があります。
胸骨左縁第4肋間〜心尖部で最大の収縮期雑音です。明瞭なS3を聴取します。

心電図から病名がわかりますか？

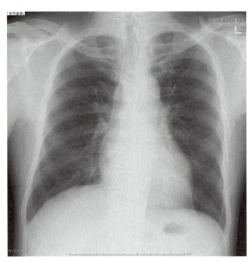

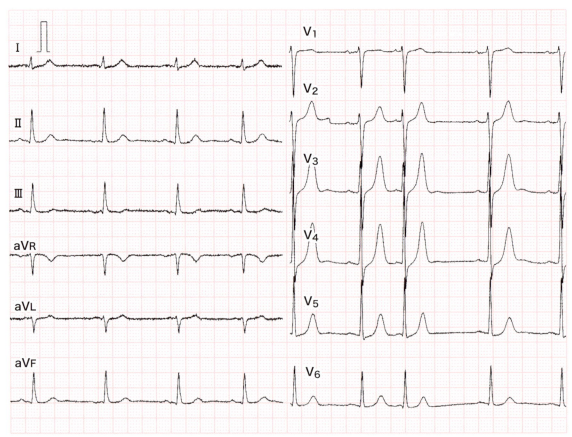

心電図を見てみると、
- 洞調律です。
- Ⅰ誘導のR波が低く、aVR＝aVL、立位心パターンです。
- 胸部誘導のR波が少し高いかも。
- 左房負荷はどうみても、ない！
- T波がちょっと元気がいいか ➡ 60代の早期再分極？？

「元気な心電図ですね、滴状心ですか？」となりそうです。

一方、心雑音からは、明らかに僧帽弁逆流を感じさせます。聴診に慣れた方が聞けば、一発でMR：僧帽弁逆流（僧帽弁逸脱による）と診断するでしょう。

問題は重症度です。このまま経過観察・投薬でいいのか？ 手術適応時期は？ この方は、RAS阻害薬とアルドステロンブロッカーが投与されています。心不全の臨床症状は無く、BNP＜18 pg/mℓです。でも、エコー上のMRは立派です。

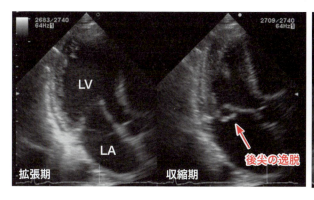
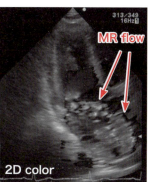

僧帽弁逸脱によるMR症例では、心電図に大きな変化は生じにくいです。左房という低圧系に逆流させるだけですので、左室は収縮する瞬間は楽なんです。楽であるはずの左房に逆流させることすら大変になるような左室駆出率の低下は、MR心としては、末期的な状況と言えます。

心房細動はMRにより起こり得ますが、他の理由でも発生するので要注意です。また、心房細動の結果としてもMRは発生します。解釈は難しいのです。

> **MR特有の心電図所見はない。心房細動などの二次変化が起きたならば、血行動態が破綻してきたサインかもしれない。**

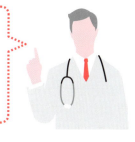

僧帽弁逆流症（MR）は心電図で推定可能か？

溶連菌感染症の激減により、リウマチ性心疾患はほとんど見なくなりました。平成10年以後に医師になった方は、少なくとも国内では新規症例には遭遇していないはずです。

今見る僧帽弁逆流は、僧帽弁逸脱か、心不全による二次性MRですね。なお、健康人の大半に、臨床的に問題の無い程度のMRはあります。心エコーのカラードプラの解析度が高くなったため、わかるようになったのですが。

では、心電図でMRを推定できるでしょうか？ ➡ あまりお役に立てません。聴診の方がはるかに有用です。手術となるようなMR症例でも、心電図所見はぼんやりしていることが多々あります。

僧帽弁逆流があると、当然、逆流により左房に負担がかかります。しかし、左室にとっては大動脈に前方駆出するよりも負荷の少ない方向への血流（逆流）なので、左室肥大は起きません。楽な仕事なのです、1回の逆流に限れば。（次の拡張期に、沢山の血液が左室に帰って来て、借りを払わせられるのですけど）

よって、左室の電位は高くなりません。ここが、大動脈弁狭窄/逆流との大きな違いです。心電図上の高電位は、MRではなかなか発生しません。

では、左房負荷（P波の変化）はどうでしょうか？残念ながら、あまり著明な変化は心電図に出ません。P波の感度は、MRではけっこう低いんです。

僧帽弁狭窄症（＝リウマチ性心疾患）では左房内圧が高まり、mitral Pが出現します。逆流のみでは、心電図変化は鋭敏ではありません。

ある一定以上の負荷がかかると、心房細動化しますが、これも診断の決定打ではありません。むしろ心房細動化の結果としての、MR出現もあります。

結論として、**心電図で僧帽弁障害は推定できても、除外は難しい**ということが言えるでしょう。

70代男性、心房細動で通院中

 70代男性。心房細動でワルファリンを投与しています。最近の外来での心電図を示します。心房細動である以外、著変はないかと思います。

アーチファクトがあって、きれいな心電図ではないですね。あなたは、どの部分を捨てて（アーチファクト除去）、この心電図を判読しますか？

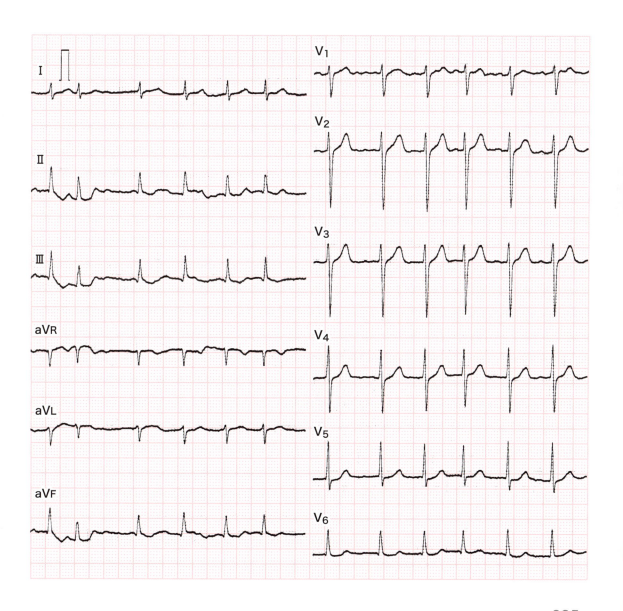

基線の揺れが激しい心電図です。心房細動なので、真っ直ぐな基線はもともと存在しないので、特に注意が必要です。

> **基線が安定しない心電図は読むに値しない！**

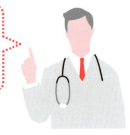

新しい法則です。今、考えました。

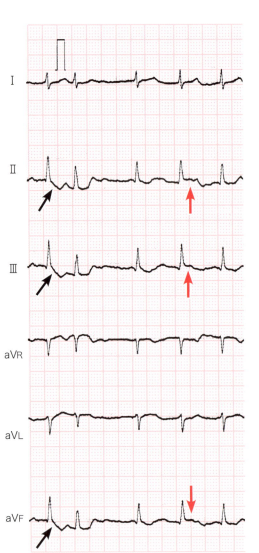

黒矢印↑の部分は、心室性期外収縮のようにも見えます。
赤矢印↑の部分は、下壁の急性心筋梗塞のようにも見えます。
もちろん、どちらも基線の揺れによるアーチファクトに過ぎません。よく見ると、$V_{5,6}$の後半部分も基線が落ち着いていません。

ST-T変化を判定する場合は、反復する波形で同じ形が示されることが前提です。基線がぐらついてるのに、臨床診断を推定するのは止めましょう。

一番良いのは、心電図をとり直すことです。アーチファクト除去の方法は、検査技師さんが一番詳しいので、聞いて下さい。また、心電図を長めに記録して、安定した部分で判定するのも良いでしょう。ただし、どの部分を安定していると考えるかは、慎重に判断して下さい。

50代女性、胸部不快発作

 50代女性。胸部不快発作でERを受診しました。問診もそこそこに、すぐに心電図を記録しました。

急いで心電図診断をして下さい。

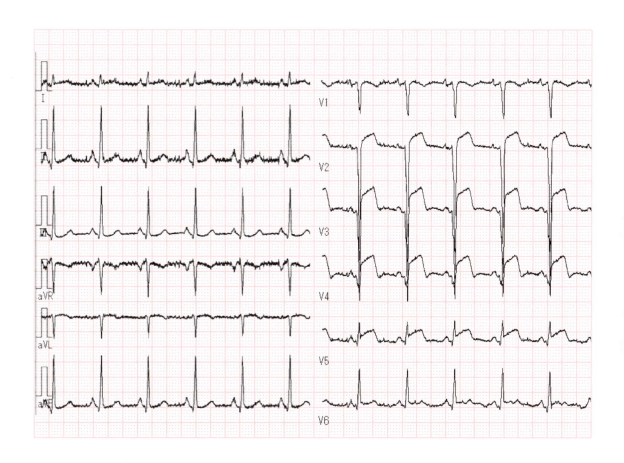

ACS（急性冠症候群）で診断確定です。

ERでは、なんだかんだ言っても、**ACS 診断はまず 12 誘導心電図で行います。**
心電図がすごいのは、典型例ではそれだけで確定診断となることです。病歴も、理学所見も、血液検査も不要です。もっとも、胸痛・意識障害・ショックなど、心電図を記録する理由があるから、施行するんですけどね。

この症例の心電図は、
- 洞調律
- $V_{1〜3}$ の QS パターン（よく見ると、small r があるけれど）
- $V_{2〜5}$ の明らかな ST 上昇（V_6 も少し上昇）

上記より急性期〜亜急性期の ACS しか、考えられません。

すぐに ACS と診断することで、次の行動が決定されます。
- バイタルサインを安定させる。
- 循環器科緊急コール、または PCI 施行可能な施設への移送
- PCI 可能な状況かの判定（腎機能など）etc...

PCI 開始直前の冠動脈造影では、RCA（右冠動脈）からの側副血行はありません。LAD #6 の完全閉塞です。広範囲前壁の急性心筋梗塞でした。

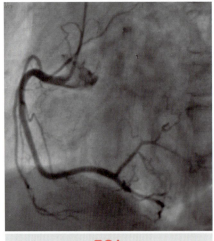
RCA

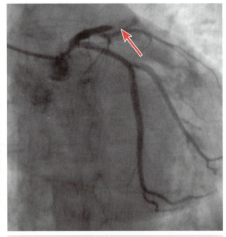
LAD #6 完全閉塞

その後の心電図の経時的変化を見ると、$V_{1～5}$ の ST 上昇が次第に落ち着いてきています。$V_{1～4}$ は、ほとんど QS パターンになりました。

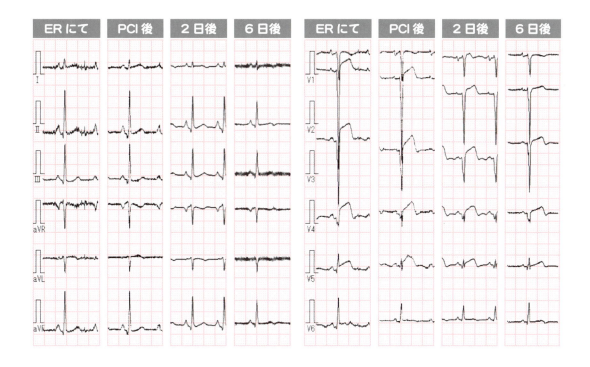

もちろん、12 誘導心電図のみでは ACS か判断に悩む症例は、いくらでもあります。逆に、この症例のように、心電図だけで診断確定できる症例も多々あるのです。

日野原重明先生は、「*病歴をとりつつ並行して診察を行い、診断絞り込みを外来で行います*」とおっしゃっています。「胸痛」と聞いただけで、お話をしつつ、すぐに心電図記録を始めてもいいのです。

顔つきをみただけで、ACS を想定して上記の行動を開始することもよくあります。すぐに行動すべき心電図所見がないことの確認、でもいいんです。病歴を十二分に聞いて、それから診察へ…は、安定している患者さんでのお話です。

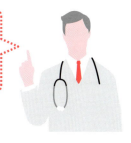

胸痛患者への「とりあえず心電図」は、過剰診療ではない。

Case 109

50代女性、数ヵ月で進行する呼吸苦と体重増加

50代女性。3年前に大腸癌とその肝転移で手術を受け、外科外来で定期管理中でした。抗癌剤投与のためのポートも3年前に埋め込まれています。

この数ヵ月で労作時の呼吸苦が強くなり、体重も増加して、入院となりました。意識は清明です。病棟内でのADLは十分に自立されています。

心電図と胸部レントゲンより、病態を推定して下さい。

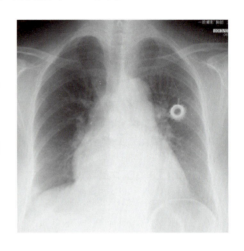

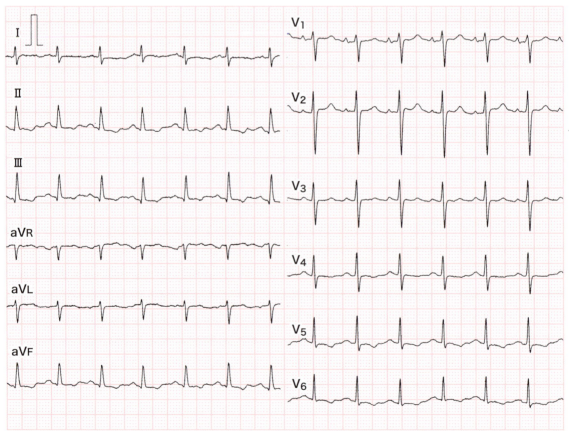

心電図は、
- ちょっと頻脈。洞調律です。
- 右軸偏位
- 時計方向回転（clockwise rotation）

この心電図から肺塞栓症の所見（Q3T3）を読み取るのは、強引ですね。でも、多くの心電図本に出てくる症例は、この程度の変化です。なお、聴診でⅡ音の分裂を聞いています。

CTで右肺動脈内の血栓が明らかです。右心系は拡大し、左室は圧排されています。これが時計方向回転の原因です。下大静脈が著明に拡大しています。

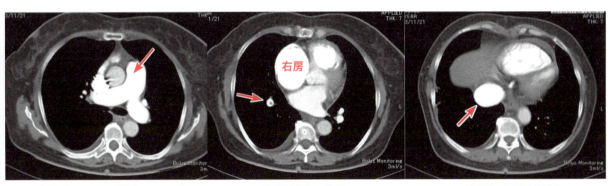

肺動脈はあまり拡大していない　　**肺動脈内の血栓**　　**拡張した下大静脈**

2年前の胸部レントゲンと比較すると、心拡大が明らかです。心エコーでは右室圧100mmHgで、三尖弁逆流Ⅲ度でした。肺塞栓に対してワルファリンを開始し、経過観察中です。

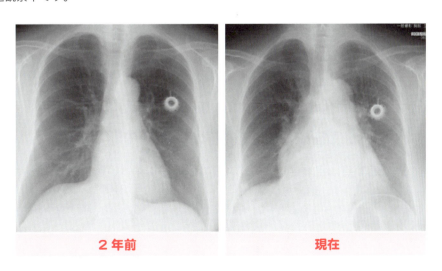

2年前　　**現在**

肺塞栓症で一番感度が高い心電図所見は、頻脈です。他の所見は相対的です。S1Q3T3 という有名な心電図所見は、数割しか出現しません。多くの場合、右心系の負荷がかかっているのを、心電図全体から感じ取るしかありません。明らかな心電図所見なしの肺塞栓も沢山あります。

発症前の心電図を見ると、右軸偏位がなく、時計方向回転もありません。比較することで、異常に気づくんですね。お師匠様から教わりました。

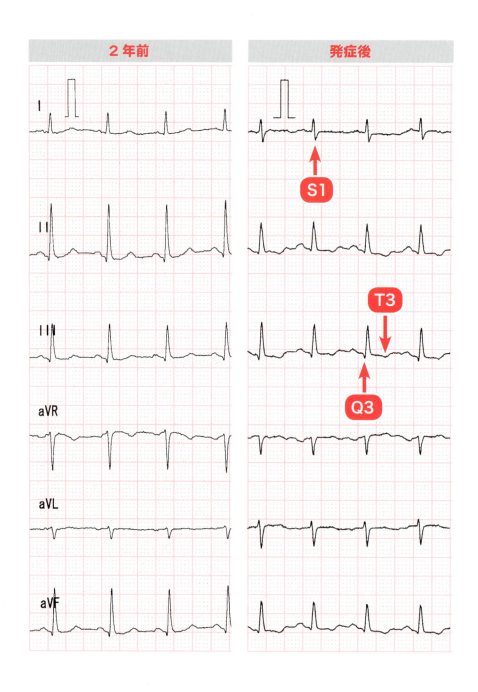

80代女性、突然の胸痛発作

Case 110

Q 80代女性。突然の胸痛発作で、ERへ搬入されました。
大至急、12誘導心電図が記録されました。

心電図から責任病変を推定し、今後の対応を考えて下さい。

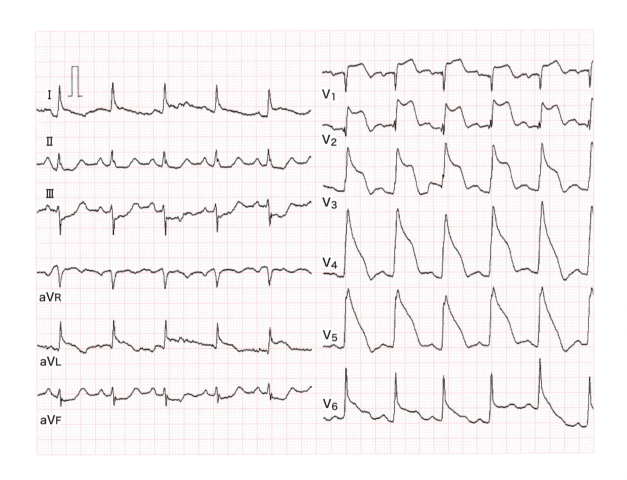

ACSですね。間違いようがありません。派手な心電図変化にビビることなく、冷静に判読しましょう。

- 洞調律です。
- 多くの誘導で、ST上昇を呈しています。
  ➡ V$_{1\sim6}$、aVL、IでのST上昇。
  ➡ Ⅱ、Ⅲ、aVFでのST低下（ミラーイメージ）はACSの証しです。
- ST上昇が、ヨットの帆のような三角形（不気味な感じ）
  ➡ 慣れないと心室頻拍と間違うかもしれません（P波はありますよね）。

このようなST上昇は、**超急性期**である可能性が高いです。つまり、冠血流を早急に再疎通させると、心機能の著明な改善が望めます。

"*Time is muscle !!*" そう考えると、この心電図はビビるより、助けがいのある症例なんだと思えるようになります。高齢ですがADL・意識状態はしっかりしており、緊急PCIとなりました。

PCI前
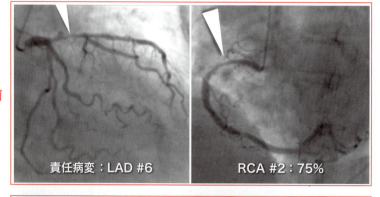
責任病変：LAD #6　　　RCA #2：75%

PCI後
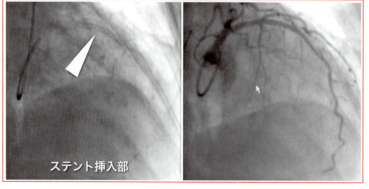
ステント挿入部

心電図の経時的変化をみると、最終的に giant negative T 波が胸部誘導に出現しています。左右対称の陰性 T 波＝**冠性 T 波**ですね。

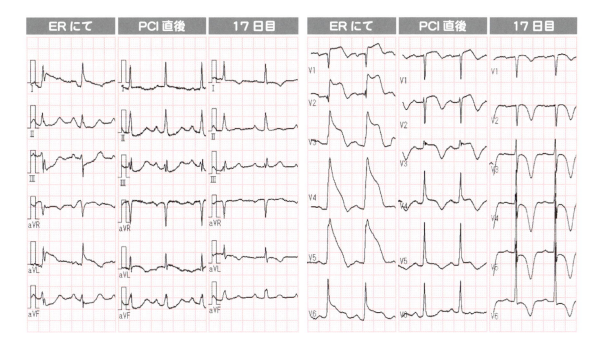

上記の心電図変化を 1 本の冠動脈で説明するには、心尖部を巻いた大きな LAD（前下行枝）の閉塞が生じている、と考えることです。救済する価値が高く、かつ時間経過が長いと、心破裂や重度心不全を呈する可能性が大いにあります。

PCI 直後と 1 週間後の心エコーです。心尖部付近が心室瘤様であったのが、著明な心機能の改善を認めています。超急性期 PCI による、血行再建の成果です。

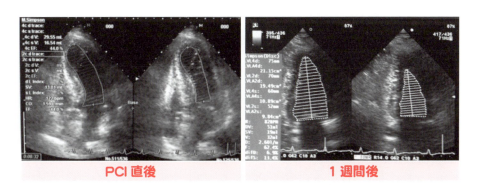

PCI 直後　　　　　1 週間後

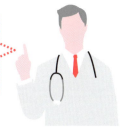

ACS の心電図パターンは多彩です。いろいろ経験して下さい。

Case 111: 90代女性、徐脈を指摘されて入院

Q 90代女性。半介助レベルで、ご自宅で過ごされています。ショートステイ先で徐脈を指摘され、入院となりました。

脈拍40/min 整。他のバイタルサインは著変ありません。呼吸苦・胸痛・浮腫はなく、この年齢としてはまずまずの安定状況ではあります。

この徐脈は、いったい何でしょうか？
そして、この心電図波形だけで診断してよいのでしょうか？

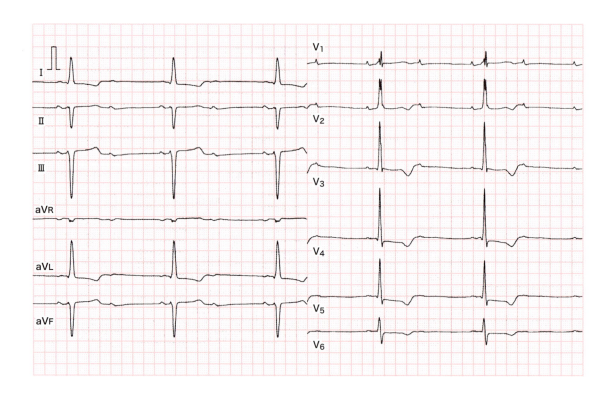

徐脈を解析してみます。
- 洞調律か？ ➡ 洞性徐脈、洞停止
- P 波がない？ ➡ 徐脈性心房細動
- Flutter 波か？ ➡ 心房粗動の 4：1 以下の伝導低下
- 房室ブロックか？ ➡ P 波と QRS 波の関係性の評価（房室解離もあり）

この症例は房室ブロックです。何度の房室ブロックかが問題となります。提示した心電図では、2：1 房室ブロックに見えますね。
- 洞調律なるも、2：1 房室ブロックと思われる。
- 完全右脚ブロックである。
- 左軸偏位。
- PP 間隔は等しい。
- RR 間隔も等しい。
- PR 間隔も、伝導している部分では等しい。
- PR 伝導は、2 回に 1 回成功している。
- 左室肥大みたいに見える。
- 徐脈のくせに、P 波のレートが速くない。

この心電図の問題点は、不整脈解析用としては記録が短すぎることです。房室伝導の反復性をもう少し確認しないと、規則性の判断を間違うかもしれません。緊急性がない場合には、慌てずに心電図をとり直しましょう。

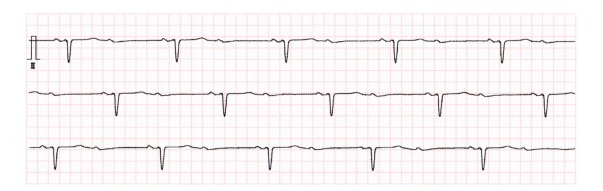

II 誘導のみで長めに記録したところ、2：1 房室ブロックがきちんと反復されているのが確認できました。PR 間隔は次第に延長せず、いつも一定です。Wenckebach 型（Mobitz I 型）ブロックではなく、**Mobitz II 型ブロック**で決定です。さらに左軸偏位があり、2 枝ブロックです。かなりあぶない状況ですね。

P 波があまり速くないことは、重要な所見です。血行動態が破綻していたならば、交感神経が興奮し P 波のレートは速くなります。これは危険なサインです。早めにペーシングすべきです。

別の記録で確認してみると、PP 間隔、RR 間隔とも一定です。PR 間隔も一定で、P 波は 2 回に一度、QRS と連結します。たまたま 3 度房室ブロックが 2 度房室ブロックのように見えていたわけではないのですね。

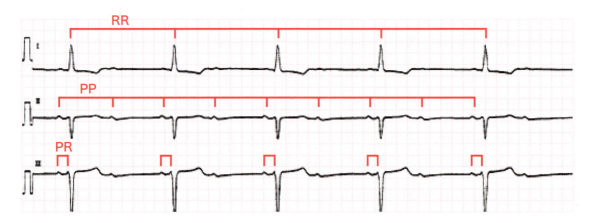

同じ症例を病棟モニターで連続記録してみました。房室伝導は目まぐるしく変化しています。房室ブロックは、経時的には変動する場合がけっこうあるんですね。

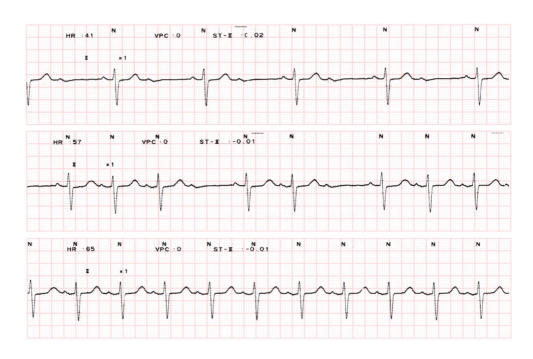

房室ブロックは、納得するまで十分に長い心電図記録をする。

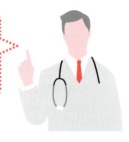

50代男性、強烈な胸痛と冷汗でERへ

Case 112

 50代男性。ヘビースモーカーで、閉塞性動脈硬化症の手術歴があります。高血圧と脂質異常症は放置しています。夜勤のため昼間寝ていて、17時頃に胸痛で目覚めました。締め付けられる感じがして、深呼吸でこのときは改善しました。翌日、同様の発作が頻回に出現し、1時間続くようになりました。冷汗が滴るように落ちてきて、同僚に頼んでERを受診しました。

この心電図をどう判定しましょうか？ 心電計の自動診断結果も見て下さい。

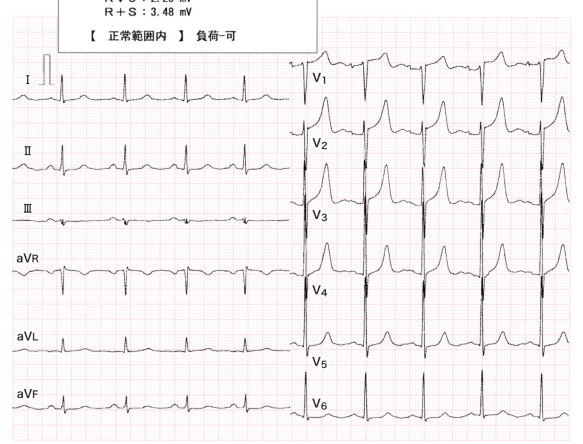

中年（45〜64歳）男性で、
- 冷汗を伴う頻回の胸部不快発作
- ヘビースモーカー
- 閉塞性動脈硬化症の術後
- 高血圧・脂質異常症を放置

これだけレッドフラッグが揃ったら、心電図がどうであれ、心エコーがどうであれ、血液検査がどうであれ、狭心症を鑑別から外すことはできません。もちろん、他の疾患（大動脈解離、肺塞栓、胆石発作 etc.）も除外していきます。

搬入時での検査では、
- 心エコーでの壁運動障害は、肉眼レベルでは問題なし
- トロポニンIは 0.06ng/mℓ
- 電解質異常なし。炎症反応なし
- 肺塞栓、大動脈解離もなし！

しかし、上記病歴と患者さんの状況から、我々は心カテを選択しました。

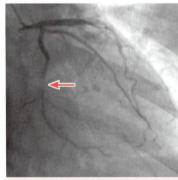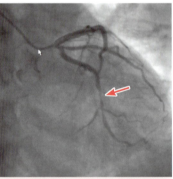
LCX #13 90% 狭窄

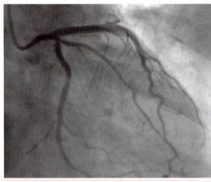
PCI 後

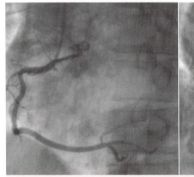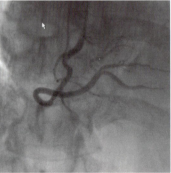
RCA

心電図を振り返ってみましょう。
- $V_{1\sim4}$のSTが上昇し、かつ尖っています。
- ACSの超急性期か？　それにしては、危険な感じがしません。
- 後壁の冠性T波のミラーイメージが想起されます。

でも、心エコーでの壁運動障害は、肉眼的には認められませんでした。肥大型心筋症様の心筋肥大の局在性もありません。

経過中、CPK値の上昇はなく、血清カリウム値も正常です。トロポニンⅠ値のみ0.60 ng/mℓまで上昇しました。

それでも緊急心カテに踏み切ったのは…

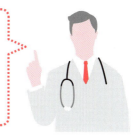

心電図自動診断の縦方向変化は、診断精度が低い。医師の直感を信じて、緊急心カテはあり！です。

Case 113

90代女性、肺炎で入院中のショック

 90代女性。嚥下性肺炎で入院加療を開始しました。ところが、夜になって呼吸頻回となり、主治医（後期研修医）にコールがありました。

主治医が病棟に来てみると、モニター心電図の波形は次のようでした。

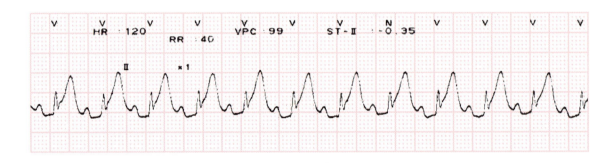

主治医は、まずい!! と考え、すぐに12誘導心電図を記録しました。
いったい何が起きたのでしょうか？　診断して、対応して下さい。

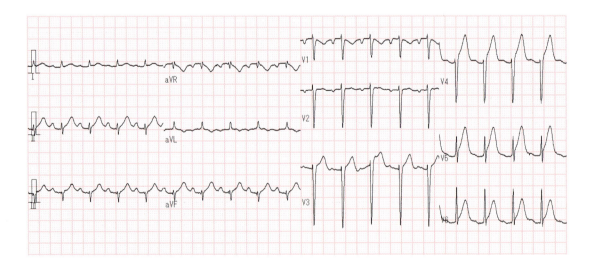

急激なショック様症状に対し、主治医は適切な処置を行いました。水を絞らずに輸液し、カテコラミンを使用しませんでした。結論は、**たこつぼ心筋症による巨大心室瘤形成と流出路狭窄**によるショックでした。

たこつぼ心筋症の心電図で一番有名なのは、胸部誘導の giant negative T（びっくりT波）です。典型的な心電図を一枚だけ出せといわれたら、私もこれを選びます。

しかし、「たこつぼ」心電図の特徴は、何でもありなのです。
この症例の場合、急性期の心電図は $V_{3～6}$ の ST 上昇が特徴的で、LAD #7 以後の ACS などを想起させます。

モニター心電図は、ST 上昇を心室性期外収縮と誤認しています。

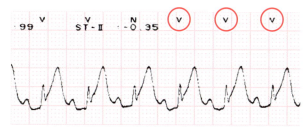

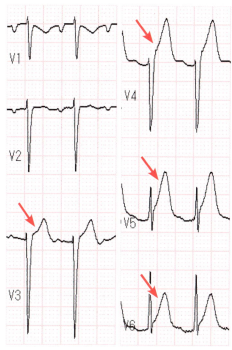

一方、心エコーでは巨大な心室瘤と、心基部の過剰収縮運動が認められました。もし、これが ACS ならば、CPK > 10,000、トロポニン > 20 くらいをイメージします。当然ショックで電撃性肺水腫です。

でも、この症例の CPK 値は 400 U/ℓ、トロポニン値は 3.8 ng/mℓ でした。心機能も経時的に改善し、補液による心不全悪化を耐えしのぎました。急性期に血管拡張・利尿剤投与を先行していれば、おそらく亡くなっていたでしょう。

急性期（発症時）の心エコー図を示します。心尖部の心室瘤と心基部の過剰運動が明瞭です。流出路狭窄が出現し、閉塞性肥大型心筋症様の病態となっています。

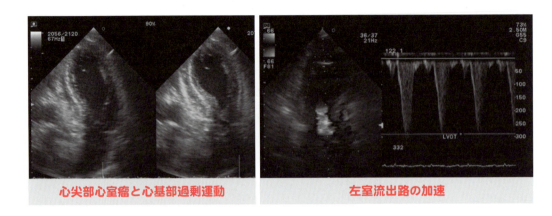

心電図を経時的に見ていくと、giant negative T が出現しました。

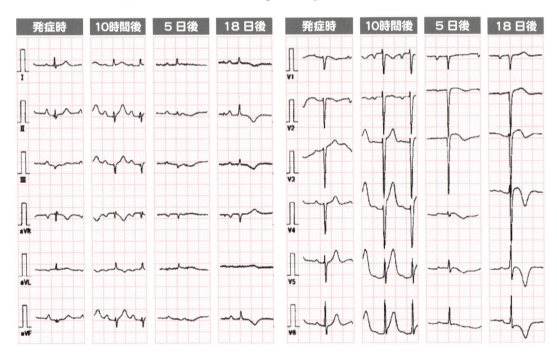

多くのたこつぼ心筋症は、見つけられることなく発生し、静かに治癒していきます。突然死の原因でもあるでしょう。この疾患の存在を想起できること、急性期の対応を誤らないことが大切です。

> 特に高齢女性では、たこつぼ心筋症の存在を想起して下さい。

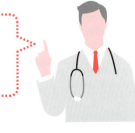

90代女性、めまいと気分不良でERへ

Case 114

 90代女性。突然のめまいと気分不良で、ERに搬入されました。日頃は、認知症はあるものの全身状態は穏やかで、ADLもそれなりに自立していました。

今回の問題が発生する前は、もともと下のような心電図でした。
永久ペースメーカー植え込みは望まれず、経過観察となっておりました。
まず、この心電図を判読して下さい。

発症前の心電図

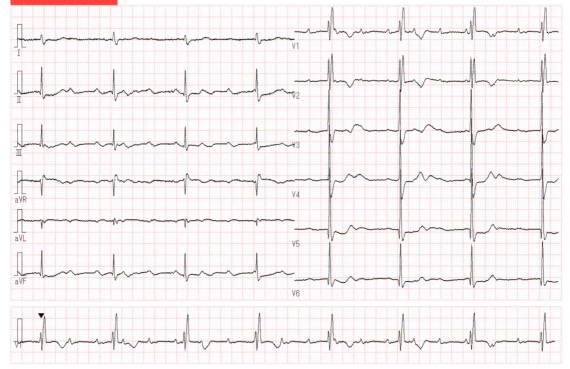

次に、今回、めまいと気分不良で ER に搬入されたときの心電図を示します。
この心電図も判読し、次の行動を決定して下さい。

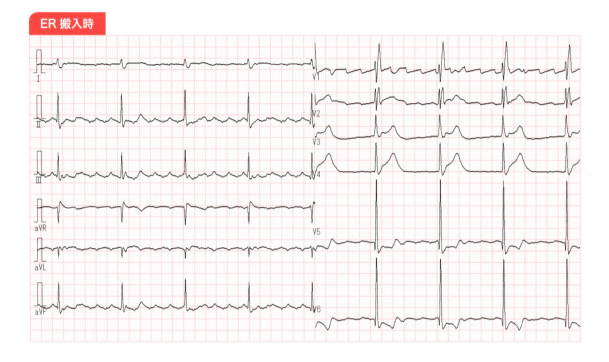

なお、ER 搬入時、電解質異常はなく、頭部 CT でも新規病変はありませんでした。心エコーでは前壁中隔の壁運動障害（大きめ）がありましたが、CPK の上昇はありませんでした（トロポニンは測定もれ）。

 まず、発症前の心電図を読んでみます。

- 洞調律、心拍数 45 bpm
- 完全房室ブロック（としかいえない）
- 完全右脚ブロック
- P 波のレートは 120 bpm くらい

明らかな心不全はありません。認知症のため自覚症状の判定は難しいのですが、BNP の上昇も著明ではありませんでした。

ただし、P 波のレートは 120/min 前後と速くなっています。交感神経が緊張し、心拍出量を欲している状況が推測されます。本来は、ペースメーカー植え込みをすべきでしょう。本人とご家族が望まれず、経過観察となっていました。

次に、ER 搬入時の心電図を読みます。

- 心房粗動となっている
- 完全右脚ブロックは変化なし
- 完全房室ブロックも変化はない（たぶん）
- 心室 rate は相変わらず徐脈のまま
- V$_{2\sim4}$ で ST 上昇が明らか

【ACS 疑いは、ACS が否定されるまで、ACS として取り扱う】 が鉄則です。
心エコーでも広範囲に前壁中隔の壁運動が低下していたことから、緊急冠動脈造影を選択しました。

結果は、冠動脈は intact でした。

CPK の上昇も、わずかに 394 U/ℓ でした。ただし、BNP は 10558 pg/mℓ まで上昇し、顕性心不全が出現しました。
心不全症状は 2 週間ほどで安定しましたが、完全房室ブロックによる徐脈と心房粗動は続いています。

発症 3 日目の心電図を見ると、giant negative T が出現しています。

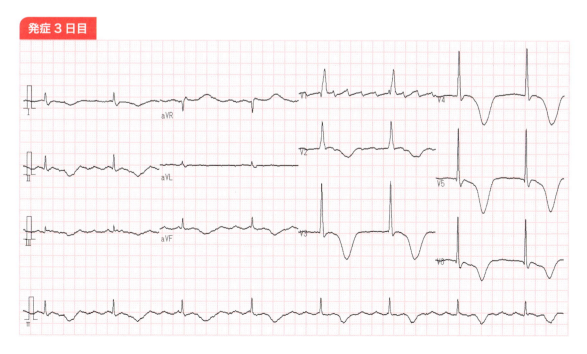

発症 3 日目

経過観察の心エコーでは、巨大心室瘤の状態は少し改善して severe hypokinesis と評価されています。たこつぼ心筋症の改善の途上と考えられます。

この患者さんのめまい・気分不良は、その後の頭部 CT の経時的観察で小脳梗塞と判明しました。そのストレスによるたこつぼ心筋症と考えると、よく理解できます。

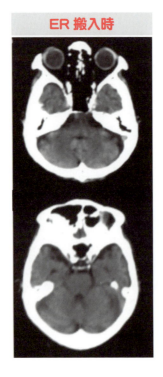
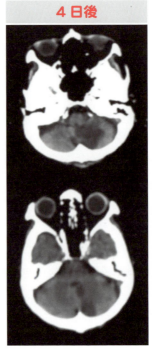

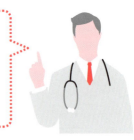

心電図変化は一元的に説明できる病態とは限らない。特に高齢者においては。

80代男性、経過観察中の心電図

80代男性。低カリウム血症による脱力で入院されました。カリウム値が正常化した後、経過観察のために記録した心電図です。
自覚症状は特になく、ADLもなんとか自立しています。軽度の認知症があり、自覚症状は当てになりませんが、入院中の目立ったエピソードはありません。

診断確定のために、どの検査を追加しましょうか？

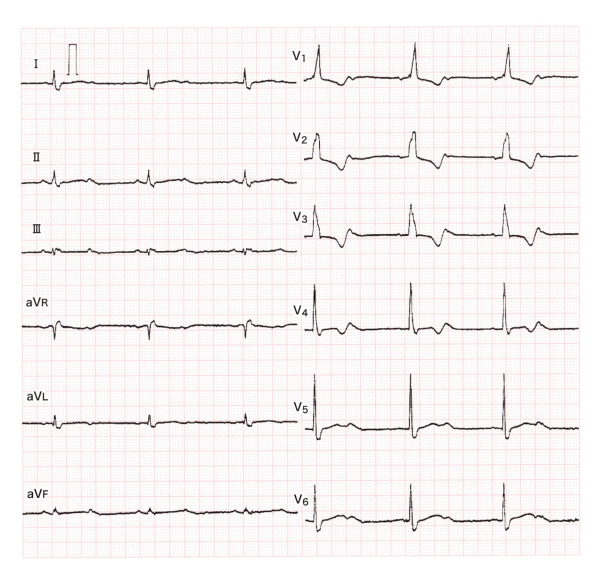

心電図を判読してみましょう。

- 洞調律です。
- ベースは、完全右脚ブロックです。
- Ⅱ、V_1 でわかるように、QRS の倍の P 波がありそうです。
    ➡ この誘導では、P 波は QRS への連結に関わらず、同じ形に見えます。
- でも、V_5 では P 波はよく見えず、T 波の後半部の突出と形が違います。
    ➡ となると、Ⅱ・V_1 で T 波後半部の P に見えていたのは、単なる二相性 T 波なのでしょうか？

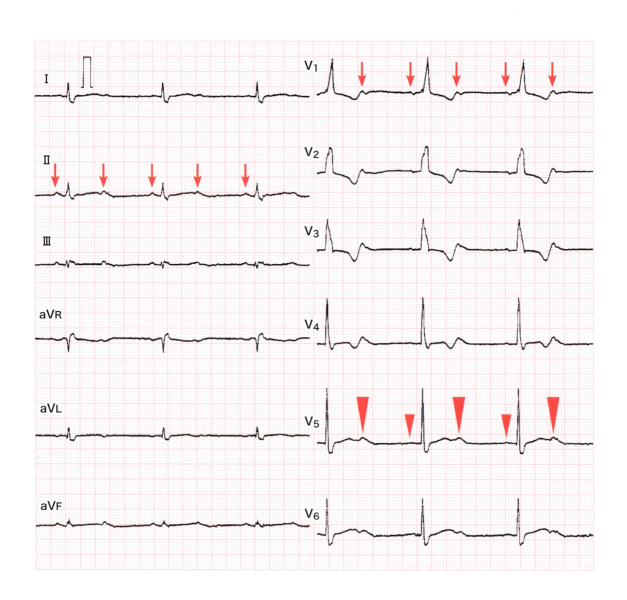

2：1のMobitz II型房室ブロックか否かを調べるために、食道電極を挿入してみました。

食道用チューブ（feeding tube）の中に、軟らかい電極を仕込みます。それを胸部誘導につなぎ、食道内（左房の裏面）から大きな心房波形を捉えます。切り口を変えると、P波を同定しやすくなります。透視装置があれば、どこでもできます。

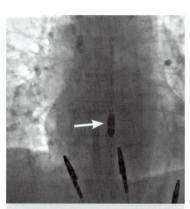
左房の裏面に置いた食道電極

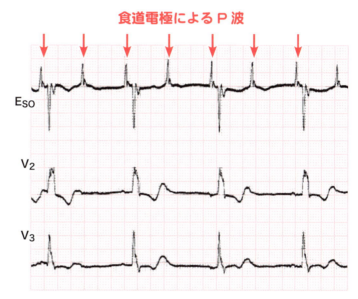
食道電極によるP波

Case 116

50代女性、呼吸苦と著明な浮腫

  50代女性。もともと糖尿病と高血圧のある患者さんです。未治療のため状態が悪化し、呼吸苦と著明な浮腫を来たしERへ搬入されました。NYHA ⅢですがⅣに近い状況です。安静と酸素投与・利尿剤静注により症状は改善し、CPAP/BiPAPまでは施行しませんでした。

ほかにもいろいろ病歴はありますが、まだそれを知らないとして、心電図を素直に判読して下さい。

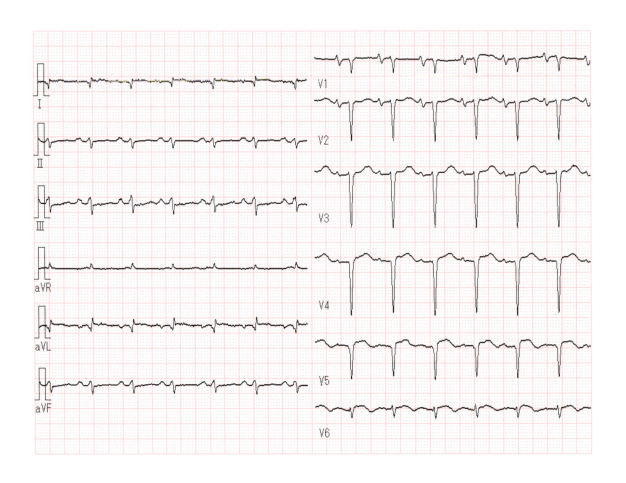

以前から高血圧・糖尿病を指摘されるも、放置してきた方でした。リスクをいくら説明しても理解されない方がいますが、私だって動脈硬化のリスクという概念は、医師になってしばらくたってから身に沁みてきました。

この患者さんは、半年前に急性心筋梗塞を起こしています。この若さで女性が心筋梗塞になるのは、よほどのリスクが重なってのことです。前下行枝が起始部近くで閉塞していました。

心エコーを見ると、左室はすでにリモデリングを起こしており、左室腔拡大と壁運動低下が著明です。心室中隔は、梗塞ですでに菲薄化しています。
通常、後壁は代償性に過剰運動するべきなのですが、リモデリングで疲れ切っており、hypokinesisです。
心尖部には、それほど固くなさそうな血栓を認めます。心室瘤の部分です。

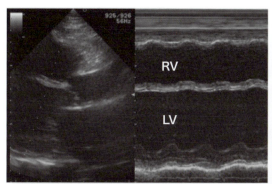
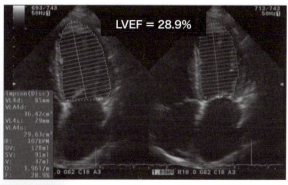
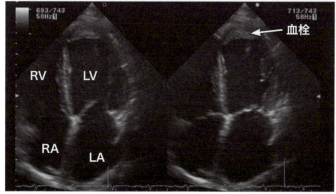

この方の心電図は、V₁ から V₆ まで基本は QS パターンです。それに小さな r 波が乗っていると考えてみて下さい。広範な心筋壊死が QS パターンを形づくっていますが、わずかに残存している心筋が小さな r 波となって残っているわけです。

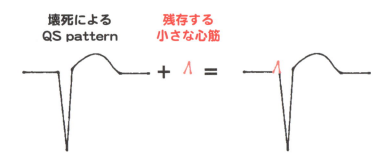

これを、杓子定規に「rS パターンだから虚血ではない」と判断すると、おかしなことになります。心電図だけで議論しないで、エコーを当てればすぐこれが答えとわかります。

なお、Ⅰ、aVL 誘導にも異常 Q 波が存在していますね。まともな QRS 波形は下壁だけとなっています。

慣れれば、【広範囲前壁の虚血を表す心電図】だと、瞬時に認識できます。心電図のロジックを懸命に覚えている段階で、一時的にわからなくなる心電図の一例だと思います。rS なのに、これは QS が基本だ！ なんて言われるわけですから。

40代男性、持続する心窩部痛で来院

40代男性。「最近、心窩部痛がよくある」との訴えで来院されました。
やせ型ですが、筋肉質の肉体労働者の方です。今まで、受診歴はありません。

担当医の研修医は、心電図を見て困ってしまい、私にコンサルトがありました。
まず、この心電図を診断してみて下さい。
ほかに、欲しい情報はありませんか？

Case 117

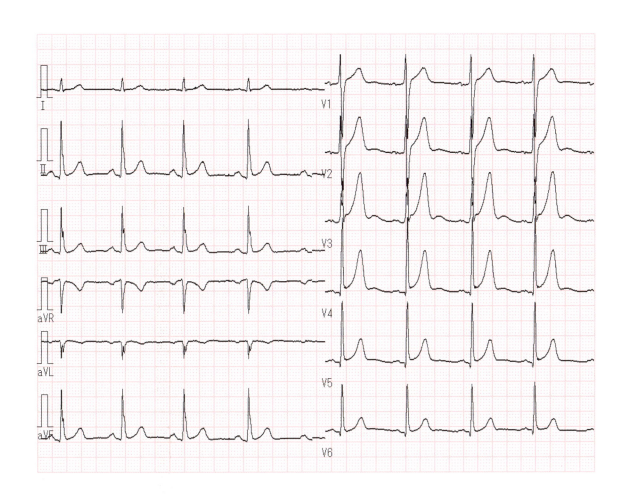

では、追加の臨床情報です。

身長 173cm、体重 53kg、喫煙歴 40 本 /day × 25 年。アルコールはよく飲みます（平均して 1 ～ 2 合 /day）。ただし、アルコール症ではありません。心窩部痛は断続的に数ヵ月続いていましたが、なんとなく我慢していました。

血液検査の結果です。

WBC　11900/μl	RBC　459万/μl	Hb　12.9 g/dl	Ht　38.8%
MCV　84.6 fl	Plt　32.2×10^3/μl	GOT　11 U/l	GPT　8 U/l
LDH　121 U/l	γ-GTP　11 U/l	Amylase　87 U/l	CPK　107 U/l
CRP　0.72 mg/dl	トロポニンI　＜0.03 ng/ml		

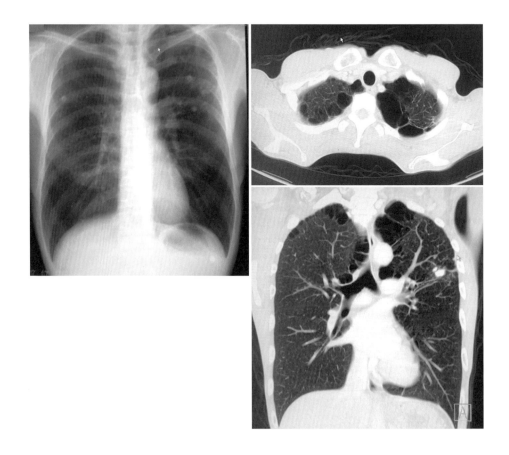

まず、心電図を素直に読んでみます。
- 洞調律です。
- ST 上昇が、広範な誘導で認められます。
- $V_{2\sim4}$ の T 波は尖っています。
- aVL 誘導では QS パターンです。
- 全体的に high voltage ですね。
- Ⅰ誘導において、R 波は低いです。P 波はほとんど見えません。

これらの所見を、どう解釈しましょうか？　臨床情報を参考にしましょう。
ST 上昇を ACS or 心外膜炎によるものだとすると、超急性期ということになります。しかし、患者さんの心窩部痛は数ヵ月続いています。まず、合わないと思う部分です。トロポニンⅠも CPK も上昇していません。心エコーでも壁運動は良好でした。心嚢液もありません。

胸部レントゲンでは、立位心・滴状心です。胸部 CT でよくわかりますが、肺野はブラだらけです。そこで……

- Ⅰ誘導は、電気軸が下方を向いているために R 波が低電位となっています。
- aVR = aVL となっているのも、同じ理由です。P 波も陰性ですね。
  ➡ この QS パターンは、虚血のサインではないんです。
- 胸部誘導の ST 上昇と勢いの良い T 波は、早期再分極の所見です。
  ➡ 元気のよい若い方で、ときに認められる所見です。

これらを総合すると、この体型と COPD を持つ患者さんとしては、あり得る心電図で、心窩部痛とは何も関連していなかった、と解釈できます。

もう 1 つ気になるのは、MCV 低値であることです。COPD・ヘビースモーカーの中年男性は、往々にして多血症です。Hb 自体はそう低くないけれど、MCV 低値です。つまり、この患者さんは、調子のよい時と比較すると「貧血」なんですね。

入院の翌日、内視鏡検査を施行したところ、進行性の胃癌でした。

心窩部痛だけならば、素直に内視鏡と腹部エコーを主に鑑別したでしょう。心電図所見に少し悩みましたが、担当医の研修医は方向性を見失いませんでした。むしろ、心疾患除外をしっかりと視野に入れていたことを、嬉しく思います。

60代男性、心肺停止

Q 60代男性。突然の心肺停止・心室細動でERに搬入されました。幸い、最終治療まで行えた症例です。蘇生後の胸部レントゲンと心エコー図を提示しますので、この症例の心電図を思い浮かべて下さい。

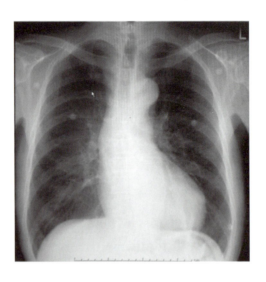

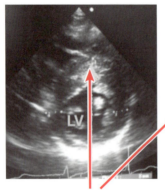

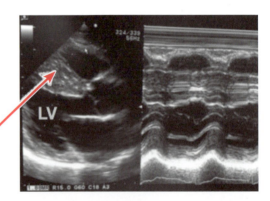

心室中隔の肥厚

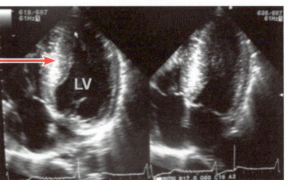

心エコーは、典型的な肥大型心筋症の像です。では、心電図はどうでしょう？

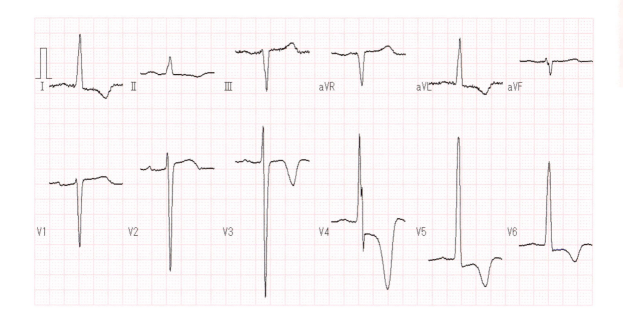

- とんでもない high voltage と、giant negative T（びっくり T 波）の存在。
- 側壁誘導まで、しっかりした左室肥大を呈しています。

典型的な肥大型心筋症の心電図です。

教科書にはこのような典型的な心電図が載っていますが、実際にはイマイチはっきりしないことも沢山あります。ただ、典型例を理解し覚えることで、次回このような心電図を見たら、瞬時に診断できるようになります。

そして、**このような心電図を見たときに虚血発作を一番に思い浮かべてはイケナイ!!** ということも理解しましょう。

この患者さんは、褐色細胞腫の手術後です。多大なカテコラミン侵襲時期があったことは、この著明な心肥大をなんとなく納得させます。

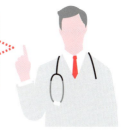

肥大型心筋症の典型的な心電図です。

Column

心電図判読の Tips

> 12誘導心電図を判読する際に覚えておくと便利なTipsをまとめてみました。すでに述べたことの繰り返しですが、著者はひとりであり、同じことしか言えません。その点お許し下さい。

▶ 陳旧性心筋梗塞の wide QRS tachycardia は、心室頻拍として取り扱う。（正解率90％以上）

▶ 高カリウム血症は、「心電図を治す」つもりで読むべし。（不整脈・徐脈での急変を防ぎつつ、高カリウム血症自体を治療する）

▶ ACS では、Ⅱ、Ⅲ、aVF の ST 上昇時、aVL の ST 低下のミラーイメージが生じやすい。（対側誘導で ST 変化を認める）

▶ wide QRS tachycardia は、心室頻拍でないとわかるまで、心室頻拍として取り扱うのが吉。

▶ 左室肥大の $V_{5,6}$ で見る high voltage / strain pattern が、$V_{1,2}$ にあるのが右室肥大と思うとわかりやすい。（完全右脚ブロックがかぶることも多い）

▶ 異常 Q 波の意味は、①心筋壊死、②電気的活動停止、③対側の心筋肥大で綱引きに負けている、④よく説明できないが右室肥大や肥大型心筋症かもしれない。

▶ QRS の前の P の存在は、心房調律の確認。P 波がないのは洞停止や心房細動。こう割り切るのもひとつの考え方です。

▶ RRWP（reversed R wave progression）は、前壁中隔の心筋虚血の可能性が大きい。

▶ のこぎり波・のこぎり波と唱えると、心房粗動が見えてくる！　これホント。

▶ 心電図異常の解釈は、病歴・聴診・胸部レントゲン・心エコーと相談する。

▶ 最も重要な Tip は、心電図を解釈できるお友達・お師匠様を持つことです。

60代男性、一旦帰宅後の胸痛発作

Case 119

  60代男性。真夜中に、胸部不快発作で受診されました。背は高いですが、体重は100kgを超えています。最近、胸痛発作が頻回になったとのことです。

ERで心電図を記録し、念のため入院して経過観察を勧めました。しかし、患者さんは、どうしても明日の仕事の準備があるので、と一旦帰宅を強く望まれました。

このときERで記録した心電図がこれです。

初診時ERにて

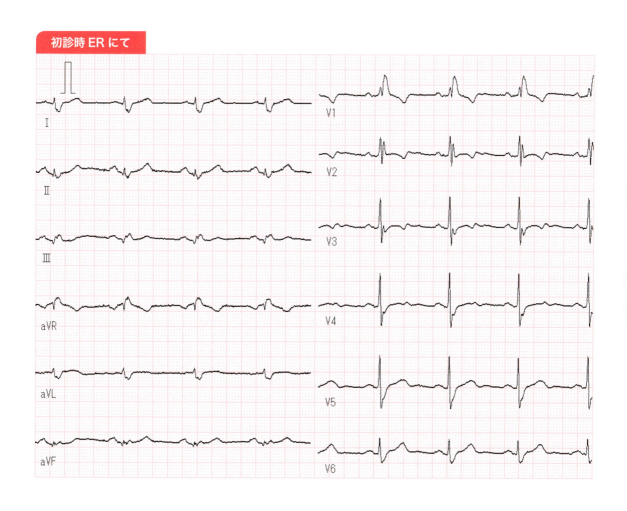

患者さんはニトログリセリンを投与され、一旦帰宅しましたが、帰宅後すぐにまた胸の熱くなる感じが出現しました。ニトロを舌下するも、全く改善しません。型どおり、冷汗まで出るようになりました。

4時間後に再びERを受診しました。今度はとてもしんどそうです。

初診時の心電図と再診時とを比較して、判読して下さい。

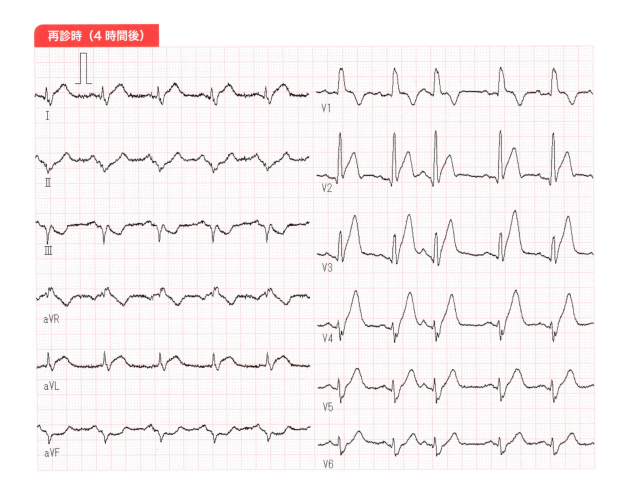

この症例は、不安定狭心症（unstable angina）➡ 急性心筋梗塞（acute myocardial infarction）となったわけです。こういう状況を分けるのも難しいし、臨床的にはあまり意味がないので、まとめて**急性冠症候群**（acute coronary syndrome：ACS）と呼ぶのが、今の習わしです。

さあ、大変でした。循環器科をコールして、心カテ室を立ち上げます（放射線科・手術室ナースによるカテ準備、生理機能対応などなど）。一刻を争います。Door to Balloon time を短縮するためです。この間、ER で心室細動が 2 回出現し、DC を施行しました。

心電図の経時的変化を見てみましょう。
- 再診時の心電図では、V$_{2\sim5}$ と I・aVL で明らかな ST-T 上昇（STEMI）を認めます（**赤い矢印**⬇）。
- PCI 翌日の心電図では、ST 上昇も減少し、明らかな Q 波が V$_{1\sim5}$ に認められます（**黒い矢印**⬇）。
- 初診時と比較しなくても、これだけで ACS と言えます（高 K 血症を除外）。

これが心電図のすごいところです。症状と心電図だけで、すぐに確定診断です。症状のみで、まだ心電図変化も定かでない状況では、臨床的な勘（臨床判断）が患者の予後を左右します。

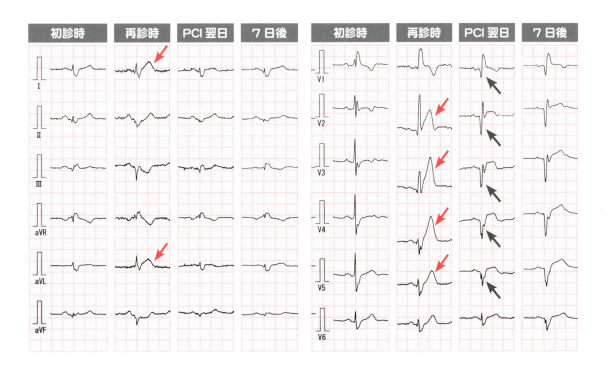

ACSは「冠動脈の落盤事故」と考えると、わかりやすいかと思います。冠動脈の内皮下に変性LDLコレステロールが蓄積します。これを処理しようとして、食べきれずに死んでしまった単球のたぐいが崩壊して、融解酵素をぶちまけて破綻（＝急性冠閉塞）したのが、ACSです。

この症例では、前下行枝の急性閉塞が起きています。再疎通後の冠動脈造影を見るとわかりますが、対角枝（D1）・大きな中隔枝を含むLAD #6での大きな虚血が発生していました。

動画はこちら

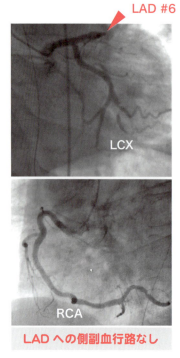

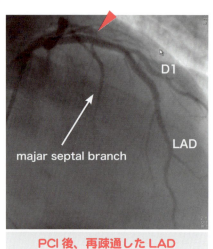
PCI後、再疎通したLAD

LADへの側副血行路なし

不完全閉塞時は狭心痛で済んでいたのですが、完全閉塞となりST上昇を起こしました。なお、緊急冠動脈造影では、RCAからの側副血行路が認められません。放置すると、より虚血域が拡がりやすいパターンでした。

幸い（と言ってはなんですが）、心室細動はERに来てから起きており、緊急処置ができました。搬入前の急性心筋梗塞死亡の大半は、市中での心室細動です。急性心筋梗塞の2割程度が病院まで到着できません。

この症例を、不安定狭心症の段階で認知して、加療できなかったでしょうか？

- リスクファクターを持つ男性が胸苦しさを感じたら、狭心症を考えてすぐ受診する。
    - ➡ これは市民教育のお話となります。リスクファクターは、高血圧、脂質異常症、肥満、喫煙、そして男であること。

- 受診した場合、丁寧な（しつこい）胸部不快感の問診を行う。
    - ➡ 正直、大変な作業です。インフルエンザ流行期に、カルテの山を後ろに抱えながら、丁寧な問診をするのは、かなりのプレッシャーです。

- 心電図・心筋酵素・心エコーでの評価を行う。
    - ➡ これに問題がないから、ACSでないとは言えないところが注意点です。この症例も、STが上昇した再診時にすぐに行った採血では、トロポニンはまだ陰性でした。

- 経時的に心電図・心筋酵素を追いかける。胸痛発作の患者は帰さずに、来院直後・3時間後・6時間後と異常値が出現しないか、追跡し続ける。
    - ➡ 言うは簡単ですが、やるのはとても大変です（医療側も患者も）。

いろいろな条件が判断を左右します。他に患者さんがおらず、本人も望めば、じっくりと観察できます。急患でごたついていて、患者さんも明日の事情を優先すると、じゃあ自宅で経過観察、となりがちです。

後で患者さんにお聞きしたところ、数ヵ月前からなんとなく胸部違和感が出現していたようです。それが、最近だんだんとひどくなって来て…、ということのようです。

お仕事は飲食業で、急に仕事を止めると、お客さんにも取引先にも迷惑をかけるので、すぐに入院と言えなかったのでした。私も、夜中に緊急入院と言われたら、すぐに自分の患者さん達や同僚のことが頭に浮かんでしまいます。

そういう中で、できるだけベターな選択をしていくのが、ERの現場なんです。

80代女性、胸部不快発作の翌日に受診

Case 120

  80代女性。前日の午後8時頃、テレビを観ていて、急に胸部不快感と嘔吐が2回ありました。自宅で様子を見ていましたが、気分が改善せず、翌日の午前3時にERを受診しました。

意識清明、血圧114/58mmHg、心拍90bpm・整、体温36.0℃、呼吸数20/min。聴診でⅣ音を聴取しました。

心電図を判読して下さい（ひっかけ問題ではありません）。

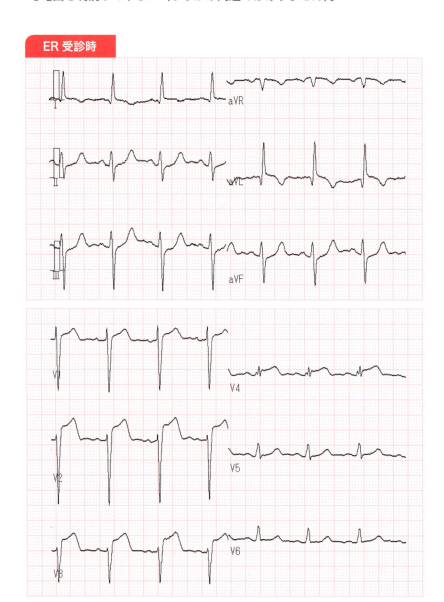

ER 受診時

どうみても、ACS を考えるしかない症例です。ゆっくり考えることは許されませんが、それでも丁寧に心電図を判読してみましょう。

- 洞調律です。
- $V_{1～4}$、aVL、Ⅰ誘導で ST 上昇を認めます。aVL は冠性 T 波もあります。
- 超急性期の所見かどうかは、微妙です。ACS 発症 7 時間後でも、2 日後でも、どちらでもいいような気がします。
- Ⅱ、Ⅲ、aVF でやや ST 低下あり。Ⅰ、aVL のミラーイメージのようです。
- RRWP で、R 波の高さは $V_1 > V_2 > V_3$（QRS 振幅の影響もありますが）。

$V_{1,2}$ の ST 上昇は、左室肥大が強いときのミラーイメージでも生じます。ですが、$V_{5,6}$ の R 波高をみても、明らかな左室肥大はありません。

広範囲な ST 上昇に加え、7 時間前の胸痛発作ですから、次に行うべきは心エコーです。これで壁運動障害が LAD 領域に認められれば、トロポニン値の結果を待たずに循環器科コールでしょう。

ER での心電図のポイントは、**対側誘導での ST 低下**です。症状がなく、迷うこともあります。トロポニン・CPK 値を見て、初めて循環器科コールになる場合もあるかもしれません。

しかし、この症例は 7 時間前に、明らかな胸部不快発作がありました。はずれでもいいから、緊急対応が許されるケースです。そのように当直医は行動し、搬入後 2 時間ほどで PCI が終了しています。

LADへの緊急PCI後の心電図を下に示します。全体的にST-T変化が穏やかになっています。

この症例は発症後7時間で、すでにCPKが1400 U/ℓでした。エコーでも前壁に広範囲に壁運動障害を認めました。挿管・BiPAPは不要でしたが、軽度の心不全も出現しました。

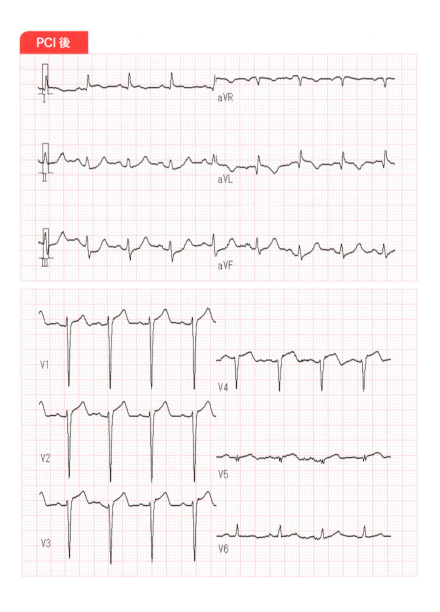

70代男性、深夜の胸部不快発作

 70代男性、元気な自営業の方です。深夜の胸部不快発作でERへ来られました。喫煙は10年前に止めました。半年前に、糖尿病と脂質異常症の精査・教育入院を、他院でされていました。体重63kg。意識は清明です。

心電図を評価して、治療の次の一手を決めて下さい。

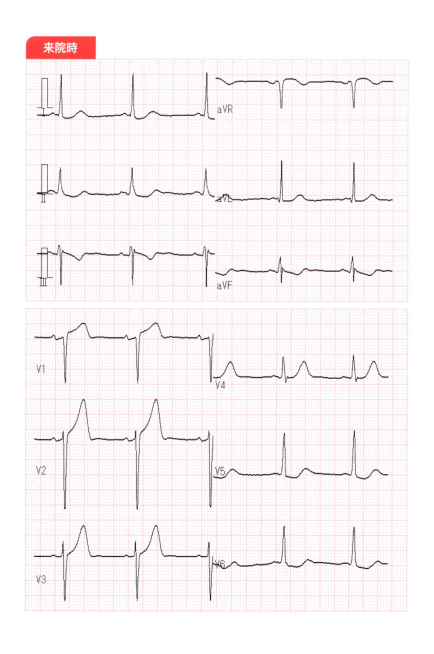

来院時

胸痛を伴って来院し、ST 上昇があれば、ACS として扱うのが妥当です。循環器科を緊急コール、で正解です。

心電図を判読してみましょう。
- 洞調律です。
- $V_{1\sim3}$ で ST 上昇は示していますが、風雲急を告げる感じではありません。
- Ⅱ、Ⅲ、aV_F、aV_L で、何か変な ST の盆状低下があります。まるでジギタリス中毒のようです。これを **虚血による対側誘導での ST 低下** と感じ取れるかが、診断のポイントです。
- 肥大型心筋症で、このような ST 上昇を示すことがあります。左室肥大の ST 低下のミラーイメージです。もっとも、$V_{5,6}$ で高電位と典型的な strain pattern を認めるのが普通ですが。

心エコーで前壁中隔の壁運動障害を確認できれば、自信が持てますね。しかし、この症例は、不思議と心尖部周囲しか壁運動障害を確認できませんでした。心エコーに慣れない方だと、かえって戸惑うかもしれません。

緊急心カテの結果は、LAD #6 just proximal での完全閉塞でした。再疎通に成功して、ICU へ入室となりました。

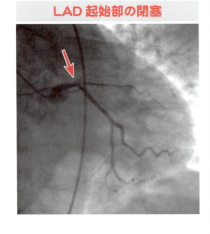
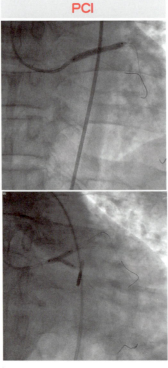
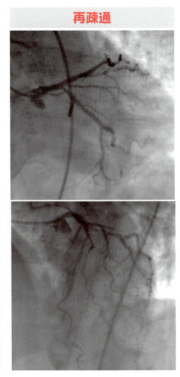

来院から3.5時間後の心電図を見ると、ST上昇が消失しています。普通の心電図みたいですね。

胸部誘導にて心室性期外収縮の連発が記録されています。ACSではこの直後に心室頻拍/心室細動となることがあるので、要注意です。

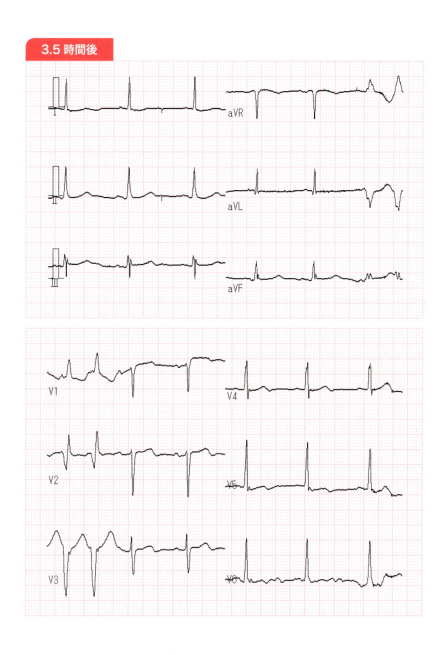

第2病日の心電図で、T波の陰転化が明瞭となりました。いかにも虚血の心電図です。経時的変化はやはりACSそのものでした。

ACS急性期にはいろいろなパターンがあり、ときに心電図も当てにならないこともある、と覚えておきましょう。

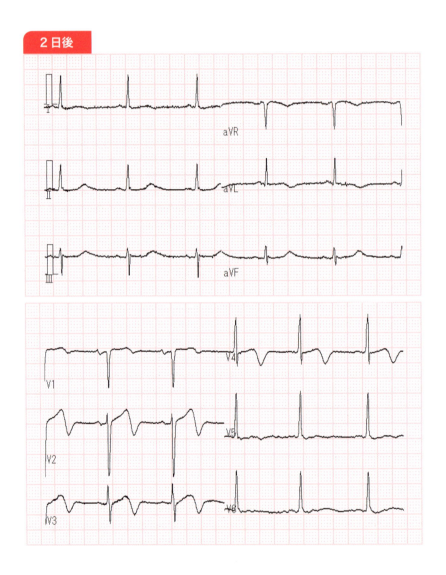

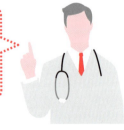

連続で心電図変化を追跡すれば、初見で診断を外しても、後で修正するチャンスがあります。

90代女性、心不全の終末期

90代女性。全介助状態で、PTEGにて経管栄養中。VVIペースメーカーが長年入っていました。

呼吸状態の悪化により、終末期DNAR管理となりました。脈も触れにくい状況となり、呼吸停止後に記録した心電図です。

心電図を素直に判読して下さい。

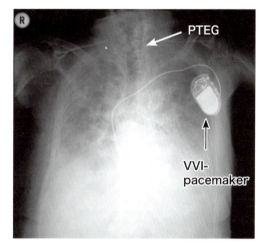

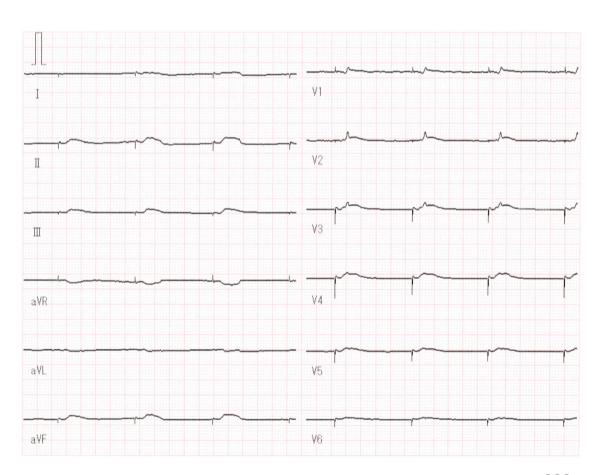

PTEGで全介助の母親を、長年ご自宅で娘さんがお世話されていました。今回は心不全に肺炎が加わり、高CO_2血症となりました。老衰と呼んであげるのが、一番納得のいく状況です。以前より、終末期はDNAR管理で、とのお約束でした。

病棟で呼吸が止まり、脈も触れなくなり、対光反射が消失した状況で、この12誘導心電図を記録しました。娘さんの最後のお別れの時間を作りました。（蘇生前提では、もちろん12誘導心電図は記録できません）

3年前の心電図では、pacing spikeの後にwide QRSの心室の興奮が記録されています。Ⅱ誘導だけ取り出して比較してみましょう。呼吸停止後の心電図も、わずかに心室の興奮を記録していますが、脈にはなっておらず、実質的には心静止です。

ペースメーカーを装着している患者さんでは、モニター心電図波形を注意して見て下さい。このように、呼吸停止後も、モニター上は心室応答があるかのように見えてしまうことがあるのです。

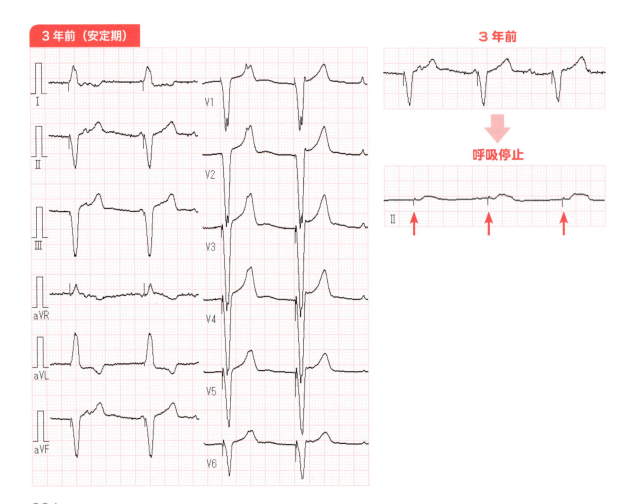

80代男性、浮腫・息切れ・動悸で内科外来へ

Case 123

 80代男性。もともとC型肝炎・肝癌があり、さらにCOPDを基礎に持っています。心機能が低下し、発作性心房細動もありました。かかりつけ医は、心房細動の予防のためにピルジカイニド（サンリズム®）を処方していました。

今回、動悸・息切れと、下腿を主とした浮腫のために、内科外来へ来られました。胸部レントゲンでは両側胸水貯留を認めます。

いったい何が起きたのでしょうか？
心電図から推測して下さい。

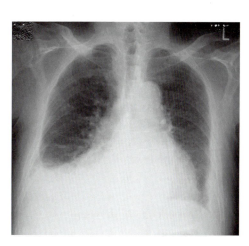

来院時

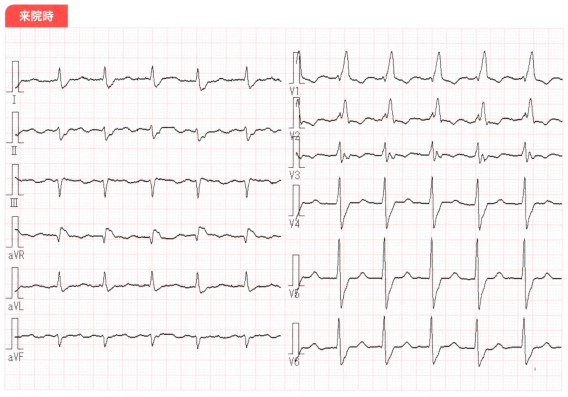

F波がちょっとわかりにくいですが、2：1伝導の心房粗動です。完全右脚ブロックもあります。

Tachycardia-induced cardiomyopathy という概念があります。
1日16万以上の心拍数だと、エネルギー消費大で、かつ有効な心拍出量が得られず、心筋が疲れてしまい、拡張型心筋症のようになってしまう、という概念です。

頻脈性の心房粗動なので、rate control か、洞調律化の選択が必要です。この患者さんは、すでにピルジカイニドを服用しており、rate control のためにさらなる薬物投与は難しいと考えましたので、DC（150J）での除粗動を選択しました。

除粗動後の心電図では、胸部誘導の T 波がひっくり返りました。だいぶ心筋が疲れてしまったのでしょう。よく見ると、QRS 幅も狭くなっています。

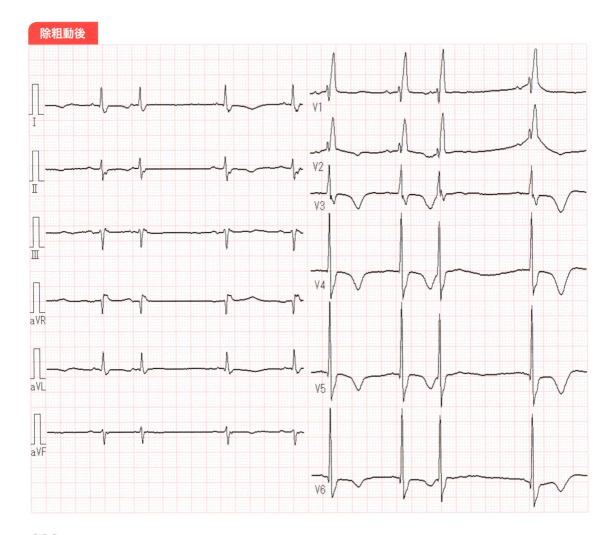

除粗動後

では、なぜ心房粗動になってしまったのでしょうか？
ピルジカイニドが犯人の可能性があります。いわゆる **Ic flutter** です。

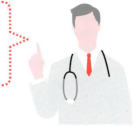

Ic群抗不整脈薬は、心房粗動を固定化するリスクがあります。

Vaughan Williams 分類で、ピルジカイニドはIc群に分類されています。この群は、心房粗動を固定化してしまうリスクがあります。また、ほぼ腎排泄性ですので、腎機能の悪い患者さんでは血中濃度が異常に上昇する危険性があります。

ならば、肝代謝性の抗不整脈薬、例えばアプリンジン（Ib群）ならよいのか？
肝炎・肝癌が恐くて使えません。

だいたい心房粗動を薬理学的に除粗動するのは、無理筋です。電気的除粗動の後、カテーテルアブレーションをお願いするのが本筋です。この患者さんの場合は認知障害の問題もあり、肝・腎障害のために抗凝固療法もあきらめて、娘さんに見守られながら、施設での暮らしに戻られました。

腎機能の低下した患者さんにピルジカイニドを持続投与して中毒状態となった症例は、Case 088 でも提示しました。ピルジカイニド中毒では、Naチャネル阻害による伝導遅延で、QRS幅が拡がっています。

ピルジカイニド中止後、QRS幅が有意に狭くなっています

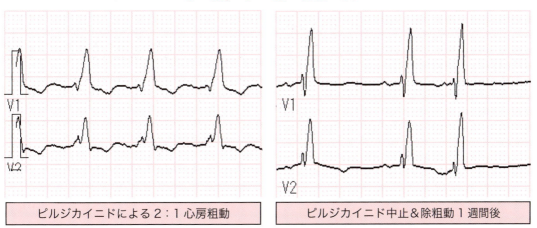

ピルジカイニドによる2:1心房粗動 | ピルジカイニド中止＆除粗動1週間後

70代男性、けいれん発作

70代男性。6年前に、症候性てんかんと診断されています。
早朝、5〜10分程続く硬直性けいれんが出現。2時間後にも同様の発作があり、救急車で搬入されました。救急車からは歩いて降りてきました。意識は清明です。神経学的異常も今はありません。

経過観察のための入院待ちとなり、ストレッチャーで寝ていたところ、急に意識消失をきたしました。脈は無く、呼吸も停止しました。急いで心肺蘇生を開始しようとしたとき、呼吸が再開、脈を触知しました。この間、30秒から1分くらいの出来事でした。

意識消失を起こす前に、ERで記録した心電図です。心電図診断をして下さい。

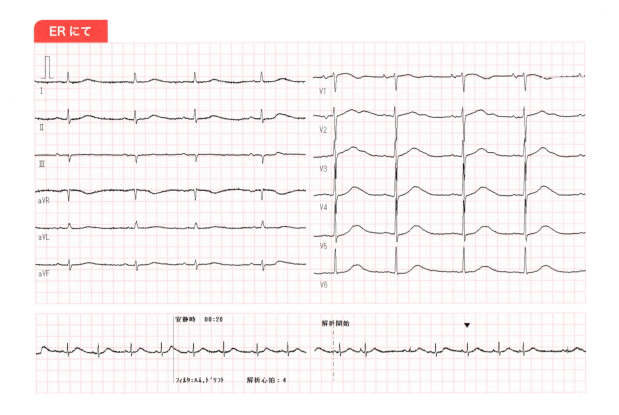

ERにて

QT延長に気付くかどうかが、診断の分かれ目ですね。慣れれば瞬時に気づくのですが、単なる知識ではすぐには判断できません。言われれば、誰でもわかるんです。国試の知識ですから。

> **QT延長は、測定しなくても感じ取れるようになりましょう！**

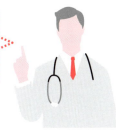

特に徐脈だとQT延長は著明となり、心室頻拍が生じやすくなります。これに低カリウム血症が加わると、最悪ですね。

ICU入室後に記録された心電図では、TdP（torsade de pointes）が記録されています。けいれん・失神の原因は、心室頻拍だったのです。

ICUで発生した torsade de pointes

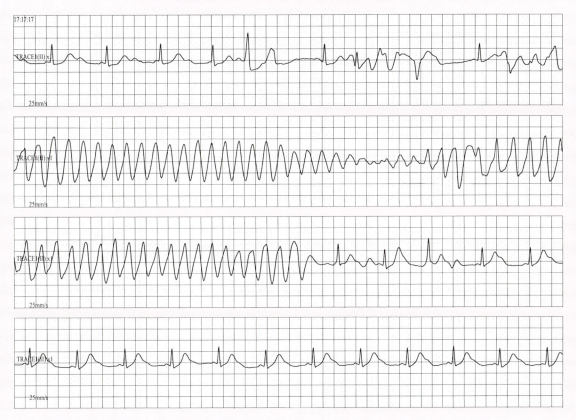

この症例でも薬歴が重要でした。発作性心房細動の治療目的で、ベプリジル（ベプリコール®）が処方されていました。中止により、QT延長と心室頻拍はおさまりました。致死的不整脈の原因として抗不整脈薬投与がとても多いという、困った現実があります。

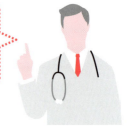

QT延長とTdPを見たら、まず抗不整脈薬の中毒を疑うべし。

心電図上のQT延長は経時的に改善され、心室頻拍発作も出現しなくなりました。それとともに、心房細動の所見も明瞭になってきました。致死的ではない不整脈に対して抗不整脈薬を投与するには、よほどの覚悟がいるんですね。

なお、この症例では、薬剤性の間質性肺炎まで発症しました。原因薬剤（ベプリジル）の中止にて、速やかに改善を得ております。

1週間後の心電図では心房細動が認められます。QT延長は改善しています。心房細動の抑止としては、ベプリジルは効いていたようです。なお、ベプリジルを使用中は、QT時間が延びるのが当たり前なんです。

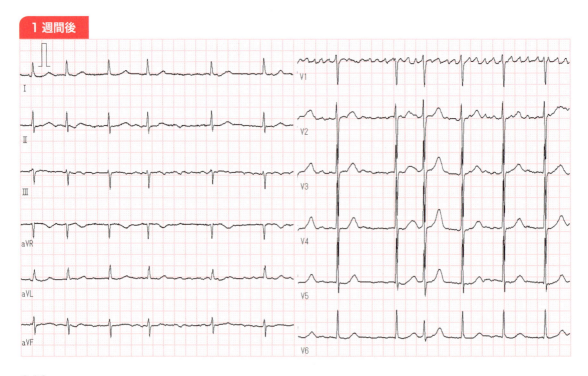

1週間後

Column

Vaughan Williams 分類が役に立つとき

Vaughan Williams 分類は、古い・古いと言われつつ、無くなりません。薬理学的には少々問題があっても、実臨床でわかりやすい分類だからです。

この分類が特に役に立つのは、副作用を考えるときです。

TdP は Ia 群・Ⅲ群・Ⅳ群使用時に発生する

正確には、
- Ⅲ群のアミオダロンは心室頻拍/心室細動の抑止に働く。
- Ⅳ群ではベプリジルが TdP を起こす。

と、注釈が要ります。

なぜ TdP が起きるかは、別に学んで頂くとして、下表の赤字で示した薬物を服用していて失神発作があったら、TdP を想起して下さい。特に低カリウム血症があったら、とても危険な状況です。

Ⅲ群、Ⅳ群で、性質の異なる薬物を無理矢理ひとつにまとめているのが欠点ですが、今のところこの分類を超える提案は出ていません。

第三の病歴（＝薬歴）を探るために、この分類表は、メモか iPhone に覚えさせておきましょう。

Vaughan Williams 分類
（赤字は TdP を起こし得る抗不整脈薬）

分類		作用機序		一般名	商品名
Ⅰ群	Ia	活動電位持続時間延長	Na チャネルとの結合・解離 中等度	キニジン プロカインアミド ジソピラミド シベンゾリン ピルメノール	キニジン アミサリン リスモダン シベノール ピメノール
	Ib	活動電位持続時間短縮	中等度	アプリンジン	アスペノン
			速い	リドカイン メキシレチン	キシロカイン メキシチール
	Ic	活動電位持続時間不変	中等度	プロパフェノン	プロノン
			速い	フレカイニド ピルジカイニド	タンボコール サンリズム
Ⅱ群		交感神経β受容体遮断作用		プロプラノロール カルベジロール ビソプロロールなど	インデラル アーチスト メインテートなど
Ⅲ群		活動電位持続時間延長作用 （K チャネル遮断作用）		アミオダロン ソタロール ニフェカラント	アンカロン ソタコール シンビット
Ⅳ群		Ca チャネル遮断作用		ベラパミル ジルチアゼム ベプリジル	ワソラン ヘルベッサー ベプリコール

Ⅰ群の膜安定化作用（Na チャネル遮断作用）

80代男性、動脈瘤患者の失神発作

Case 125

   80代男性。胸腹部大動脈瘤（径40mm）があり、降圧療法のみで内科外来で経過観察中でした。施設でトイレに誘導されていたときに失神発作を起こし、ERに搬入されました。ほかに、パーキンソン症候群、慢性心不全、骨粗鬆症、認知症（HDS-R 15点）があります。

ER搬入時の心電図を提示します。
この心電図から、どのような病態を想像しますか？

ERにて

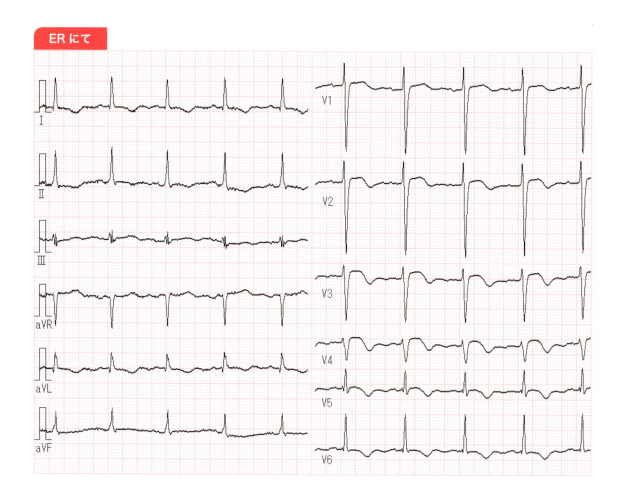

動脈瘤を持つ患者の半分は冠動脈にも問題あり、と言われています。動脈硬化は全身性疾患ですから、理解しやすいことですね。

心電図は **RRWP**（reversed R wave progression）を呈しています。虚血性心疾患の合併が容易に推定されます。よく見ると、V_4 では r 波がほどんどなくなり、ST 上昇・冠性 T 波も認められます。いくら RRWP だとしても、極端ですね。

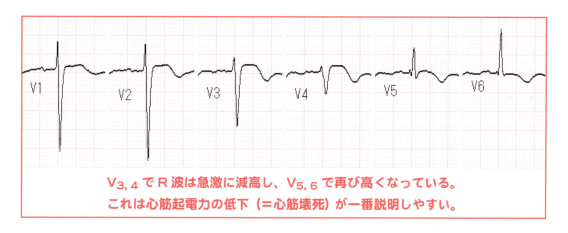

$V_{3,4}$ で R 波は急激に減高し、$V_{5,6}$ で再び高くなっている。
これは心筋起電力の低下（＝心筋壊死）が一番説明しやすい。

「前下行枝のかなり先の方で、閉塞＝心筋壊死が起こったんじゃないの？」と推定してよいと思います。ただ、CPK・トロポニン I の上昇はなく、この虚血性変化がいつ起こったのかは不明でした。失神は状況失神だったとの最終判定となりました。

心エコーでは、仮性心室瘤を呈していました。心室中隔壁は心尖部近くで断絶しています。心室瘤の壁部分に、心筋成分は認めません。発症時期はわかりませんが、陳旧性心尖部心筋梗塞・仮性心室瘤形成の症例でした。

心電図だけで仮性心室瘤を予測することは、無理です。でも、【なんか危ないことがきっと心筋で起きてるよ!!】 RRWP を見て、そう思って下さい。急性の病態でなくても、心エコー評価は必須です。浮動性の左室内血栓があるかもしれませんし。

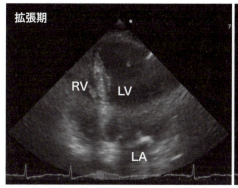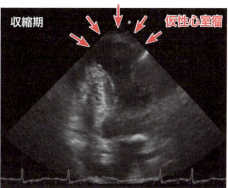

Case 126

80代女性、労作時の胸痛

Q 80代女性。労作時の胸痛が悪化しています。以前の心カテでは冠動脈は病変なしでしたが、心カテ中に失神されたようでした。Erb領域にLevine Ⅳ度の収縮期雑音を認めます。

臨床所見と胸部レントゲンを加味して、心電図診断をして下さい。

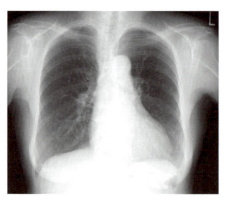

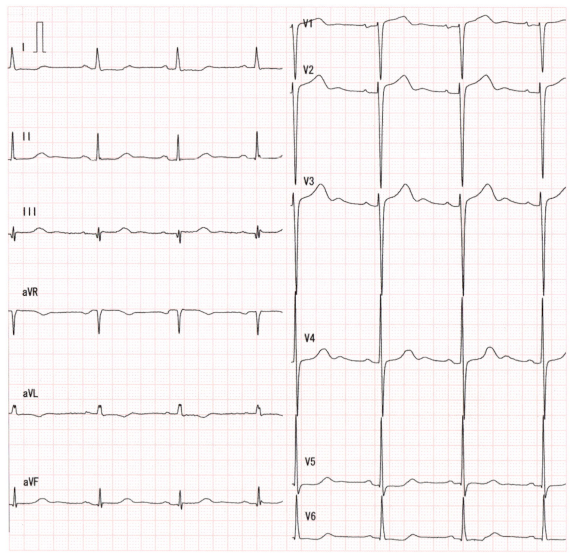

収縮期雑音がErb領域に聞かれ、労作時の息切れ・胸痛があり、しかも冠動脈は問題なし。となれば、当然、大動脈弁狭窄が鑑別診断の一番手にあがってきます。

心電図は、著しい高電位ではありませんが、ST-T変化が左室肥大を感じさせます。もし症状もなく、心雑音もなければ、これでおしまいなのですが、上記症状があります。したがって、心エコーは必須ですね。

心エコーでは、2番目に鑑別にあがってくる肥大型心筋症が認められました。

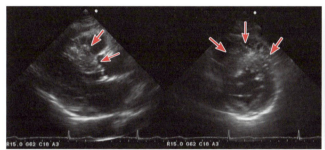

非対称性の心室中隔肥大　　SAM（収縮期前方運動）

この心電図だけでは、必ず検査を進めるべきとは言えません。臨床情報を重ね合わせることで、心電図の持つ意義も変わってくるんですね。

心電図＋臨床所見で、検査を進めるべき方向性が見えてきます。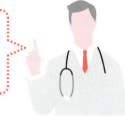

この患者さんは、β遮断薬では左室流出路の圧較差は軽減せず、シベンゾリン投与で改善が得られました。

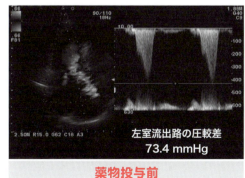

薬物投与前　左室流出路の圧較差 73.4 mmHg　　シベンゾリン投与後（CWレンジの違いに注意）　左室流出路の圧較差 35.0 mmHg

Case 127 50代男性、深夜安静時の胸痛発作

 50代男性。早朝4時頃に、何とも言えない胸部のもやもや感・しめつけ感・冷汗を感じる日が続き、内科外来を受診しました。初診時の担当医は、12誘導心電図に問題なく心筋酵素の上昇がないことを確認し、ホルター心電図を施行して帰宅させました。

本日、ホルター心電図の結果を聞きに、私の外来を受診しています。

12誘導心電図とホルター心電図から、何が起きたか想定して下さい。

初診時の心電図

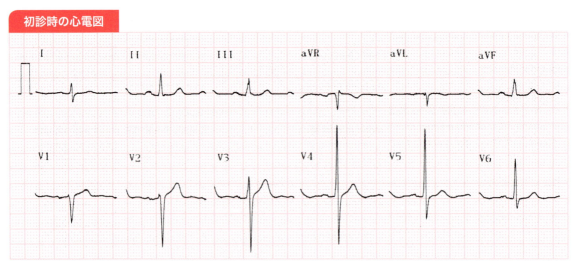

ホルター心電図

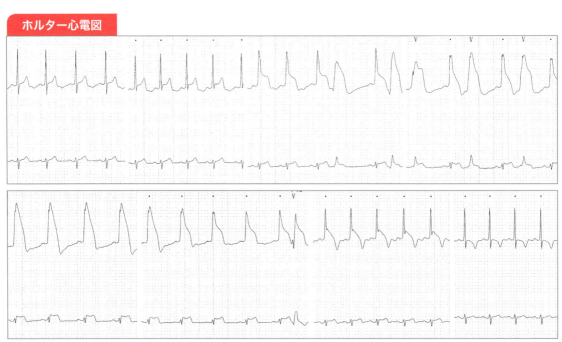

かつて、狭心症の概念はとてもシンプルでした。

- 労作時の胸痛発作 ➡ 動脈硬化性の狭窄（**労作性狭心症**）
- 安静時の胸痛発作 ➡ 冠攣縮による冠閉塞（**異型狭心症**）

現実には、冠動脈粥腫の破綻があり、血小板の問題があり、凝固系の問題があり、スパスムがありで、単純でないことがわかりました。これらすべてを含む ACS（acute coronary syndrome；急性冠症候群）という概念が提出され、現在に到っています。

さて、この症例は、深夜早朝の安静時に胸痛発作が出現しています。典型的な症状です。スパスムを疑って、ホルター心電図検査を行いました。

初診時の 12 誘導心電図では、著変はないと思います。

ホルター心電図では、短時間のうちに ST 上昇が認められます。最終的には、ヨットの帆のような ST 上昇で、心室性期外収縮も出現しました。幸い、二段脈出現にとどまっています。

上昇した ST は、速やかに基線に戻っていきました。約 5 分間の経過で嵐のように起きた出来事です。PCI でバルーンを拡張させるときに、このような変化を記録することがよくあります。

Ca 拮抗薬を投与したところ、症状は見事に消失しました。スパスム主体であることは間違いなさそうです。でも、その後に行われた冠動脈造影では、#6, #7 に 75% 狭窄を認めました。このような症例では、PCI を行うか否か、悩んでしまいます。

なお、スパスム症例では、自覚症状だけでなく、ホルター心電図の ST 上昇が無くなるまで、しっかりと薬物療法を追加することが基本です。スタチンの上乗せも、発作軽減につながる可能性があります。

急性冠症候群

Case 003	心室性期外収縮で、冠性T波が見えにくかった症例です。
Case 012	心肺蘇生しながら搬送されてきたACS。心室細動を起こしていました。
Case 013	一般外来にて。見た目は安定していますが、前日発症のACSでした。
Case 014	完全右脚ブロックのr波が失われました。LAD領域の梗塞です。
Case 038	後壁の冠性T波の経時的変化を追いかけます。
Case 046	TdP様の心室頻拍を起こした院内発症のACS。
Case 047	2回目発症のACS。今回の責任冠動脈はRCAでした。
Case 048	LCXのACSは数が多くないので、初見だと戸惑うかも。
Case 050	完全右脚ブロックでACSになった時のST上昇を考えます。
Case 052	RCA閉塞による下壁梗塞。
Case 053	LCX閉塞による側壁梗塞。
Case 054	大きなRCAの閉塞。下壁に加え、側壁にも梗塞が広がりました。
Case 057	心肺停止で搬入されたACS。3枝病変で長時間虚血が続いた後の心電図。
Case 070	TIA症状で来院しましたが、多重リスクを持つ3枝病変のACSでした。
Case 077	完全右脚ブロックにST上昇が乗っかって、妙な心電図になりました。
Case 081	ACSですが、心電図はほとんど変化しませんでした。
Case 083	LAD病変からLMT病変に進行。さらに1週間後、ステント血栓症が発生。
Case 084	異様なST低下は、3枝病変のためでした。
Case 085	わずかなST-T変化に悩んでいたところ、心筋酵素が上昇しました。
Case 086	ST-T変化は微妙でしたが、経過観察中にモニター心電図にVTが出現。
Case 087	20代の若さですが、心電図でST上昇を認めました。
Case 091	ACSの機械的合併症で、心室中隔穿孔が起きました。
Case 095	Box状のST上昇を示した広範囲前壁梗塞。急性期に心破裂が起きました。
Case 096	LMTを含む2枝病変ですが、心電図変化がみられません。
Case 101	糖尿病のsilent ischemia。感冒様症状で発症し、5日目に受診しました。
Case 102	大きなLCXの閉塞。心電図は側壁から下後壁まで梗塞パターンです。
Case 108	LAD閉塞による広範囲前壁梗塞の典型例。心電図だけで診断確定です。
Case 110	大きなLAD閉塞の超急性期。ヨットの帆のようなST上昇を示しました。
Case 112	心電図自動診断は正常範囲でしたが、病歴から心カテを選択しました。
Case 119	初回受診時は心電図に著変なく、4時間後に典型的なSTEMIを示しました。
Case 120	発症後7時間で、広範囲のST上昇を示したLAD病変。
Case 121	$V_{1〜3}$のST上昇がイマイチのLAD病変。

陳旧性心筋梗塞

Case 002	典型的な陳旧性前壁中隔梗塞。心電図はPRWPを呈しました。
Case 005	心尖部血栓を持つ重度心不全ですが、心電図からはわかりません。
Case 015	前壁中隔梗塞。電極の位置によってQ波の広がりが変化しました。

Case 023	認知症患者さんで、いつの間にか虚血が起きていました。	
Case 028	前壁中隔梗塞の既往を、心電図から読み取りましょう。	
Case 033	冠性T波だけが残った前壁中隔梗塞。	
Case 035	陳旧性の後壁梗塞。$V_{2～4}$にtall T波があります。	
Case 036	広範囲前壁梗塞による重度心不全。RRWPとST上昇が残っています。	
Case 097	陳旧性の下壁梗塞。ST上昇が残り、まるでACSのような心電図です。	
Case 103	前壁中隔梗塞の心電図。エコーで心尖部に仮性心室瘤を認めました。	
Case 116	QSパターン（広範な壊死）に、小さなr波（残存心筋）が乗っています。	
Case 125	心電図上RRWPを呈し、心エコーで仮性心室瘤を認めました。	

狭心症

Case 056	労作時狭心症へのトレッドミル検査。負荷心電図の見方を学びます。	
Case 127	ホルター心電図でST上昇を示した異型狭心症。	

心筋症

Case 010	閉塞性肥大型心筋症。発作性心房細動でショックになりました。	
Case 032	典型的な肥大型心筋症。巨大陰性T波の成り立ちを説明します。	
Case 034	完全右脚ブロックを伴う肥大型心筋症。流出路狭窄（駆出性雑音）あり。	
Case 041	VTの原因を探っていくと、不整脈原性右室心筋症（ARVC）でした。	
Case 051	アミロイドーシスによる心肥大。	
Case 063	COPDを合併した拡張型心筋症。	
Case 064	心尖部肥大型心筋症。高電位を伴う巨大陰性T波が特徴です。	
Case 082	心尖部肥大型心筋症。2枝ブロックを合併しています。	
Case 118	肥大型心筋症の典型的な心電図。胸部X線、心エコーとともに提示します。	
Case 126	心電図と収縮期雑音から肥大型心筋症を疑い、エコーで確認しました。	

弁膜症

Case 006	大動脈弁狭窄症から左室肥大となり、心房細動を伴っています。	
Case 020	大動脈弁逆流症。心電図から左室肥大を起こす疾患を想起して下さい。	
Case 031	心房細動を伴った典型的な僧帽弁狭窄症。	
Case 043	心電図上の左室肥大と収縮期雑音から、大動脈弁狭窄を想起して下さい。	
Case 055	洞調律の僧帽弁狭窄症。左房負荷の所見について考えます。	
Case 106	僧帽弁逸脱による僧帽弁逆流症。心電図に大きな変化はみられません。	

肺塞栓

Case 029	右心負荷を心電図で読み取る練習です。	
Case 065	失神で発症した肺塞栓。その気になって見ると、S1Q3T3パターンです。	
Case 109	抗癌剤ポート埋め込み後の肺塞栓。右軸偏位と時計方向回転がみられます。	

肺疾患

Case 066	pseudo MI pattern は、COPD（横隔膜下降）のせいでした。
Case 092	肺性 P 波は今ひとつハッキリしませんが、CT を撮ったら荒蕪肺でした。
Case 117	ACS 様の心電図は COPD によるもの、心窩部痛は胃癌によるものでした。

先天性心疾患

Case 018	右心負荷の原因は、見逃されてきた心房中隔欠損でした。
Case 039	Eisenmenger 化しつつある心房中隔欠損。右室肥大を読み取って下さい。
Case 062	呼吸苦で来院したやせ型女性。Eisenmenger 化した心室中隔欠損でした。
Case 069	成人での動脈管開存（PDA）術後の心電図。
Case 090	手術歴のない心房中隔欠損。肺高血圧症〜右心負荷を読み取って下さい。
Case 099	心房中隔欠損の成人例。手術前後の心電図を比較します。
Case 100	右胸心の心電図を 2 例提示。1 例は完全右脚ブロックを合併しています。

たこつぼ心筋症

Case 075	骨折で入院中に、いつの間にか、たこつぼ心筋症が起きていました。
Case 089	ピルジカイニド中毒後に、たこつぼ心筋症が発症しました。
Case 113	肺炎で入院中に、ACS 様の ST 上昇がみられました。
Case 114	小脳梗塞（めまい）のストレスから、たこつぼ心筋症を起こした症例。

心房粗動

Case 011	陳旧性梗塞で完全右脚ブロックの患者さんが心房粗動を起こしました。
Case 016	粗動波（のこぎり波）の数え方を学びます。
Case 026	のこぎり波のよく見えない心房粗動。心房頻拍との区別は？
Case 074	開心術後の心房粗動（1:1 伝導）。典型的なのこぎり波ではありません。
Case 123	ピルジカイニド中毒による Ic flutter。薬剤中止で洞調律に戻りました。

心房細動

Case 009	心調律は変動することがあります。ときに心房粗動化することも。
Case 094	偶然記録した数秒の心房細動。

上室性頻拍

Case 027	wide QRS 頻拍ですが、危ない感じがしません。発作性心房頻拍でした。
Case 040	発作性上室性頻拍（PSVT）。ATP 静注で停止させました。

WPW 症候群

Case 001	pseudo VT でびっくりしましたが、よく見るとデルタ波があります。
Case 017	デルタ波の大きさは日々変動します。

心室頻拍・心室細動

Case 025	wide QRS 頻拍。ベラパミル感受性 VT でした。
Case 045	ホルター心電図で、一過性の心室細動を記録しました。
Case 061	ICU で記録した心室細動の 12 誘導心電図。
Case 072	心肺停止後の心電図で心室頻拍がみられました。
Case 073	若年の肥大型心筋症。突然、無脈性心室頻拍を起こしました。
Case 079	ベラパミル感受性 VT。wide QRS 頻拍の鑑別を整理します。
Case 105	徐脈により誘発された TdP を、一時ペーシングで止めました。

心室性期外収縮

Case 068	右室流出路起源の心室性期外収縮。最も多いパターンです。

房室ブロック

Case 044	慢性心房細動の患者さんで、完全房室ブロックが出現しました。
Case 104	慢性心房細動が徐脈となり、完全房室ブロックに移行しました。
Case 111	心電図を長めに記録することで、MobitzⅡ型ブロックを確認できました。
Case 115	MobitzⅡ型ブロックを、食道電極でとらえました。

脚ブロック

Case 004	完全左脚ブロックと前壁中隔梗塞との違いを説明します。
Case 024	wide QRS 頻拍。一過性の完全右脚ブロックを VT と間違えないように。
Case 030	完全右脚ブロックのバリエーションを学びます。
Case 080	完全左脚ブロックの波形の成り立ちを理解しましょう。

QT 延長

Case 019	薬剤性の QT 延長と房室ブロックで、失神発作を起こしました。
Case 059	ピロリ除菌のためのランサップ投与で、QT 延長が起きました。
Case 124	ベプリジルによる TdP で、けいれん・失神発作を起こしました。

ブルガダ型心電図

Case 042	無症状の Brugada 型心電図をたまたま見つけてしまいました。

ペースメーカー心電図

Case 058	双極ペーシングと単極ペーシングのスパイク波形の違い。
Case 060	VVI ペーシングのリズムの取り方を理解しましょう。
Case 122	心不全終末期のペーシング・スパイク波形。

電解質異常

Case 008	高カリウム血症でP波が消失しました。T波の尖り方はいろいろです。
Case 022	神経性食思不振症による低カリウム血症。
Case 067	意識障害で搬入された高Ca血症の心電図。
Case 076	自己管理不良の透析患者さんが高カリウム血症でPEAになりました。
Case 098	高カリウム血症。テント状T波の成り立ちを説明します。

その他

Case 007	やせ型の女性に多い立位心（滴状心）。電気軸が真下を向いています。
Case 021	二相性T波。T波の後半部がP波のように見えました。
Case 037	異所性心房調律（coronary sinus rhythm）。
Case 049	乳癌根治術後の心電図。異様なST-T変化を示しました。
Case 071	骨髄異形成症候群で、心タンポナーデによるショックを起こしました。
Case 078	房室弁周辺の異所性調律。
Case 088	ピルジカイニド中毒でQRS幅が延長しました。
Case 093	左右上肢の電極の付け間違い。記録ミスは、忘れた頃にやってきます。
Case 107	基線の揺れが激しい心電図。アーチファクトの扱いに注意しましょう。

上級医がやっている
危ない心電図の見分け方

定価（本体5,200円+税）

2015年1月15日　第1版
2015年3月13日　第1版2刷

著　者	築島直紀
発行者	梅澤俊彦
発行所	日本医事新報社　www.jmedj.co.jp
	〒101-8718　東京都千代田区神田駿河台2-9
	電話 03-3292-1555（販売）・1557（編集）
	振替口座 00100-3-25171
ＤＴＰ	アトリエマーブル（深谷稔子）
装　幀	Malpu Design（宮崎萌美）
装　画	中根ケンイチ
印　刷	ラン印刷社

© 2015　Naoki Tsukishima　Printed in Japan
ISBN978-4-7849-4460-6

JCOPY ＜(社)出版者著作権管理機構　委託出版物＞

本書の無断複写は著作権法上での例外を除き禁じられています。
複写される場合は、そのつど事前に(社)出版者著作権管理機構
（電話 03-3513-6969、FAX 03-3513-6979、e-mail：
info@jcopy.or.jp）の許諾を得てください。

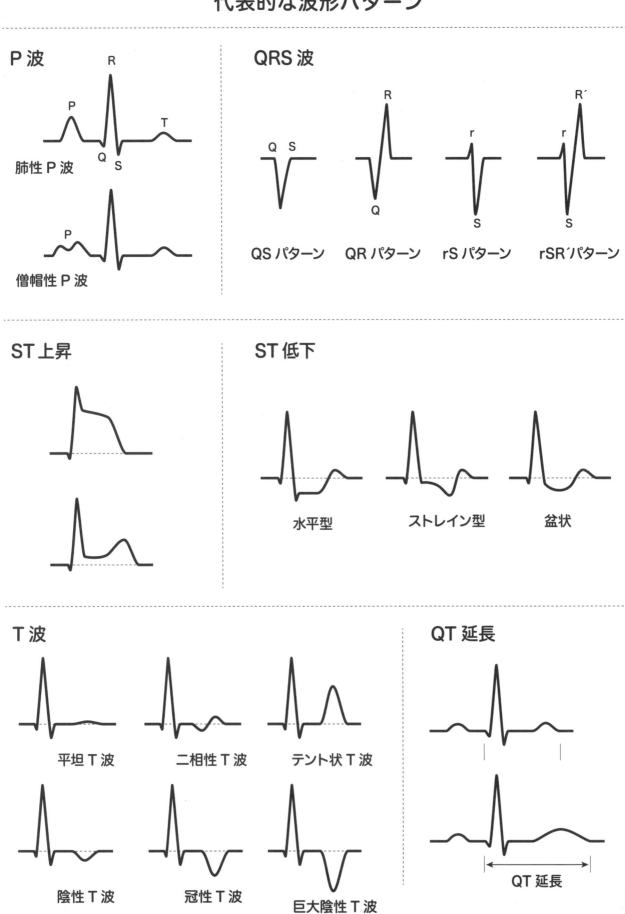